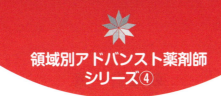

領域別アドバンスト薬剤師シリーズ④

腎臓病薬物療法
トレーニングブック
第2版

監修 **平田純生** 熊本大学大学院生命科学研究部・薬学部臨床薬理学分野 教授

編集 **日本腎臓病薬物療法学会 学術教育委員会**

じほう

執筆者一覧

● ● ●

【監 修】

平田　純生　熊本大学大学院生命科学研究部・薬学部臨床薬理学分野　教授
日本腎臓病薬物療法学会　理事長

【編 集】

日本腎臓病薬物療法学会 学術教育委員会

【執 筆】

田中　章郎　（大同病院薬剤部）

山本　和宏　（神戸大学医学部附属病院薬剤部）

大野　能之　（東京大学医学部附属病院薬剤部）

平田　純生　（熊本大学大学院生命科学研究部・薬学部臨床薬理学分野）

木村　健　（兵庫医科大学病院薬剤部）

近藤　悠希　（熊本大学大学院生命科学研究部・薬学部薬剤情報分析学分野）

津川　透　（藤田医科大学病院薬剤部）

山田　成樹　（藤田医科大学病院薬剤部）

小林　豊　（富士宮市立病院薬剤部）

森本　健幹　（吹田徳洲会病院薬剤部）

三星　知　（下越病院薬剤課）

古久保　拓　（白鷺病院薬剤科）

林　雅彦　（鈴鹿医療科学大学薬学部臨床薬学センター）

八重　徹司　（鈴鹿医療科学大学薬学部臨床薬学センター）

浦田　元樹　（大野記念病院薬剤部）

町田　聖治　（小倉記念病院薬剤部）

入江　利行　（小倉記念病院薬剤部）

山本　武人　（東京大学薬学部医療薬学教育センター）

柴田　啓智　（済生会熊本病院薬剤部）

川添　和義　（昭和大学薬学部臨床薬学講座天然医薬治療学部門）

嶋村　弘史　（昭和大学病院附属東病院薬局）

髙坂　聡　（東京医科大学八王子医療センター薬剤部）

竹内　裕紀　（東京薬科大学薬学部医療実務薬学教室）　　　　　　　　　（執筆順）

第2版序文

　患者の腎機能評価と腎機能低下患者に対する薬学的管理は薬剤師にとって非常に関心の高い分野であり，腎臓病の薬物療法は，理論的に考えやすい分野であるとも言える。しかし，いまだに副作用は減少せず，薬剤性腎障害の報告も後を絶たない。これはなぜだろうか？

　理論的には理解できていることが実践できていない，そもそも理論武装ができていないために医師に提案できない，処方提案が通ったとしてもその後のアウトカムを把握していないなど，さまざまな原因が想定されるであろう。

　例えば，高齢者にNSAIDsの投与は注意が必要とされているが，すべての高齢者にNSAIDsの投与を避けていたら鎮痛療法は成り立たないし，アロプリノールは腎機能低下時に減量すると成書に書いてあるが，減量を提案したことによって血清尿酸値が平均6mg/dL未満から減量後に平均8mg/dL以上に上がってしまったという報告もある。はたして，これらは最良の薬物療法を提供できたと言えるのであろうか？　もうそろそろ「添付文書に書いてあるので，その通りに疑義照会した」というAIにとって代わられるような仕事から脱却して，患者の病態，生活習慣，検査値，薬物動態などを総合的に評価した有機的な疑義照会が求められる時期に来たのではないだろうか。

　日本腎臓病薬物療法学会では，腎臓に関わる薬物適正使用の実践を推進するため，2014年に「腎臓病薬物療法専門・認定薬剤師制度」を設立した。2018年には日本腎臓学会と共に本学会も協力して腎臓病療養指導士制度が発足し，今後さらに日本透析医学会が中心となって腎代替療法専門指導士も認定される予定である。腎臓病薬物療法専門・認定薬剤師に求められる役割は，これらの指導士に対してリーダーシップを発揮して，腎機能低下患者に最良の薬物療法を提供することになるであろう。これを実現するためには，腎機能の正確な把握，薬物の動態的特徴や相互作用を考慮した投与設計，患者の病態やライフスタイルに配慮した最適な処方提案，アドヒアランスの向上を促す適切な服薬指導はもとより，チーム医療の中で医師・看護師らと良好なコミュニケーションを図り，責任をもって治療効果・副作用のモニタリングを実践するという，一連の業務サイクルが成り立つ。しかし，「言うは易く行うは難し」であり，腎臓病の薬物療法は複雑で，考慮すべきことは多岐にわたる。

　この『トレーニングブック』は，日本腎臓病薬物療法学会の公式症例集として，2015年に刊行したものであるが，おかげさまでご好評をいただき，第2版を刊行する機会を得た。今回の改訂では，初版で掲載した15症例の解説を最新情報にアップデートするとともに，糖尿病性腎臓病（DKD）への療養指導，腎機能低下患者に対する抗がん薬や鎮痛薬投与の考え方，電解質異常へのアプローチ，さらには保険薬局での介入事例と，新たに5症例を追加して内容の充実を図った。各症例に対してどのような介入を行い，何に着目して処方提案等を行ったかという専門・認定薬剤師の視点は，これから専門・認定を目指す薬剤師のみならず，一般の病院薬剤師・薬局薬剤師にも参考になるはずである。

　臨床では何が起こるかわからない。だからこそ，症例から学びとることは非常に多い。もしもそう思っていない方がいるとすれば「薬剤師としての気づきの能力」がまだまだ磨かれていないと言えるかもしれない。そのような方々にこそ，本書を通じて臨床の奥深さを読み取っていただき，能力を養うトレーニングに役立ててもらいたい。

　最後に，ご多忙の中ご執筆をいただいた先生方，ならびに査読をいただいた日本腎臓病薬物療法学会学術教育委員会の先生方に厚く御礼申し上げます。

2019年9月

熊本大学大学院生命科学研究部・薬学部臨床薬理学分野　教　授
日本腎臓病薬物療法学会　理事長

平田 純生

目 次

第1章　加齢による腎機能低下に伴う中毒性副作用の発現

田中章郎

- この章のゴール ……………………………………………… 2
- 症例 …………………………………………………………… 2
- トレーニングポイント/専門薬剤師としての薬学的介入 …… 5
- 解説 …………………………………………………………… 6
  - 腎機能低下患者の処方評価・処方提案 ……………………… 6
  - 処方薬の相互作用の評価 …………………………………… 7
  - 汎血球減少の原因 …………………………………………… 8
- 専門薬剤師としての考え方 ………………………………… 11
  - 薬学的介入とその後の経過 ………………………………… 11
  - 本症例におけるサマリー記載例 …………………………… 13

第2章　カルボプラチンの投与設計と腎機能評価

山本和宏

- この章のゴール ……………………………………………… 16
- 症例 …………………………………………………………… 16
- トレーニングポイント/専門薬剤師としての薬学的介入 …… 18
- 解説 …………………………………………………………… 19
  - 膀胱がんの治療選択 ………………………………………… 19
  - 腎機能の推算と評価 ………………………………………… 19
  - Calvert 式によるカルボプラチンの投与量算出 ………… 20
  - 副作用モニタリング ………………………………………… 21
- 専門薬剤師としての考え方 ………………………………… 22
  - 薬学的介入とその後の経過 ………………………………… 22
  - 本症例におけるサマリー記載例 …………………………… 24

第3章　透析患者における薬物相互作用マネジメント

大野能之

- この章のゴール ··· 26
- 症例 ··· 26
- トレーニングポイント/専門薬剤師としての薬学的介入 ··········· 28
- 解説 ··· 29
  - 薬物相互作用のメカニズム ··· 29
  - 薬物相互作用の評価 ··· 30
  - 薬物相互作用のマネジメント ··· 30
  - 透析患者における血清リン，カルシウム濃度の管理 ·············· 31
  - シナカルセトの注意すべき相互作用 ··································· 32
  - タモキシフェンの相互作用 ·· 34
- 専門薬剤師としての考え方 ·· 36
  - 薬学的介入とその後の経過 ·· 36
  - 本症例におけるサマリー記載例 ·· 37

第4章　リン吸着薬のアドヒアランス不良の透析症例

平田純生

- この章のゴール ··· 40
- 症例 ··· 40
- トレーニングポイント/専門薬剤師としての薬学的介入 ··········· 44
- 解説 ··· 45
  - 慢性腎臓病に伴う骨ミネラル代謝異常（CKD-MBD）について ··· 45
  - 透析患者のワルファリン ··· 50
  - ガスター®とカルタン®の相互作用について ·························· 52
- 専門薬剤師としての考え方 ·· 53
  - 薬学的介入とその後の経過 ·· 53
  - 外来透析患者全員への服薬指導の試み ································ 54
  - 服薬指導による成果 ··· 54

本症例におけるサマリー記載例 ……………………………………………………… 56

第5章 球形吸着炭の服薬アドヒアランス不良患者への服薬指導

木村 健

- **この章のゴール** ……………………………………………………………………… 58
- **症例** …………………………………………………………………………………… 58
- **トレーニングポイント/専門薬剤師としての薬学的介入** …………………… 60
- **解説** …………………………………………………………………………………… 61
  - 尿毒症の原因と症状 …………………………………………………………… 61
  - 球形吸着炭の効果 ……………………………………………………………… 61
  - 球形吸着炭投与時の注意点 …………………………………………………… 62
  - 球形吸着炭の副作用 …………………………………………………………… 63
  - 腎機能低下患者に対するDPP-4阻害薬の投与 …………………………… 64
- **専門薬剤師としての考え方** …………………………………………………… 65
  - 薬学的介入とその後の経過 …………………………………………………… 65
  - 本症例におけるサマリー記載例 ……………………………………………… 66

第6章 保険薬局における腎機能低下患者への対応
—シベンゾリンの過量投与による薬剤性低血糖—

近藤悠希

- **この章のゴール** ……………………………………………………………………… 68
- **症例** …………………………………………………………………………………… 68
- **トレーニングポイント/専門薬剤師としての薬学的介入** …………………… 70
- **解説** …………………………………………………………………………………… 71
  - 高齢者や長期臥床患者における腎機能評価 ………………………………… 71
  - シベンゾリンによる薬剤性低血糖 …………………………………………… 72
  - 外来・在宅患者で特に注意すべき腎機能変動要因 ………………………… 72
  - 検査値が不明な場合も多い保険薬局での症例に対して
  - 専門薬剤師が取り組むべきこと ……………………………………………… 74

- **専門薬剤師としての考え方** ･･････････････････････76
  - 薬学的介入とその後の経過 ･･････････････････････76
  - 本症例におけるサマリー記載例 ･･････････････････77

第7章 腎機能低下に伴い生じたSU薬による低血糖

津川　透，山田成樹

- **この章のゴール** ･･････････････････････････････78
- **症例** ･･････････････････････････････････････78
- **トレーニングポイント/専門薬剤師としての薬学的介入** ･･････81
- **解説** ･･82
  - 急性腎不全の病態 ･･････････････････････････････82
  - 急性腎不全の鑑別 ･･････････････････････････････83
  - スルホニル尿素（SU）薬の薬物代謝および動態 ･･････83
  - 腎機能低下患者に対する糖尿病治療 ･･･････････････84
- **専門薬剤師としての考え方** ･･････････････････････88
  - 薬学的介入とその後の経過 ･･････････････････････88
  - 本症例におけるサマリー記載例 ･･････････････････89

第8章 透析導入遅延を目的に薬物療法適正化と腎臓病療養指導に介入した糖尿病性腎臓病の症例

小林　豊

- **この章のゴール** ･･････････････････････････････90
- **症例** ･･････････････････････････････････････90
- **トレーニングポイント/専門薬剤師としての薬学的介入** ･･････92
- **解説** ･･93
  - 本邦の透析導入理由と薬剤師が介入する意義 ･･･････93
  - 糖尿病性腎臓病（diabetic kidney disease：DKD） ･･････93
  - CKD患者の血糖管理 ･･･････････････････････････94
  - 糖尿病を伴うCKD患者の血圧管理 ･････････････････96
  - CKD患者の食事療法 ･･･････････････････････････98

専門薬剤師としての考え方	99
薬学的介入とその後の経過	99
本症例におけるサマリー記載例	101

第9章 アシクロビルによる薬剤性腎障害

森本健幹，平田純生

この章のゴール	104
症例	104
トレーニングポイント／専門薬剤師としての薬学的介入	107
解説	108
薬剤性腎障害とは	108
薬剤性腎障害の原因薬物とその病態	108
薬剤性腎障害の予防と早期発見	112
専門薬剤師としての考え方	114
薬学的介入とその後の経過	114
本症例におけるサマリー記載例	117

第10章 NSAIDsによる薬剤性腎障害
―CKD患者における疼痛コントロール―

三星　知

この章のゴール	120
症例	120
トレーニングポイント／専門薬剤師としての薬学的介入	123
解説	124
本症例に対する介入ポイント	124
薬剤性腎障害の原因とそのリスク評価	124
CKD患者における鎮痛薬の選択	126
CKD患者におけるオピオイドの選択	127

専門薬剤師としての考え方 ··· 131
　薬学的介入とその後の経過 ··· 131
　本症例におけるサマリー記載例 ··· 132

第11章 皮膚科受診後に生じた腹膜透析患者の中枢神経症状

古久保拓

この章のゴール ··· 136

症例 ··· 136

トレーニングポイント/専門薬剤師としての薬学的介入 ············· 139

解説 ··· 140
　腎不全患者に特に注意すべき薬物 ··· 140
　アシクロビルの代表的な副作用 ··· 140
　アシクロビルによる中枢神経症状の診断 ··································· 142
　アシクロビル中毒の症状と治療法 ··· 142

専門薬剤師としての考え方 ··· 145
　薬学的介入とその後の経過 ··· 145
　本症例におけるサマリー記載例 ··· 146

第12章 プレガバリンによる中枢神経症状

林　雅彦，八重徹司

この章のゴール ··· 148

症例 ··· 148

トレーニングポイント/専門薬剤師としての薬学的介入 ············· 151

解説 ··· 152
　帯状疱疹と帯状疱疹に関連した痛みとその治療薬 ··························· 152
　腎機能に応じたプレガバリンとアシクロビルの用法・用量 ··············· 153
　プレガバリンの薬物動態の特徴と薬物動態パラメータから血中濃度を推測 ··· 154
　プレガバリンとアシクロビルによる中枢神経系の副作用の特徴 ············· 155
　プレガバリンとアシクロビルの過量投与に対する対処法 ··············· 156

🦀 **専門薬剤師としての考え方** ················· 158
　　薬学的介入とその後の経過 ················· 158
　　本症例におけるサマリー記載例 ················· 160

第13章 CKD 患者への抗 MRSA 薬の選択

浦田元樹

🦀 **この章のゴール** ················· 162

🦀 **症例** ················· 162

🦀 **トレーニングポイント/専門薬剤師としての薬学的介入** ················· 164

🦀 **解説** ················· 165
　　抗 MRSA 薬の適応と選択 ················· 165
　　本症例における選択と投与量 ················· 169
　　血糖管理 ················· 171

🦀 **専門薬剤師としての考え方** ················· 172
　　薬学的介入とその後の経過 ················· 172
　　開始時の介入 ················· 172
　　テイコプラニン投与6週目（第52病日）の介入 ················· 173
　　本症例におけるサマリー記載例 ················· 174

第14章 腹膜透析患者の感染症治療への関わり

町田聖治，入江利行

🦀 **この章のゴール** ················· 176

🦀 **症例** ················· 176

🦀 **トレーニングポイント/専門薬剤師としての薬学的介入** ················· 178

🦀 **解説** ················· 179
　　手術後感染症 ················· 179
　　人工血管感染症 ················· 179
　　連続携行式腹膜透析（CAPD）腹膜炎 ················· 179

尿路感染症 ……………………………………………………… 179

透析患者での膀胱炎 …………………………………………… 182

カテーテル関連尿路感染症 …………………………………… 182

PK/PD 理論 …………………………………………………… 182

専門薬剤師としての考え方 ……………………………… 184

薬学的介入とその後の経過 …………………………………… 184

本症例におけるサマリー記載例 ……………………………… 187

第15章 : 血液透析から持続血液濾過透析に移行した患者へのバンコマイシンの投与設計

山本武人

この章のゴール ……………………………………………… 190

症例 …………………………………………………………… 190

トレーニングポイント/専門薬剤師としての薬学的介入 …… 192

解説 …………………………………………………………… 193

バンコマイシンの治療濃度域に関する基礎知識 ……………… 193

血液浄化療法実施時のバンコマイシンの投与量設定を行ううえでの問題点 … 193

血液浄化療法による薬物除去の基本原則 …………………… 194

血液透析実施時の投与量設計 ………………………………… 194

血液透析から持続血液濾過透析への切り替え時の投与量設計 …… 196

専門薬剤師としての考え方 ……………………………… 198

薬学的介入とその後の経過 …………………………………… 198

本症例におけるサマリー記載例 ……………………………… 199

第16章 : 電解質異常に対するアプローチ

柴田啓智

この章のゴール ……………………………………………… 202

症例 …………………………………………………………… 202

トレーニングポイント/専門薬剤師としての薬学的介入 …… 204

- **解説** ··· 205
  - 電解質異常の原因となる薬剤 ···································· 205
  - 緊急を要する電解質異常の病態とその薬物療法 ·············· 205
  - ナトリウム異常に対する有効で安全な薬物療法 ·············· 207
  - カリウム異常に対する有効で安全な薬物療法 ················· 210
- **専門薬剤師としての考え方** ···································· 211
  - 薬学的介入とその後の経過 ······································ 211
  - 本症例におけるサマリー記載例 ································· 212

第17章　ネフローゼ症候群発症後のNSTによる栄養管理

川添和義

- **この章のゴール** ·· 214
- **症例** ··· 214
- **トレーニングポイント / 専門薬剤師としての薬学的介入** ····· 216
- **解説** ··· 217
  - 栄養状態の評価 ·· 217
  - 投与方法の選択 ·· 218
  - 腎機能低下時のエネルギーと蛋白摂取 ······················· 218
  - 電解質の摂取制限 ·· 221
  - 維持透析期の栄養管理 ··· 222
- **専門薬剤師としての考え方** ···································· 223
  - 薬学的介入とその後の経過 ······································ 223
  - 本症例におけるサマリー記載例 ································· 224

第18章　巣状分節性糸球体硬化症患者に対する LDLアフェレシス施行時の関わり

嶋村弘史

- **この章のゴール** ·· 226
- **症例** ··· 226

🫘 **トレーニングポイント／専門薬剤師としての薬学的介入** ············· 228

🫘 **解説** ··· 229

ネフローゼ症候群の症状および診断基準 ························· 229

ネフローゼ症候群の疫学 ··· 231

巣状分節性糸球体硬化症（FSGS）の治療 ····················· 231

ステロイドとシクロスポリン治療時のモニタリング事項 ··········· 235

🫘 **専門薬剤師としての考え方** ··· 237

薬学的介入とその後の経過 ·· 237

本症例におけるサマリー記載例 ···································· 238

第19章	薬剤師がサポートするループス腎炎の薬物療法

髙坂　聡

🫘 **この章のゴール** ··· 240

🫘 **症例** ··· 240

🫘 **トレーニングポイント／専門薬剤師としての薬学的介入** ············· 242

🫘 **解説** ··· 243

ループス腎炎の疫学と病態 ·· 243

ループス腎炎の診断と治療 ·· 243

ループス腎炎治療の合併症対策 ···································· 245

無菌性髄膜炎と中枢神経（CNS）ループス ····················· 246

🫘 **専門薬剤師としての考え方** ··· 247

薬学的介入とその後の経過（経験当時） ······················· 247

持参薬の確認と服薬指導 ·· 247

治療に関わる患者指導とスタッフ間の情報共有 ·················· 247

退院後自己管理のための尿試験紙の説明 ························· 247

本症例におけるサマリー記載例 ···································· 248

第20章 腎移植症例の免疫抑制療法 ─ 拒絶反応予防のための カルシニューリン阻害薬の AUTL/AUC に基づく投与設計 ─

竹内裕紀

この章のゴール ……………………………………………………………… 250

症例 …………………………………………………………………………… 250

トレーニングポイント / 専門薬剤師としての薬学的介入 …………… 253

解説 …………………………………………………………………………… 254

腎移植の免疫抑制療法 ……………………………………………………… 254

カルシニューリン阻害薬のTDM ………………………………………… 254

ミコフェノール酸のTDM ………………………………………………… 256

エベロリムスのTDM ……………………………………………………… 258

専門薬剤師としての考え方 ………………………………………………… 259

薬学的介入とその後の経過 ………………………………………………… 259

退院時処方内容 ……………………………………………………………… 260

おわりに ……………………………………………………………………… 262

本症例におけるサマリー記載例 …………………………………………… 262

索引 ……………………………………………………………………………… 265

本書の使い方

● ● ●

「腎臓病薬物療法トレーニングブック」は具体的な症例に関する介入方法の検討をとおして，その病態・疾患の基本的情報やガイドライン・各種文献等で推奨されている診断・治療法，付随情報などを学習できるよう工夫されています。各章の冒頭で示す症例をもとに，トレーニングポイントで示す内容に沿って学習し，専門薬剤師・認定薬剤師としてどのような薬学的介入を行うのが適切かを考えてみましょう。

各章の構成

- **この章のゴール**：取り上げる症例についてどのような目標を設定すればよいかがわかります。
- **Keyword**：おさえておくべき重要なキーワードを示しています。
- **症　例**：腎機能低下患者に関する具体的な症例を示しています。患者情報や現病歴，検査所見，経過などから患者背景を把握し，またどのような経緯で薬剤師がこの症例に介入することになったのかを確認しましょう。ここでは薬剤師が介入することになる時点までが示されています。
- **トレーニングポイント**：その章で学習すべきポイントを示しています。それぞれの項目は個人学習やグループディスカッションのテーマとして利用できます。トレーニングポイントに沿って症例を読み解きましょう。
- **専門薬剤師としての薬学的介入**：「症例」で薬剤師が介入することになったことから，どのような介入・提案をするべきかという問いをここで提起しています。トレーニングポイントに沿った学習をしたうえで，提案例を検討してみましょう。
- **解説**：取り上げた腎機能低下患者に対する薬物療法，または病態・疾患の基本情報，診断・治療法や文献・ガイドライン情報などを具体的に解説しています。トレーニングポイントに関する解説はどこを参照すればよいかもわかるようになっています。
- **専門薬剤師としての考え方**：解説をふまえたうえで，「薬剤師としての薬学的介入」に関する回答例とその後この症例がどのような経過をたどったかを示しています。また，すべての章末には日本腎臓病薬物療法学会 腎臓病薬物療法認定薬剤師の申請時に必要となる自験例の記載例を掲載しています。ぜひ参考にしてください（※日本腎臓病薬物療法学会が指定する自験例記載書式を用いています。なお，規定では「自ら関与した期間および回数」を記載することになっていますが，患者プライバシー保護の観点から，本書では記載を割愛しています）。

本書のご利用にあたって

　本書に掲載している疾患情報，薬物療法等は2019年6月現在の文献情報，ガイドライン情報等を参考にしており，今後，標準治療は変わる可能性があります。また，本書に記載されているそれぞれの症例に対するアプローチ方法は，複数想定されるなかの一つであり，薬剤の添付文書に掲載されている用法用量とは異なるものも含まれます。臨床にあたっては個々の患者の状態により，最新の添付文書，文献等をご確認ください。

株式会社じほう

腎臓病薬物療法
トレーニングブック

第2版

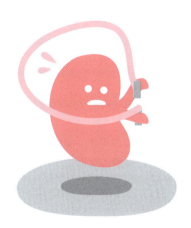
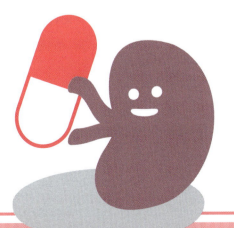

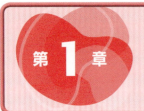

第1章 加齢による腎機能低下に伴う中毒性副作用の発現

この章のゴール

・腎機能低下患者の処方評価・処方提案ができる
・処方中の副作用・相互作用の評価ができる
・薬剤性汎血球減少症について説明できる

Keyword

薬剤性汎血球減少症，相互作用，慢性関節リウマチ，メトトレキサート

症 例

患者情報

- **患者**：81歳，男性，身長162cm，体重63.0kg
- **病棟**：腎臓内科，リウマチ・膠原病科，泌尿器科，皮膚科の混合病棟に入院した患者で，主科は泌尿器科であった。
- **主訴**：発熱
- **原疾患**：慢性関節リウマチ，慢性腎臓病
- **アレルギー・副作用歴**：なし
- **嗜好**：喫煙なし，飲酒なし
- **OTC・健康食品服用歴**：なし

現病歴

入院5年前に慢性関節リウマチで近医の整形外科に通院し，薬剤治療を開始されていた。入院4年前に過活動膀胱と前立腺肥大症により，当院泌尿器科で薬物治療を開始した。

薬歴

- プレドニゾロン錠(5mg)　　　　　　　　1回1.5錠　　1日1回　　　　朝食後
- プログラフ®カプセル(1mg)　　　　　　 1回1cap　　1日1回　　　　朝食後
- リウマトレックス®カプセル(2mg)　　　 1回2cap　　週1回 火曜日　朝・夕食後
- リウマトレックス®カプセル(2mg)　　　 1回1cap　　週1回 水曜日　朝食後
- フォリアミン®錠(5mg)　　　　　　　　 1回1錠　　 週1回 木曜日　朝食後
- ボナロン®錠(35mg)　　　　　　　　　　1回1錠　　 週1回 日曜日　起床時
- セレコックス®錠(100mg)　　　　　　　 1回1錠　　 1日2回　　　　朝・夕食後
- サイトテック®錠(200μg)　　　　　　　 1回1錠　　 1日3回　　　　毎食後
- ラベプラゾールナトリウム錠(10mg)　　 1回1錠　　 1日1回　　　　就寝前
- アトルバスタチン錠(10mg)　　　　　　 1回1錠　　 1日1回　　　　夕食後
- ムコソレート®錠(15mg)　　　　　　　　1回1錠　　 1日3回　　　　毎食後
- アボルブ®カプセル(0.5mg)　　　　　　 1回1cap　　1日1回　　　　夕食後
- ウリトス®OD錠(0.1mg)　　　　　　　　 1回1錠　　 1日1回　　　　朝食後
- セイブル®錠(50mg)　　　　　　　　　　1回1錠　　 1日2回　　　　朝・夕食直前
- ピオグリタゾンOD錠(30mg)　　　　　　 1回1錠　　 1日1回　　　　朝食後

臨床検査所見

【血算】

WBC	$1.1\times10^3/\mu L$	RBC	$211\times10^4/\mu L$	Hb	7.1g/dL
MCV	100.5fl	PLT	$7,800/\mu L$		

【生化学】

TP	5.4g/dL	AST	26IU/L	ALT	16IU/L
ALP	178IU/L	LDH	219IU/L	BUN	27.2mg/dL
Cr	1.45mg/dL	eGFR	35.4mL/min	Na	137mEq/L
K	3.9mEq/L	Cl	109mEq/L		

【尿検査】

尿糖	(−)

バイタルサイン・身体所見

BP	115/73mmHg	HR	54回/min	BT	38.7℃
意識レベル	清明	RR	28回/min	SpO₂ (room temp)	96%

【身体所見】

四肢	浮腫なし

臨床経過

　入院3日前（水曜日）に腹痛，発熱が出現し，入院日（土曜日），当院の救急外来を受診した。汎血球減少（白血球 1,100/μL，好中球 600/μL）を認め，尿路感染症による重症感染症と診断され入院となった。入院3日目（月曜日）に持参薬を確認した。

プロブレムリスト

　1週間前から発熱があり，白血球は1,100/μL，血小板も7,800/μLと低値であり，重症感染症としてメロペネムによる治療が開始されていた。さらに汎血球減少に対してリコモジュリン®（トロンボモデュリンアルファ），好中球減少に対しグラン®（フィルグラスチム）が投与されていた。週末に入院した患者であり，週明けに持参薬について確認した。残薬を確認し，問題なく服用できていることが確認できた。また，患者面談から，週1回服用する薬剤についても，何曜日にどの薬剤をどのように服用するかについてしっかりと認識していることが確認できた。これらを考慮し，下記4点を問題点として抽出した。

＃1．腎機能に見合った投与量となっていない薬剤がある
＃2．汎血球減少の原因が薬剤性である可能性がある
＃3．相互作用の可能性が考えられる
＃4．発症から数年経過しているが，プレドニゾロンを減量しきれていない。DAS28は2.4であり，リウマチの活動性は低いと考えられる

第 1 章　加齢による腎機能低下に伴う中毒性副作用の発現

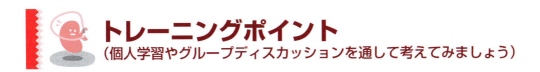

トレーニングポイント
（個人学習やグループディスカッションを通して考えてみましょう）

1 腎機能低下患者における薬物投与量や投与方法が適切であるかについて，どのように評価すればよいか？

2 タクロリムスとラベプラゾールの副作用・相互作用を評価してみよう

3 汎血球減少の原因にはどのようなものがあるか？

専門薬剤師としての薬学的介入

上記のトレーニングポイントから，「汎血球減少（白血球 1,100/μL，好中球 600/μL）を認め，尿路感染症による重症感染症であるとされ入院となった」ことを踏まえて，持参薬を含めた処方評価を行い，どのような対応・提案をすべきか考えてみよう。

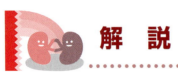

解 説

腎機能低下患者の処方評価・処方提案（トレーニングポイント❶）

1．加齢に伴う腎機能低下を念頭に置く

　60歳以上の男性はクレアチニン1.0mg/dLで推算糸球体濾過量（eGFR）は59.9mL/min/1.73m^2，女性ではクレアチニン0.8mg/dLでeGFRは56.5mL/min/1.73m^{2}と推算される。したがって，クレアチニン値が正常であっても，高齢者ではすでに腎機能がある程度低下していることが予測できる。このように，糸球体腎炎などの腎臓病を有していない場合でも，一般的に高齢者では加齢に伴う腎機能低下があることを念頭に置いて処方を見る必要がある。

　今回の症例のように，すでに腎機能が低下している患者であっても，主科が腎臓内科ではないケースも多く存在する。したがって，腎臓内科以外が主科であっても，患者の腎機能を評価することを考慮すべきである。

2．腎機能の推定・評価

　正確な腎機能の評価であるイヌリンクリアランスは結果を得るまでに時間がかかり，実施が困難なことが多い。通常，以下に示す日本人の糸球体濾過量（GFR）推算式を用いる。なお，薬物投与の際には体表面積を補正しないGFRを用いる。

- **日本人のGFRcreat推算式**[注]
  eGFRcreat（mL/min/1.73m^2）（男性）＝ 194 × 年齢（歳）$^{-0.287}$ × S-Cr（mg/dL）$^{-1.094}$
  eGFRcreat（mL/min/1.73m^2）（女性）＝ GFR（男性）× 0.739

- **日本人のGFRcys推算式**[注]
  男性：eGFRcys（mL/min/1.73m^2）＝（104 × Cys-C$^{-1.019}$ × 0.996^{Age}）− 8
  女性：eGFRcys（mL/min/1.73m^2）＝（104 × Cys-C$^{-1.019}$ × 0.996^{Age} × 0.929）− 8

- **体表面性を求める式：DuBois式**
  A ＝ 体表面積（m^2）＝ 体重（kg）$^{0.425}$ × 身長（cm）$^{0.725}$ × 7184 × 10^{-6}

- **体表面積を補正しないGFR（mL/min）＝ eGFR（mL/min/1.73m^2）×（A/1.73）**

注：血清クレアチニン（S-Cr）には酵素法で測定された値を使用する。

3．薬剤の選択や投与量・投与間隔が適切であるか確認する

　CKD患者への処方を確認する際，まず，薬歴，アレルギー，副作用歴，市販薬服用の有無，体重，身長，検査値などを確認する。なお，腎機能は体表面積を考慮して評価する。次に薬物動態や腎毒性の有無，CKD患者に対して禁忌でないかを考慮する。特筆すべきは，肝代謝性薬物の一部で，尿中未変化体排泄率が30％以下の薬剤でも蓄積性が認められる[1]ことであり，肝代謝性薬物であっても薬剤によっては腎機能低下時に減量が必要となることに留意する。腎臓は薬物の排

泄経路として肝臓と同様重要な臓器である。腎機能が低下した患者では吸収，分布，代謝，排泄において薬物動態が変化することが知られている。このため，通常用量でも副作用を引き起こす可能性や，期待した効果が得られない場合がある。血液透析患者を含むCKD患者や高齢者への処方にあたり，薬物の特性や薬物動態を十分考慮する。一方，腹膜透析患者に対しては，残腎機能を念頭に置いて，薬物の腎排泄も考慮する。なお，投与量や投与間隔を設定する場合，腎機能別の薬物投与量が示された参考書を活用すると安全・簡便である。

症例患者の腎機能は，eGFRを推算すると35.4mL/minであり，尿蛋白の存在はないためStage G3bA1であると評価した。持参薬で問題となるのは，メトトレキサート（リウマトレックス®）が10mg/weekの投与量となっていることである。本邦では腎機能低下時には投与禁忌となっている。さまざまな報告があるが，海外ではGFR30～50では50%減量，GFR30以下のときは禁忌とされている。腎機能を考慮すると投与をしないか，もしくは4mg/weekまでの投与が望ましいと考えられた。

処方薬の相互作用の評価（🫘トレーニングポイント❷）

1．相互作用の確認

一般的に服用薬物数が増加すれば，薬物間相互作用の発生頻度も高くなる傾向にある[2]。CKD患者はさまざまな合併症を有しており，複数の科に受診している頻度が高く，特に主科以外の処方がある場合，相互作用が見落とされやすい。したがって，処方する際は他科・他院処方を含めたすべての処方での相互作用についても考慮する必要がある。薬物相互作用の多くは，処方前に調査することで回避可能である。新規に薬物を投与する場合，すでにCYPの誘導薬や阻害薬が処方されている場合，もしくはこれから処方をする場合には，相互作用について検索することが重要である。

一部の併用禁忌の薬物を除き，相互作用があるからといって必ず使用してはいけない，というものではない。その情報を正しく認識したうえで代替薬があれば選択し，なければ起こりうる副作用を想定しながら，血中濃度など検査でモニターできるものも最大限利用し，注意深く使用する。

薬物相互作用の調査には，有料ではあるがUpToDateサイトのLexi-Interact™薬物相互作用鑑別プログラム（http：//www.uptodate.com/）を参考にするとよい。多数の薬物について相互作用の危険度をランク別に分類できる利点がある。特に記憶にとどめておくと有用であるのが，CYPの阻害薬と誘導薬（**表1**）であり，これらの薬物をみたときは他の薬物との相互作用がないか検索する。

2．タクロリムスとラベプラゾールの相互作用の可能性

症例のように，プロトンポンプ阻害薬とタクロリムスを併用すると，タクロリムスの血中濃度が50～300%上昇するという症例報告[3~7]や臨床研究[8~10]がある。ラベプラゾールの併用でタクロリムスの血中濃度が有意に上昇するという報告[9]もあるが，オメプラゾールやランソプラゾールと比較して，相互作用によるタクロリムスの血中濃度上昇の可能性は低いという報告[3, 4, 7, 10, 11]も散見される。しかし，これらの報告を詳しく調査すると，個々の患者でCYP2C19やCYP3A5の遺伝子多型を有している場合で，これらの代謝酵素の機能が欠損している場合にタクロリムスの血中濃度が上昇することが示唆されている。

表1　主なCYPの基質，阻害薬，誘導薬

	基質となる主な薬物	
1A2	SSRI（フルボキサミン），解熱鎮痛薬（アセトアミノフェン），抗うつ薬（アミトリプチリン），抗凝固薬（ワルファリン），抗不整脈薬（メキシレチン，ベラパミル），喘息治療薬（テオフィリン）	
2B6	抗がん薬（シクロホスファミド）	
2C8	抗がん薬（パクリタキセル），利尿薬（トラセミド）	
2C9	ARB（ロサルタン，イルベサルタン），HMG-CoA阻害薬（フルバスタチン），NSAIDs（ジクロフェナク，セレコキシブ），抗うつ薬（アミトリプチリン，フルオキセチン），抗がん薬（タモキシフェン），抗凝固薬（ワルファリン），抗てんかん薬（フェニトイン），利尿薬（トラセミド）	
2C19	PPI（ランソプラゾール，オメプラゾール，ラベプラゾール），抗うつ薬（アミトリプチリン），抗がん薬（シクロホスファミド），抗凝固薬（ワルファリン），抗てんかん薬（ジアゼパム，フェニトイン，プリミドン）	
2D6	SNRI（デュロキセチン，パロキセチン），SSRI（フルボキサミン），β遮断薬（カルベジロール，メトプロロール），オピオイド薬（オキシコドン），抗がん薬（タモキシフェン），抗不整脈薬（リドカイン，メキシレチン），鎮咳薬（コデイン，デキストロメトルファン），抗うつ薬（アミトリプチリン）	
2E1	解熱鎮痛薬（アセトアミノフェン）	
3A4, 5, 7	カルシウム拮抗薬（アムロジピン，ジルチアゼム），HMG-CoA阻害薬（アトルバスタチン，セリバスタチン，ロスバスタチン），抗ヒスタミン薬（クロルフェニラミン），ステロイド剤（エストラジオール，ヒドロコルチゾン），ベンゾジアゼピン系薬剤（ジアゼパム，ミダゾラム，トリアゾラム），マクロライド系抗生剤（クラリスロマイシン），シクロスポリン，タクロリムス	

強力な阻害：AUCが5倍以上もしくは80％以上クリアランスが低下
中程度の阻害：AUCが2倍以上，もしくは50〜80％以上クリアランスが低下
弱い阻害：AUCが1.25〜2倍，もしくは20〜50％以上クリアランスが低下

　今回の症例では，汎血球減少の原因として考えたタクロリムス（プログラフ®）の投与も中止し，同時にタクロリムスの血中濃度を測定した。トラフ濃度は6.2ng/mLであったことから，相互作用の可能性は低いと考えられた。

汎血球減少の原因（トレーニングポイント❸）

1．汎血球減少症の原因となる薬剤

　薬剤性汎血球減少症には，用量依存的に発症するものと，用量とは無関係に感受性のある場合に発症するものがある。用量依存性薬剤は，抗がん薬（アルキル化剤，代謝拮抗薬，抗腫瘍性抗生物質が骨髄抑制を惹起する），化学物質，無機ヒ素化合物がある。一方，用量非依存性薬剤の代表として，クロラムフェニコールがある。この薬剤以外に，抗けいれん薬，抗炎症薬，鎮痛薬，鎮静薬，抗甲状腺薬，利尿薬，血糖降下薬，免疫抑制薬（代謝拮抗薬を除く）など，多くの薬剤で報告がある。無顆粒球症や血小板減少症などの一血球系統を障害することがあり，一般的には投与中止により回復する。金製剤，ペニシラミン，ブタゾン系薬剤，また，低用量のメトトレキサー

	阻害薬			誘導薬
	強力な阻害	中程度の阻害	弱い阻害	
	フルボキサミン, シプロフロキサシン		シメチジン	インスリン, リファンピシン, オメプラゾール, タバコ
				フェノバルビタール, フェニトイン, リファンピシン, カルバマゼピン
		トリメトプリム		リファンピシン
	フルコナゾール	アミオダロン		リファンピシン, カルバマゼピン, エンザルタミド, フェノバルビタール, セントジョーンズワート
				カルバマゼピン, プレドニゾロン, リファンピシン, エンザルタミド, セントジョーンズワート
	シナカルセト, キニジン, パロキセチン	デュロキセチン, テルビナフィン, セルトラリン	アミオダロン, シメチジン	デキサメタゾン, リファンピシン
				エタノール, イソニアジド
	クラリスロマイシン, イトラコナゾール, リトナビル	エリスロマイシン, フルコナゾール, ベラパミル, ジルチアゼム, グレープフルーツジュース, アプレピタント	シメチジン	バルビツール酸系, カルバマゼピン, オクスカルバマゼピン, グルココルチコイド, フェノバルビタール, フェニトイン, リファンピシン, リファブチン, セントジョーンズワート

トにより, まれに重度の再生不良性貧血を起こすことが知られている。

2. 発症頻度

再生不良性貧血の発症頻度は2〜5人/100万人とされている。用量非依存性薬剤による再生不良性貧血は「まれ」といわれている。

3. 発症機序

骨髄に対して薬剤が直接的に毒性を発揮する場合と, 特異体質反応の2種類がある。骨髄への直接毒性は, 抗がん薬や化学物質によるものが多く, DNAやRNAの合成障害などにより, 造血細胞の増殖が抑制される。一般的には薬剤を中止することにより回復する。一方, 特異体質反応は, 免疫学的機序が考えられる。薬剤が造血幹細胞に取り込まれ, その中間代謝産物が細胞内蛋白と結合して細胞表面に発現する。この複合体が抗原提示細胞(APC)に取り込まれる。その結果, ナイーブT細胞から活性化された細胞障害性T細胞が増殖し, TNFなどのサイトカインを介して造

血幹細胞のアポトーシスを誘導する。

4. 診断

正球性正色素性貧血，網状赤血球減少，顆粒球減少，血小板減少があり，臨床的には易感染性や貧血，出血傾向などが問題となる。汎血球減少の原因が薬剤であるかを評価することは困難であるが，原因薬剤を中止することで回復すれば薬剤性であろう，ということが想定できる。薬剤リンパ球刺激試験（DSLT）での確定診断はできない。

5. 対処

抗がん薬によるものであれば，一過性の骨髄抑制であるため，原因薬剤を中止することで回復する。ただし，アルキル化剤では高度の骨髄抑制が長期間持続することがある。用量非依存性薬剤によるものの場合，原因と考えられる薬剤を中止することが第一選択となる。必要に応じて免疫抑制療法や造血幹細胞移植などを考慮する。

専門薬剤師としての考え方

薬学的介入とその後の経過

　患者の腎機能は，eGFRを推算すると35.4mL/minであり，尿蛋白の存在はないためStage G3bA1であると評価した。土曜日に緊急入院されたため，薬剤に関するチェックを月曜日に実施したところ，メトトレキサートの毒性による汎血球減少の可能性があることを医師に伝え，リウマトレックス®の中止とロイコボリン®（ホリナートカルシウム）の投与を依頼し，当日夕方から実施された。また，可能性は低いかもしれないがプログラフ®（タクロリムス）とラベプラゾールの相互作用の可能性についても医師に伝え，同時にタクロリムスの血中濃度測定も依頼した。トラフ濃度は6.2ng/mLであったことから，相互作用の可能性は低いと考えられたが，プログラフ®の中止を医師に依頼した（**表2，図1**）。

泌尿器科医師「リコモジュリン®やグラン®の効果がなかったのはメトトレキサートの毒性とタクロリムスの毒性の可能性が強いんですね。薬は早速中止して，ロイコボリン®も夕方から投与しましょう。でもリウマチの活動性が高くなる可能性があるので，リウマチ科の医師にコンサルトしましょう」

リウマチ科医師「腎機能を考えると，投与量が多すぎますね。とりあえずリウマトレックス®とプログラフ®は中止したほうがいいですね」

患　者「朝起きてから昼くらいまで関節のこわばりと痛みがあるので，薬をやめて症状がひどくなることはありませんか？」

薬剤師「いまは汎血球減少を治療することを優先しなければいけないので，当面リウマチの症状に対してはプレドニゾロンの定期内服を継続し，痛みに対しては鎮痛薬（COX-2阻害薬）で抑えましょう」

　汎血球減少は改善したが，メロペネムの投与後から肝機能値（AST/ALT）の上昇傾向が認められたためメロペネムは中止し，ミノマイシン®（ミノサイクリン）へ変更した。その後，感染に伴う白血球の著明な上昇，および胸部CTで両側肺野にびまん性陰影を認めたため，呼吸器内科へ転科・転棟となった。転科・転棟後，メトトレキサート肺炎，もしくはニューモシスチス肺炎の両疾患をカバーできるように，ステロイドミニパルス，バクタ®（ST合剤）の投与を施行した。施行後，肺野陰影は改善した。気管支鏡でニューモシスチス肺炎の可能性が否定されたため，ST合剤も中止した。その後，リウマチの治療のためプログラフ®（タクロリムス）の再開について依頼し，肺障害が再発していないことを確認した後，退院となった。

　特に高齢者では加齢による腎機能低下を認めることがあるため，腎機能を評価することは重要である。あわせて腎機能に見合った薬物選択や，投与量・投与間隔であるかを常にチェックすることを忘れてはならない。

表2　臨床経過

月　日	経　過
9月8日	重症感染症によるDIC（汎発性血管内血液凝固症）と診断された。汎血球減少症に対し，リコモジュリン®，好中球減少に対しグラン®が投与開始された。尿路感染症に対し，メロペネム 0.5g×3を5日間，投与開始となった。
9月9日	血小板6,500/μL，ヘモグロビン6.8g/dL，eGFR 31mL/minと低下傾向であった。白血球は1,100/μLと変化はなかった。
9月10日	腎機能に対してメトトレキサートの用量が多い可能性を指摘し，リウマトレックス®の中止とロイコボリン®の投与について医師に連絡。また，タクロリムスとラベプラゾールの相互作用の可能性を指摘し，プログラフ®の投与の中止を依頼。プログラフ®，リウマトレックス®，リコモジュリン®，グラン®は中止となり，ロイコボリン®の投与が開始となった。
9月12日	血小板 8,000/μL，白血球 3,100/μL，ヘモグロビン 7.6/μL，eGFR 55mL/minと上昇傾向が認められた。一方，AST/ALTが上昇傾向となったためメロペネムは中止となり，ミノマイシン®に変更となった。
9月19日	血小板は42.4×10^3/μLに上昇，感染も伴い白血球は168,000/μLへと上昇，ヘモグロビンは7.2g/dLと横ばい，好中球は13,700/μLと回復した。なお，eGFRは51mL/minと横ばいであった。胸部CT施行し，両側肺野にびまん性陰影を認めた。呼吸器内科へ転科となった。
退院まで	転科・転棟後，メトトレキサート肺炎，もしくは，ニューモシスチス肺炎の両疾患をカバーできるように，ステロイドミニパルス，ST合剤（バクタ®）の投与を施行した。施行後，肺野陰影は改善した。気管支鏡でニューモシスチス肺炎の可能性が否定されたため，ST合剤も中止した。その後，リウマチの治療のためプログラフ®を再開し，肺障害が再発していないことを確認し，10月6日に退院となった。

	9/8	9/9	9/10	9/12	9/14	9/17	9/19	9/24	10/1	10/6
白血球 (/μL)	1,100	1,100	1,300	3,100	17,300	22,800	16,800	17,800	9,700	4,400
赤血球 (×10^4/μL)	211	200	191	228	233	227	211	205	220	278
ヘモグロビン (g/dL)	7.1	6.8	6.4	7.6	7.9	7.8	7.2	6.8	7.3	9.4
ヘマトクリット (%)	21.2	20.2	19.1	23.2	24.0	23.5	21.8	19.9	22.9	29.8
MCV (fl)	100.5	101.0	100.0	101.8	103.0	103.5	103.3	97.1	104.1	107.2
血小板 (×10^3/μL)	7.8	6.5	5.6	8.0	19.4	35.7	42.4	44.8	28.9	17.1
好中球 (/μL)	6	6	6	16	74	112	137	166	63	26
Cre (mg/dL)	1.45	1.37	1.07	1.00	1.16	1.07	1.08	1.67	0.99	0.97
BUN (mg/dL)	27.2	25.4	20.4	16.1	25.5	18.2	20.3	31.3	9.3	9.2
GFR (mL/min)	37	39	51	55	47	51	51	31	56	57
ALB (mg/dL)	2.1	2.1	2.1	2.4	2.4	2.2	1.9	2.4	2.4	2.7
AST (IU/L)	26	19	23	177	62	35	30	37	25	19
ALT (IU/L)	16	12	15	126	93	43	27	21	31	9
ALP (IU/L)	178	157	159	208	230	225	207	180	185	178
LDH (IU/L)	219	186	197	371	562	513	448	457	214	173
CRP (mg/dL)	6.73	8.56	8.35	5.91	7.43	4.04	5.88	2.11	0.21	0.19
尿糖					(−)	(−)	(−)	(−)	(−)	(−)

リコモジュリン®　12,800 U×1　→　中止
グラン®　75μg×1　→　中止
リウマトレックス®　10mg/週　→　中止
プログラフ®　1mg/朝　→　中止　　　　　　1mg/朝　→　→
ロイコボリン®　　　3mg×1　3mg×3　→　→　中止
フォリアミン®　　　　　　　　　　　3錠/分3　→　中止
メロペネム　0.5g×3　→　中止
ミノマイシン®　　　200mg/分2　→　→　中止
バクタ®　　　　　　　　　　　　　9錠/分3　中止

図1　臨床経過

第1章　加齢による腎機能低下に伴う中毒性副作用の発現

本症例におけるサマリー記載例

　日本腎臓病薬物療法学会における腎臓病薬物療法認定薬剤師の申請に必要な自験例の記載例を示す。

症例の通し番号	1	患者年齢	81歳	患者性別	男性
症例タイトル		加齢による腎機能低下に伴う中毒性副作用			
自ら関与した期間および回数 （開始年月日～終了年月日・回数）	期間				
	回数				

【要約】

　eGFRを推算すると35.4mL/minであり，尿蛋白の存在はないためStage G3bA1であると評価した。汎血球減少に関しては，メトトレキサート（MTX）によるものと考え，MTXの中止とロイコボリン®の投与を依頼し，当日夕方から実施した。また，タクロリムスとラベプラゾールの相互作用の可能性については，タクロリムスのトラフ濃度は6.2ng/mLであったため，相互作用の可能性は低いと評価した。汎血球減少は改善したが，メロペネムの投与後から肝機能値（AST/ALT）の上昇傾向が認められたため，メロペネムは中止し，ミノマイシン®へ変更を依頼した。その後，感染に伴うWBCの上昇が著明であり，胸部CTで両側肺野にびまん性陰影を認めたため，呼吸器内科へ転科・転棟となった。転科・転棟後，医師と相談しMTX肺炎，もしくは，ニューモシスチス肺炎の両疾患をカバーできるように，ステロイドミニパルス，ST合剤（バクタ®）の投与を施行した。施行後，肺野陰影は改善した。気管支鏡でニューモシスチス肺炎の可能性が否定されたため，ST合剤も中止した。その後，リウマチの治療のためタクロリムスの再開を依頼し，肺障害が再発していないことを確認した後，退院となった。

引用文献

1) Zhang Y, et al：Assessment of the impact of renal impairment on systemic exposure of new molecular entities：evaluation of recent new drug applications. Clin Pharmacol Ther, 85：305-311, 2009

2) Olyaei AJ, et al：A quantitative approach to drug dosing in chronic kidney disease. Blood Purif, 31：138-145, 2011

3) Hosohata K, et al：Interaction between tacrolimus and lansoprazole, but not rabeprazole in living-donor liver transplant patients with defects of CYP2C19 and CYP3A5. Drug Metab Pharmacokinet, 23：134-138, 2008

4) Takahashi K, et al：Distinct effects of omeprazole and rabeprazole on the tacrolimus blood concentration in a kidney transplant recipient. Drug Metab Pharmacokinet, 22：441-444, 2007

5) Moreau C, et al：Interaction between tacrolimus and omeprazole in a pediatric liver transplant recipient. Transplantation, 81：487-488, 2006

6) Takahashi K, et al：Lansoprazole-tacrolimus interaction in Japanese transplant recipient with CYP2C19 polymorphism. Ann Pharmacother, 38：791-794, 2004

7) Homma M, et al：Effects of lansoprazole and rabeprazole on tacrolimus blood concentration：case of a renal transplant recipient with CYP2C19 gene mutation. Transplantation, 73：303-304, 2002

8) Hosohata K, et al：Impact of intestinal CYP2C19 genotypes on the interaction between tacrolimus and omeprazole, but not lansoprazole, in adult living-donor liver transplant patients. Drug Metab Dispos, 37：821-826, 2009

9) Miura M, et al：Influence of rabeprazole and lansoprazole on the pharmacokinetics of tacrolimus in relation to CYP2C19, CYP3A5 and MDR1 polymorphisms in renal transplant recipients. Biopharm Drug Dispos, 28：167-175, 2007

10) Itagaki F, et al：Effect of lansoprazole and rabeprazole on tacrolimus pharmacokinetics in healthy volunteers with CYP2C19 mutations. J Pharm Pharmacol, 56：1055-1059, 2004
11) Itagaki F, et al：Drug interaction of tacrolimus and proton pump inhibitors in renal transplant recipients with CYP2C19 gene mutation. Transplant Proc, 34：2777-2278, 2002

（田中章郎）

● memo ●

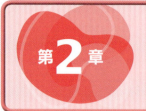

第2章 カルボプラチンの投与設計と腎機能評価

この章のゴール

・目的と患者の特徴に応じた腎機能の推算ができる
・Calvert式から適切な投与量の算出ができる
・抗がん薬による汎血球減少症のモニタリングを適切に行うことができる

Keyword

カルボプラチン，Calvert式，腎機能推算式，汎血球減少症

 症　例

患者情報

- **患者**：72歳，男性，身長166.6cm，体重39.0kg，体表面積1.38m^2
- **原疾患**：膀胱がん
- **既往歴**：食道がん（摘除術後胃管形成術および胆嚢摘出術），胃管がん（摘除術後），術後イレウス
- **入院目的**：膀胱がんに対する化学療法

現病歴

　患者は，肉眼的血尿を自覚したため近医を受診し，膀胱鏡により膀胱頂部および後壁に膀胱内腫瘍を指摘された。その後，経尿道的膀胱腫瘍切除術（TUR-Bt）を施行されたが，退院後に無尿状態となり，再度精査を行った結果，膀胱穿孔を示唆する所見がみられた。尿道バルーンを留置してしばらく保存的加療を行っていたが，2度目のTUR-Btにより，後壁に新たな腫瘍が見つかり，病理から神経内分泌腫瘍（小細胞；NEC）であることがわかった。進行はpT3以上であり，周囲に播種像も認められたため，化学療法の適応となり，今回の入院となった。

薬歴

- ツムラ六君子湯(2.5g包)　1回1包　1日3回　毎食前
- ハルシオン®錠(0.25mg)　1回1錠　1日1回　就寝前
- リーゼ®錠(5mg)　1回1錠　1日1回　就寝前
- センノシド錠(12mg)　1回1錠　1日1回　就寝前

 ## 臨床検査所見

【血算】

WBC	$5.5 \times 10^3/\mu L$	Hb	8.7g/dL	PLT	$30.7 \times 10^4/\mu L$
Neut	$2,310/\mu L$	Neut%	42.6%	Lymp	42.5%

【生化学】

CRP	0.12mg/dL	ALB	4.0g/dL	AST	30IU/L
ALT	16IU/L	CK	72IU/L	Na	139mEq/L
K	5.3mEq/L	Ca	9.2mg/dL	P	4.1mg/dL
BUN	24.7mg/dL	S-Cr	1.70mg/dL		

 ## バイタルサイン

BP	118/60mmHg	HR	62回/min	BT	36.5℃

原疾患治療

カルボプラチン・エトポシド併用療法［1コース目］

- カルボプラチン：220mg/body（目標AUC＝5；day 1）
- エトポシド：110mg/m² (day 1-3)

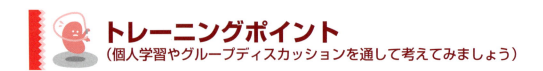

トレーニングポイント
（個人学習やグループディスカッションを通して考えてみましょう）

1 膀胱がんの治療選択は？

2 痩せ型・高齢者の腎機能の推算をどのように考えればよいか？

3 カルボプラチンの投与量の算出にはどの値を用いればよいか？

4 カルボプラチンの副作用モニタリングはどのように行うのか？

専門薬剤師としての薬学的介入

上記のトレーニングポイントから，カルボプラチンの最適な投与量について検討し，抗がん薬治療に対してどのように介入・提案すべきか考えてみよう。

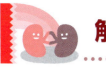

解説

膀胱がんの治療選択（トレーニングポイント❶）

膀胱がんの組織分類は，尿路上皮系腫瘍が90％以上を占め，続いて扁平上皮がん，腺がん，神経内分泌がんがある．神経内分泌がんは原発部位によらず，細胞分裂数やKi67指数によってG1，G2，NECに分類される[1]．転移性または再発性膀胱がんの場合，M-VAC療法（メトトレキサート＋ビンブラスチン＋ドキソルビシン＋シスプラチン）やGC療法（ゲムシタビン＋シスプラチン）が標準治療となるが，神経内分泌がんの治療においては病理学的・臨床的に類似している小細胞肺がんでのエビデンスに準じ，白金製剤をベースとした併用療法が推奨されており，高い奏効率が報告されている[2]．最も多くの実績が報告されているレジメンは，シスプラチン＋エトポシド療法であるが，腎機能低下患者に対してはシスプラチンに代わりカルボプラチンが用いられる．本患者においても，化学療法開始前より血清クレアチニン（S-Cr）値が高値であったことから，カルボプラチン＋エトポシド併用療法が選択された．

腎機能の推算と評価（トレーニングポイント❷）

腎機能を評価するためには糸球体濾過量（GFR）を測定する必要があるが，実測GFRを示すイヌリンクリアランスを評価するためには，頻回で煩雑なスケジュールの採血と採尿が必要となるため，通常，以下に示す推算式を用いる．

- 日本人のGFRcreat推算式（日本腎臓学会推奨）[3]
  eGFR（mL/min/1.73m^2）（男性）＝ 194 × 年齢（歳）$^{-0.287}$ × S-Cr（mg/dL）$^{-1.094}$
  eGFR（mL/min/1.73m^2）（女性）＝ GFR（男性）× 0.739
- Cockcroft—Gault式（CG式）[3]
  Ccr（mL/min）＝（140 − 年齢（歳））× 体重（kg）/（72 × S-Cr（mg/dL））
- 体表面積未補正eGFR[3]
  eGFR（mL/min）＝ eGFR（mL/min/1.73m^2）× 体表面積（m^2）/1.73

患者個別の薬物動態に影響しうる腎機能の絶対量はクレアチニンクリアランス（Ccr）あるいは体表面積未補正推算糸球体濾過量（eGFR）であり，これらを算出するためには体格の情報（体重・身長）が必要である．特にCG式は，体重を乗じる式となっており，Ccrに対する体重の寄与が大きく，肥満患者では腎機能を過大評価するリスクがある．そのため，BMIが25を超える肥満患者においては，腎機能の推算に補正体重や理想体重を用いる妥当性が報告されている[4]．

一方，痩せ型で活動度が低い高齢者においては，S-Cr値のベースが低くなることから，GFRの推算において腎機能を過大評価するリスクがある[5]．この現象は，筋肉量の低下に伴うクレアチニン産生の減少に起因しており，S-Cr値を用いて腎機能を推算することが不適当な症例である．こ

のような患者においては，システチンCなどのクレアチニン以外のマーカーによるGFRの推算を行う必要があるが，システチンCは重度腎機能障害患者において血清中濃度の上昇が頭打ちとなるため，S-Cr値が2mg/dLを上回るような腎機能低下患者には適用しない[6]。

● 日本人のGFRcys推算式（日本腎臓学会推奨）[3]

eGFRcys $(mL/min/1.73m^2)$（男性）$= (104 \times Cys\text{-}C^{-1.019} \times 0.996^{年齢（歳）}) - 8$

eGFRcys $(mL/min/1.73m^2)$（女性）$= (104 \times Cys\text{-}C^{-1.019} \times 0.996^{年齢（歳）} \times 0.929) - 8$

　本患者は，活動が低下した痩せ型の高齢患者であることから，S-Cr値のベースラインが低下している可能性がある。入院時のS-Cr値は高値であるが，クレアチニン値を用いた腎機能の推算が不適である可能性を考慮しなければならない。カルボプラチンの投与量を検討するためには適正なGFRの推算を行う必要があることから，血清システチンCなどのクレアチニン以外のマーカーを用いて多角的にGFRを評価することが望ましい。

Calvert式によるカルボプラチンの投与量算出（●トレーニングポイント❸）

　カルボプラチンは抗がん薬の中でも腎機能と血中濃度下面積（AUC）の間に良好な相関を認めることが明らかにされている[7]。そのため，目標AUCと患者のGFRからカルボプラチンの投与量を推算するCalvert式が通常用いられる。

● Calvert式

カルボプラチン投与量（mg）＝ 目標AUC × (GFR (mL/min) + 25)

　ここで注意が必要なのは，Calvert式の基となった臨床データにおいて，GFRは^{51}Crでラベルされたエチレンジアミン四酢酸（EDTA）により実測されたものである点である。つまり，Calvert式によりカルボプラチンの投与量を推算する際は，実測GFRに近い代替値を当てはめる必要がある。

　通常診療の中で実測GFRを測定することは，その煩雑さから困難である。そのため，実測GFRを推算値で代用することが試みられるが，いずれの推算値を選択するかによって算出される投与量は大きく異なる。これまでCalvert式に代入するGFRの推算値はさまざまな検討がなされてきた。現在，日本人のGFR推算に広く用いられるのは，前述のとおりCcrあるいは体表面積未補正eGFR（日本腎臓学会推奨）である。カルボプラチンなどの白金製剤の治療を受ける患者集団においては，Modifying diet in renal diseases（MDRD）式から推算されたGFRの体表面積を未補正とした値が実測のGFRと近似することが報告されている[8]。また，日本人に対するカルボプラチン投与量の算出においては，日本腎臓学会が推奨する式から推算されたGFRの体表面積を未補正とした値の有用性が報告されている[9]。さらに，酵素法で測定されたS-Cr値を用いてCG式で算出したCcrは，Calvert式の投与量推算に用いることでカルボプラチンクリアランスを過剰評価するこ

とが知られている[10]。以上より，Calvert式に用いるGFRの推算値は，日本腎臓学会が推奨するGFR推算式より算出した値を体表面積未補正とすることが妥当である。また，S-Cr値に0.2を加えた値を用いてCG式により算出したCcrをCalvert式のGFRに用いる妥当性についても報告されている[10]。

副作用モニタリング（🏃トレーニングポイント4）

　カルボプラチンの副作用として過敏性反応，汎血球減少症，悪心・嘔吐，倦怠感，腎障害などがあげられる。

1. 過敏性反応

　カルボプラチンの過敏性反応は10％以上の患者で認められ，多くは初回投与時に発症するが，サイクル数を重ねた時点で発症する場合もある。特に投与中から24時間程度は胸痛，発疹，発汗，動悸などの症状に注意が必要である。

2. 悪心・嘔吐

　カルボプラチンの催吐性リスク分類は中等度であるが，制吐薬は3剤併用（デキサメタゾン，セロトニン$_3$受容体拮抗薬およびニューロキニン$_1$受容体拮抗薬）が推奨されている[11, 12]。また，米国臨床腫瘍学会のガイドラインでは，遅発性嘔吐または突出性嘔吐に対してオランザピンを追加することも推奨されているが，本邦における実績が不十分であることから，日本癌治療学会の制吐薬適正使用ガイドラインver2.2には推奨の記載がない[11]。

3. 汎血球減少症 [13]。

　カルボプラチンによる汎血球減少症は，投与後1～2週間後に発症することが多い。白血球数は1,000/μL未満（好中球数500/μL未満）になると重症感染症のリスクが増大するため，顆粒球コロニー刺激因子（G-CSF）の投与を検討する。血小板減少はカルボプラチンの用量規定因子である。一般的には$2×10^4$/μL以下になると重大な出血のリスクとなるため，血小板輸血を検討する。赤血球減少（貧血）は赤血球の半減期の長さから，他の血球減少よりも緩やかに進行する。一般的にはHbが7g/dL未満になれば輸血を検討する。

　カルボプラチンによる汎血球減少症は，カルボプラチンのAUCと関連することが知られている[14]。また，用量設定においてCalvert式に用いるGFR推算値によっても汎血球減少症の発症頻度が異なることが示唆されており[15]，汎血球減少症を予防するためにも適切な用量設定は重要である。

専門薬剤師としての考え方

薬学的介入とその後の経過（表1）

表1 臨床経過

項目（Grade）	1コース目 Day 0	Day 5	Day 12	Day 18	2コース目 Day 0	Day 14
白血球（×10³/μL）	5.5	6.6	1.3（G3）	9.4	5.8	3.1（G1）
ヘモグロビン（g/dL）	8.7（G2）	7.8（G3）	9.8（G2）	10.9（G1）	10.9（G1）	8.8（G2）
血小板（×10³/μL）	307	266	102（G1）	125（G1）	556	200
好中球数（/μL）	2,310	3,470	170（G4）	5,730	4,120	1,090（G2）
Scr（mg/dL）	1.70	1.56	1.48	1.55	1.31	1.35
シスタチンC（mg/L）					2.90	
悪心		（G1）				
薬剤						
カルボプラチン（AUC5）	Day 1：220mg（90%）				Day 1：190mg（GFRcys）	
エトポシド（100mg/m²）	Day 1-3：120mg/day（90%）				Day 1-3：80mg/day（60%）	
グラニセトロン注	Day 1：1mg					
プロイメンド®注	Day 1：150mg					
デキサート®注	Day 1：9.9mg，Day 2-3：6.6mg					
オランザピン錠5mg	Day 5〜9				Day 1〜5	
セフェピム注2g ×2回	Day 10〜16					
フィルグラスチム75μg	Day 11〜16					
赤血球濃厚液 2U	Day 9〜10					

　1コース目開始時，本患者のカルボプラチンの投与量は，以下のように算出された。
【1コース目のカルボプラチンの投与量の算出】
　eGFR＝31.8（mL/min/1.73m²）
　体表面積＝1.38m²
　体表面積未補正GFR＝25.4（mL/min）
　カルボプラチン投与量＝AUC：5×（25.4＋25）
　　　　　　　　　　　＝252mg/body（90%Dose）
　　　　　　　　　　　＝226.8mg/body≒220mg/body

第2章　カルボプラチンの投与設計と腎機能評価

　　痩せ型の高齢者であることを考慮して，1コース目は算出投与量の90%の用量で開始したが，重篤な骨髄抑制を発症したため，過量投与である可能性があった。そこで，クレアチニン値のベースラインが低下した患者である可能性を考慮し，シスタチンCの検査を医師に依頼した。また，検査結果を基に次コースのカルボプラチン投与量を以下のように算出・提案した。なお，この提案した投与量は，eGFRcreatにより算出した場合の投与量の65%に相当する。

【2コース目のカルボプラチンの投与量の算出】
　　eGFRcys = 18.3 (mL/min/1.73m^2)
　　体表面積 = 1.38m^2
　　体表面積未補正GFRcys = 14.6 (mL/min)
　　カルボプラチン投与量 = AUC : 5 × (14.6 + 25)
　　　　　　　　　　　　　 = 198mg/body ≒ 190mg/body

　　重度腎機能低下患者において，シスタチンCにより推算したGFRはどの程度信頼できる値であるかが疑問として残るが，減量を行った2コース目では，骨髄抑制に伴う血球減少は認めたものの，副作用は軽度であった。本患者は，この後も同一用量で3コース施行し，重篤な副作用も出現することなく良好に経過した。

本症例におけるサマリー記載例

日本腎臓病薬物療法学会における腎臓病薬物療法認定薬剤師の申請に必要な自験例の記載例を示す。

症例の通し番号	1	患者年齢	72歳	患者性別	男性
症例タイトル		痩せ型高齢者におけるカルボプラチンの投与量設計			
自ら関与した期間および回数 （開始年月日〜終了年月日・回数）	期間				
	回数				

【要約】

　膀胱がん（神経内分泌腫瘍：小細胞）に対する化学療法としてカルボプラチン＋エトポシド療法を施行予定の患者において，カルボプラチンの投与量を算出した。Calvert式に体表面積補正を外したeGFRを代入してカルボプラチンの投与量を算出し，その90％用量である220mg/bodyで1コース目が投与されたが，Grade4の好中球減少症やGrade3の白血球減少症などのカルボプラチンに起因する骨髄抑制を認めた。S-Cr値を用いて算出したeGFRcreatをCalvert式に適用して算出した1コース目の投与量が過量であった可能性や，痩せ型の高齢患者であることを考慮すると，本患者はクレアチニン値のベースラインが低下し，GFRを適正に評価できない症例である可能性が考えられた。そこで，2コース目の投与量算出に向けてシスタチンCの検査を医師に依頼した。また，シスタチンCによるeGFRcysの体表面積補正を外した値をCalvert式に代入して算出した投与量である190mg/body（eGFRcreatにより算出した値の65％相当）を2コース目のカルボプラチン投与量として医師に提案し，副作用のモニタリングを行った。2コース目の用量では重篤な骨髄抑制も認めず良好な経過を示し，さらに3コースを実施することができた。

引用文献

1）日本泌尿器科学会：膀胱癌診療ガイドライン2015年版. 医学図書出版, 2015
2）膵・消化管神経内分泌腫瘍（NET）診療ガイドライン作成委員会：膵・消化管神経内分泌腫瘍（NET）診療ガイドライン1.1版. 2015年4月
3）日本腎臓学会：エビデンスに基づくCKD診療ガイドライン2018. 東京医学社, 2018
4）Winter MA, et al：Impact of various body weights and serum creatinine concentrations on the bias and accuracy of the Cockcroft-Gault equation. Pharmacotherapy, 32：604-612, 2012
5）Imai E, et al：Estimation of glomerular filtration rate by the MDRD study equation modified for Japanese patients with chronic kidney disease. Clin Exp Nephrol, 11：41-50, 2007
6）平田純生, 他：患者腎機能の正確な評価の理論と実践. 日本腎臓病薬物療法学会誌, 5：3-18, 2016
7）Calvert AH, et al：Carboplatin dosage：prospective evaluation of a simple formula based on renal function. J Clin Oncol, 7：1748-1756, 1989
8）Faluyi OO, et al：Accuracy of GFR estimation by the Cockroft and Gault, MDRD, and Wright equations in Oncology patients with renal impairment. Med Oncol, 29：755-760, 2012
9）木寺康裕, 他：婦人科癌Carboplatin投与量設定における日本人のGFR推算式の臨床的有用性の検討. 癌と化学療法, 38：1143-1148, 2011
10）Ando M, et al：Multi-institutional validation study of carboplatin dosing formula using adjusted serum creatinine level. Clin Cancer Res, 6：4733-4738, 2000
11）日本臨床腫瘍学会：制吐薬適正使用ガイドライン ver.2.2. 2018年10月一部改定
12）Hesketh PJ, et al：Antiemetics：American Society of Clinical Oncology Focused Guideline Update. J Clin Oncol, 34：381-386, 2016

第2章 カルボプラチンの投与設計と腎機能評価

13) 国立がん研究センター内科レジデント・編：がん診療レジデントマニュアル第6版, 医学書院, 2015

14) Jodrell DI, et al：Relationships between carboplatin exposure and tumor response and toxicity in patients with ovarian cancer. J Clin Oncol, 10：520-528, 1992

15) 簑原豪人, 他：カルボプラチン投与量設計における腎機能評価値の違いが血小板減少に与える影響. 医療薬学, 37：649-652, 2011

（山本和宏）

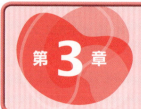

第3章 透析患者における薬物相互作用マネジメント

この章のゴール

・薬物相互作用のメカニズムを理解できる
・薬物相互作用を定量的に評価できる
・薬物相互作用のマネジメントを考えることができる

Keyword

リン，カルシウム，副甲状腺ホルモン，シナカルセト，CYP2D6，タモキシフェン

症例

患者情報

- **患者**：46歳，女性，身長158.2cm，体重60.7kg，透析歴11年
- **主な既往歴**：12歳　1型糖尿病（インスリン療法）
　　　　　　　　35歳　糖尿病性腎症に対して血液透析導入
　　　　　　　　45歳　白内障（両眼手術）

薬歴（入院時）

- タケプロン®OD錠（15mg）　　　　　　1回1錠　1日1回　夕食後
- ブロプレス®錠（2mg）　　　　　　　　1回1錠　1日1回　朝食後
- メチコバール®錠（250μg）　　　　　　1回1錠　1日3回　毎食後
- ホスレノール®チュアブル錠（250mg）　1回1錠　1日3回　毎食直後
- フォスブロック®錠（250mg）　　　　　1回4錠　1日3回　毎食直前
- レグパラ®錠（25mg）　　　　　　　　 1回1錠　1日1回　夕食後
- プルゼニド®錠（12mg）　　　　　　　 1回4錠　1日1回　就寝前

- ノルバデックス®錠（20mg）　　1回1錠　1日1回　朝食後
- ヒューマログ®注　　　　　　　　毎食直前
- ランタス®注　　　　　　　　　　朝食直前

臨床検査所見

【血算】

WBC	$5.9\times10^3/\mu L$	RBC	$356\times10^4/\mu L$	Hb	9.3g/dL
MCV	83.7fl	PLT	$28.3\times10^4/\mu L$		

【生化学】

TP	6.3g/dL	ALB	3.3g/dL	LD	233IU/L
AST	22IU/L	ALT	13IU/L	Ca	7.7mg/dL
IP	3.6mg/dL	BUN	18.4mg/dL	Cr	8.97mg/dL
Na	139mEq/L	K	3.8mEq/L	Cl	101mEq/L
UA	5.3mg/dL				

【尿検査】

尿糖	（−）

バイタルサイン

BP	158/74mmHg	HR	100回/min	BT	36.8℃
意識レベル	清明				

現病歴

20XX年10月　右乳がんに対し乳房円状部分切除術（Bp + Ax）施行。術後化学療法6クール実施
　　　　12月　鼠径部から全層植皮術施行
＋3年　9月　右乳房再建術目的で当院形成外科受診
＋5年　3月　右乳房再建術目的にて入院

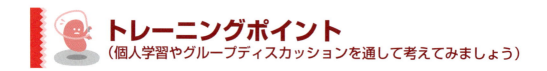

トレーニングポイント
（個人学習やグループディスカッションを通して考えてみましょう）

1 薬物相互作用はどのようなメカニズムのものがあるだろうか？

2 薬物相互作用の程度について定量的に評価するには，どのように考えるべきか？

3 薬物相互作用の回避方法などのマネジメントはどのように考えればよいか？

4 シナカルセトの注意すべき相互作用は何か？

専門薬剤師としての薬学的介入

本症例では服用中のレグパラ®（シナカルセト）とノルバデックス®（タモキシフェン）との相互作用について，検討が必要であると判断した。
上記のトレーニングポイントや添付文書，ガイドライン等を踏まえ，本症例におけるマネジメントすべき薬物相互作用について検討して，どのような情報提供をすべきか考えてみよう。

解　説

薬物相互作用のメカニズム（トレーニングポイント❶）

　薬物相互作用の発現機序には，薬物動態学（pharmacokinetics）的相互作用と薬力学（pharmacodynamics）的相互作用がある（図1）。

　薬物動態学的相互作用は，薬物の吸収，分布，代謝，排泄が他の薬物により影響を受け，血中濃度が変動することによって過剰な効果の発現（中毒）や効果の減弱が起こる場合である。代表的なものに，肝臓での薬物代謝酵素活性の阻害などがある。

　薬力学的相互作用は，薬物の体内動態（血中濃度）には変化がないが，受容体などの作用部位での相互作用によって，効果の増強や減弱が起こる場合である。ニューキノロン系抗菌薬とNSAIDsの併用によるけいれん誘発などがあげられる。また，飲食物などとの相互作用についても重要なものがあり，患者の食生活，嗜好品なども十分考慮する必要がある。薬物相互作用の約40％が代謝部位での薬物動態学的相互作用であることが報告されており，その相互作用のほとんどがシトクロムP450（CYP）を介した機序である（図2）[1]。

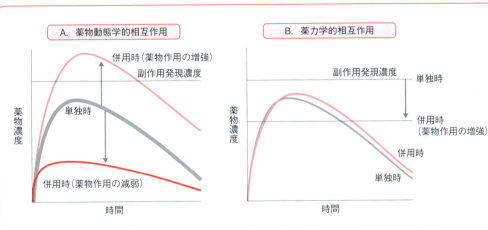

例1：イトラコナゾールの併用によるトリアゾラムの代謝阻害による血中濃度増大
例2：金属カチオン含有制酸剤の併用によるニューキノロン系抗菌薬の吸収低下による血中濃度低下
例3：トリアゾラムとエチゾラムの併用による中枢抑制作用の増強

　Aに示す薬物動態学的相互作用は，薬物の吸収，分布，代謝，排泄が他の薬物の影響を受け，血中濃度が変動することにより毒性発現あるいは効果減弱が起こることである。一方，Bに示した薬力学的相互作用は，薬物の体内動態には影響がないが（血中濃度に変化がない），作用部位において何らかの相互作用が起こり，作用あるいは副作用の増強あるいは減弱が起こるものである。

図1　相互作用の発現機構
〔鈴木洋史，他：これからの薬物相互作用マネジメント臨床を変えるPISCSの基本と実践．じほう，2014より引用〕

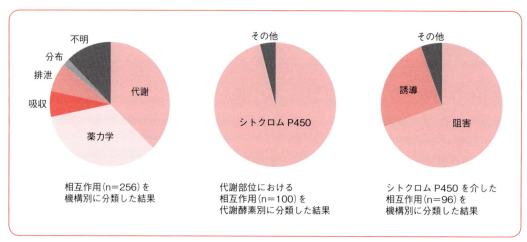

図2 薬物相互作用の実態の分類

〔千葉 寛:ファルマシア，31：992-996，1995より引用〕

薬物相互作用の評価（トレーニングポイント❷）

　医薬品添付文書では，相互作用の注意喚起は「併用禁忌（併用しないこと）」と「併用注意（併用に注意すること）」に分けて記載されている。併用注意に関しては，実際には必要上併用することも少なくなく，相互作用のメカニズムや危険性（程度），適切な代替薬の有無なども把握したうえで，患者個別に対応を判断する必要がある。

　相互作用試験の結果から併用禁忌や具体的な減量基準などが明確なものはそれを参考にすべきだが，添付文書で併用注意であるが具体的な対処法が記載されていない場合や，添付文書に全く記載がない薬剤を併用する場合の評価やマネジメントは困難である。その場合，薬物代謝酵素の活性変化による相互作用については，*in vivo* で基質薬の消失に該当の代謝酵素がどの程度寄与しているか，阻害薬あるいは誘導薬が該当の代謝酵素の活性をどの程度阻害あるいは増大するかを評価することが重要である。これに関して，CYPを介する相互作用について典型的な薬物相互作用の *in vivo* の臨床試験の報告から，CYP分子種の基質薬のクリアランスへの寄与率（CR）と阻害薬の阻害率（IR）あるいは誘導薬によるクリアランスの増加（IC）を算出することにより，他の多くの併用による基質薬の血中濃度の変化の程度を予測して注意喚起する方法であるPISCSが報告されている[2〜4]。これは該当するCYP分子種の基質薬のCR，阻害薬のIR，誘導薬のICを求めることによって，臨床報告のない組み合わせでもCYP阻害および誘導による薬物相互作用による基質薬の血中濃度AUCの変化を予測できるものである。

薬物相互作用のマネジメント（トレーニングポイント❸）

　薬物相互作用のマネジメントにあたっては，血中濃度の変化の評価だけではなく，そのような血中濃度変化の臨床的な重要性を考える必要がある[4]。血中濃度が多少変化しても副作用を生ずることの少ない安全域の広い薬剤の場合は，たとえ相互作用による変化が多少予測されたとしても臨床的にはそれほど問題ではない。一方で，安全域の狭い薬剤では多少の変化であってもリスク要因

> **第 3 章　透析患者における薬物相互作用マネジメント**

---

memo: PISCS (Pharmacokinetic Interaction Significance Classification System)

　CYPの阻害または誘導を介した相互作用の場合，基質となる薬物のAUC上昇（1）および低下（2）はそれぞれ次式で精度よく予測できる。

$$\frac{1}{1 - CR_{CYP,i} \times IR_{CYP,i}} \cdots (1) \qquad \frac{1}{1 + CR_{CYP,i} \times IC_{CYP,i}} \cdots (2)$$

　ここで，$CR_{CYP,i}$は，基質薬物分子がiというCYPにより代謝される割合であり，$IR_{CYP,i}$は阻害薬によるCYPの阻害率である。また，$IC_{CYP,i}$は誘導薬によるCYPの誘導倍率から1を引いた値である。式（1）を利用することでCYP阻害による相互作用に関しては，各基質薬のCR値，阻害薬のIR値を用いて多くの基質と阻害薬の組み合わせにおける基質薬のAUC上昇を予測することが可能となる。これに基づいてCR値およびIR値を6段階に区分した計36通りのマトリックスを作成し，基質薬物の安全域を考慮したうえで相互作用に対する注意喚起を行うPISCSが提唱されている[4]。詳細については書籍を参考されたい[5]。

として十分に注意する必要がある。また，相互作用に関わる薬剤の必要性の程度や代替薬の有無なども考慮する必要がある。このような要因も理解したうえで，相互作用を適切に評価し，マネジメントすることが必要である。

透析患者における血清リン，カルシウム濃度の管理

　慢性腎臓病に伴う骨ミネラル代謝異常（CKD-MBD）は，①リン，カルシウム，副甲状腺ホルモン（PTH），ビタミンDの異常，②骨の異常，③異所性石灰化など，CKD患者におけるミネラル代謝に関連する病態を包括的に理解し，予後との関連も含め対策をとろうという目的で提唱された概念である。

　CKD-MBDの対策では，リン，カルシウム，PTHの管理を行うことが重要である。また，介入項目としては特に高リン血症対策が重要となる。リンは食事中から摂取され，そのほとんどが腎臓から排泄されている。透析患者はある程度の蛋白摂取が推奨されているにもかかわらず，こうした食事にはリンが多く含まれている。このため，リン吸着薬がほとんどの症例で必須となる。従来，リン吸着薬として炭酸カルシウムなどのカルシウム塩が使用されていたが，カルシウム負荷の問題から，近年ではフォスブロック®，レナジェル®（セベラマー塩酸塩），ホスレノール®（炭酸ランタン），キックリン®（ビキサロマー），リオナ®（クエン酸第二鉄水和物），ピートル®（スクロオキシ水酸化鉄）といったカルシウムを含まないリン吸着薬が使用されるようになってきている。

　透析患者における血清リン濃度の目標値は3.5〜6.0mg/dL，血清補正カルシウム濃度の目標値は8.4〜10.0mg/dLである[5]。血清リン濃度，血清補正カルシウム濃度，血清PTH濃度の順に優先して，**図3**の9分割図に従って管理目標値内に維持することが推奨されている。透析患者における血清リン，カルシウム濃度の管理の詳細やリン吸着薬の適正使用については，慢性腎臓病に伴う骨ミネラル代謝異常の診療ガイドライン（日本透析医学会）[6]や本書の第4章などを参照されたい。

　本症例でポイントとなるのがレグパラ®（シナカルセト）である。シナカルセトは2008年に発売されたカルシウム受容体作動薬であり，ガイドラインでは，血清PTH濃度が高い場合において，

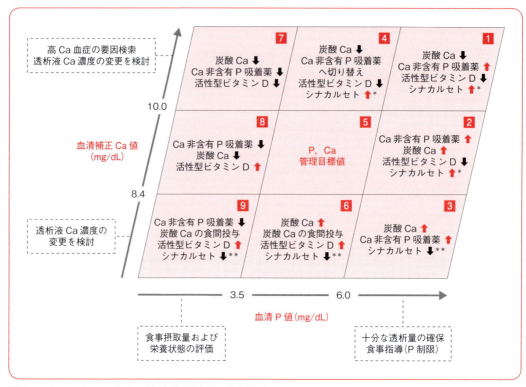

図3 リン，カルシウムの治療管理法「9分割図」

「↑」は開始または増量，「↓」は減量または中止を示す。
＊血清PTH濃度が高値。＊＊もしくは低値の場合に検討する。

〔日本透析医学会：透析会誌，45（4）：301-356，2012より引用〕

カルシウムもしくはリンをコントロールする一つの方法として，シナカルセトの投与を考慮することが望ましいとされている。

シナカルセトの注意すべき相互作用（トレーニングポイント4）

　シナカルセトの添付文書にある相互作用の記載（**表1**）によると，CYPに関連した相互作用に関しては2つのポイントがある。一つはアゾール系抗真菌薬などCYP3A4を阻害する薬剤との併用に注意が必要であることであり，もう一つはCYP2D6の基質薬である三環系抗うつ薬などとの併用に注意が必要であることである。このような相互作用に関する注意について考えなくてはいけないことは，相互作用の程度および臨床的重要性とそれらの評価である。

　CYP3A4を阻害する薬剤が併用注意になっている根拠は，シナカルセトが主にCYP3A4で代謝されるためである。実際，CYP3A4を強力に阻害するケトコナゾールとの併用試験でシナカルセトのAUCが約2倍に増加したという結果がある[7]。しかし，これは逆にいうと，ケトコナゾールは最も強力なCYP3A4阻害薬の一つであることから，この機序による相互作用は最大でも約2倍程度と考えることができる。すなわち，ケトコナゾールのCYP3A4の阻害率が100%と仮定すると，シナカルセトは経口クリアランスに対するCYP3A4の寄与率が約50%（$CR_{CYP3A4} = 0.5$）のCYP3A4

第3章　透析患者における薬物相互作用マネジメント

表1　シナカルセト塩酸塩の添付文書の相互作用の記載

3．相互作用
併用注意（併用に注意すること）

薬剤名等	臨床症状・措置方法	機序・危険因子
アゾール系抗真菌剤 　イトラコナゾール 等 マクロライド系抗生物質 　エリスロマイシン 　クラリスロマイシン 等 アミオダロン塩酸塩 グレープフルーツジュース	本剤の血中濃度が上昇し，作用が増強するおそれがある。本剤とケトコナゾールを併用したとき，本剤のAUCが約2倍増加した。	本剤の代謝には主にCYP3A4が関与しているため，左記のようなCYP3A4阻害剤等との併用で，本剤の代謝が阻害され，血中濃度が上昇する可能性がある。
三環系抗うつ薬 　アミトリプチリン塩酸塩 　イミプラミン塩酸塩 等 ブチロフェノン系抗精神病薬 　ハロペリドール 等 フレカイニド酢酸塩 ビンブラスチン硫酸塩	これらの薬剤の血中濃度が上昇するおそれがある。本剤とデキストロメトルファン臭化水素酸塩水和物を併用したとき，デキストロメトルファンのAUCが約11倍増加した。	本剤のCYP2D6阻害作用により左記のようなCYP2D6基質薬物の代謝を阻害し，血中濃度を上昇させる可能性がある。
カルシトニン ビスホスホン酸塩系骨吸収抑制剤 　パミドロン酸二ナトリウム 　アレンドロン酸ナトリウム水和物 　インカドロン酸二ナトリウム水和物 等 副腎皮質ホルモン 　コルチゾン 　プレドニゾロン 　デキサメタゾン 等	血清カルシウム値が低下するおそれがある。	本剤の血中カルシウム低下作用が増強される可能性がある。
ジギトキシン ジアゼパム 等	本剤の血中濃度に影響を与えるおそれがある。	血漿たん白結合率が高いことによる。

基質ということになる。そのため，強力なCYP3A4阻害薬（ボリコナゾールやイトラコナゾール）をもし併用する必要があれば，シナカルセトを2倍量にした程度の影響が出るかもしれないことを考慮して，血清リンやカルシウムなどをモニターしつつ，必要に応じてシナカルセトを減量するといったマネジメントが多くの場合妥当であると考えられる。

　ここで強調しておきたい点は，あるCYP分子種への寄与が高い基質でも臨床用量ではそのCYP分子種を阻害しない場合が多く，寄与の程度と阻害の程度は別に考える必要があることである。特に，基質薬同士を一般の用量で併用しても，多くの場合，薬物間相互作用は認められないので十分に注意されたい。

　もう一つのポイントであるCYP2D6の基質薬である三環系抗うつ薬などが併用注意になっている根拠は，シナカルセトのCYP2D6阻害作用にある。CYP2D6の典型的な基質薬であるデキストロメトルファンとの併用試験でデキストロメトルファンのAUCを11倍にも増加させたという結果がある[8]。これは，デキストロメトルファンの代謝がすべてCYP2D6に依存していると仮定すると，シナカルセトのCYP2D6の阻害率は少なくとも91%（$IR_{CYP2D6} = 0.91$）という強力なCYP2D6阻害薬ということになる。

　以上の事実にもとづき，添付文書には三環系抗うつ薬（アミトリプチリン塩酸塩，イミプラミン

33

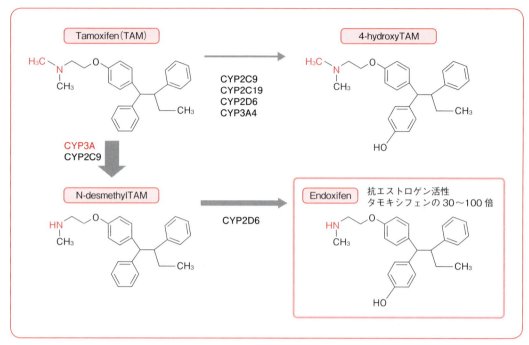

図4 タモキシフェンの代謝経路

〔Stearns V, et al：J Natl Cancer Inst, 95（23）：1758-1764, 2003より引用〕

塩酸塩など），ブチロフェノン系抗精神病薬（ハロペリドールなど），フレカイニド酢酸塩，ビンブラスチン硫酸塩が併用注意として記載されている。本症例では例示されたこれらの薬剤は一つも服用していなかった。しかし，ここでノルバデックス®（タモキシフェン）にも注目する必要がある。

タモキシフェンの相互作用

　タモキシフェンはエストロゲン受容体拮抗薬である。本患者は，閉経前ホルモン受容体陽性乳がんの標準的術後内分泌療法としてタモキシフェンの5年投与が開始され，入院時は5年目であったと考えられる。タモキシフェンの薬効本体は活性代謝物であるエンドキシフェンであると考えられており，これは主にCYP2D6による代謝によって生成されると考えられている（図4）[8]。

　2007年版の乳癌診療ガイドライン（日本乳癌学会）では，ホルモン療法によるホットフラッシュの症状が強いときはパロキセチンの投与が推奨されていた。しかし，パロキセチンはCYP2D6の強力な阻害薬であり，併用によりタモキシフェンの活性代謝物であるエンドキシフェンの血漿中濃度を低下させることがすでに2003年の時点で報告されていた（図5）[9]。さらにカナダ・オンタリオ州でのコホート研究において，タモキシフェン服用患者の乳がん死リスクがパロキセチンの併用により有意に上昇することが2010年に報告された[10]。なお，同時に調査されたほかのSSRIでは乳がん死リスクの有意な上昇は認められなかった。

　以上のエビデンスを受けて2010年版の乳癌診療ガイドライン（日本乳癌学会）では，「タモキシフェンの投与を受ける患者に対してホットフラッシュなどの副作用対策のためにパロキセチンなどのCYP2D6 inhibitorを投与することは治療効果に影響する可能性もあるため基本的に避けるべきで

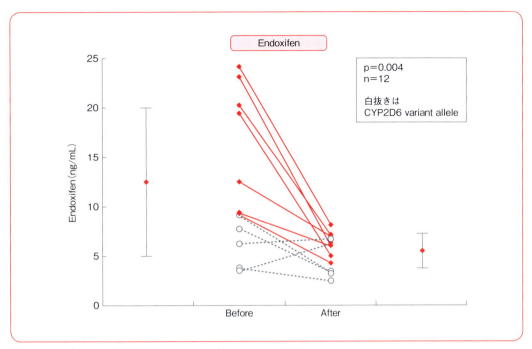

図5 パロキセチン併用前後でのエンドキシフェン濃度

〔Stearns V, et al：J Natl Cancer Inst, 95(23)：1758-1764, 2003より引用〕

ある」という記載となり，タモキシフェンおよびパロキセチンの添付文書にも併用による乳がん死リスクの上昇について追記された。

　ここで注目すべきポイントはガイドラインにある「CYP2D6 inhibitor」である。根拠となったのはパロキセチンによる相互作用で，そのメカニズムはCYP2D6の阻害による活性代謝物であるエンドキシフェンの血中濃度低下である。したがって，パロキセチンと同程度またはそれ以上にCYP2D6を阻害する薬剤を併用すれば，ガイドラインに記載されているとおりの相互作用が予測される（ただし，その後，相反する報告も出てきたことなどから，現在のガイドラインでは「タモキシフェンとCYP2D6阻害薬の併用は避けるべき」との記載は削除されている）。

専門薬剤師としての考え方

薬学的介入とその後の経過

　この症例では，パロキセチンと同程度のCYP2D6阻害作用を有するレグパラ®（シナカルセト）とノルバデックス®（タモキシフェン）の相互作用を考慮し，カンファレンスにおいて，以下のような協議を行い，薬物治療計画に主体的に関わった。

薬剤師「患者さんが服用中のノルバデックス®は乳がん術後の内分泌療法として投与されていると思いますが，シナカルセトはタモキシフェンの効果を減弱させる可能性があります。タモキシフェンはCYP2D6という代謝酵素による代謝物であるエンドキフェンが主な活性体で，その代謝酵素を阻害するSSRIのパロキセチンでは併用するとその活性代謝物（エンドキフェン）の血中濃度が低下し，乳がん死のリスクも高くなることが報告されています。そのため，ガイドラインでもパロキセチンなどのCYP2D6の阻害薬の併用は避けるように奨められています。シナカルセトはパロキセチンと同程度の強力なCYP2D6の阻害薬なので，同様にタモキシフェンの効果を減弱させてしまう可能性が考えられます」

透析室の医師A「それは重要ですね。いまはタモキシフェンの効果を優先することが大事だと思います。現在のリンとカルシウムの値であれば，レグパラ®は中止して，リン吸着薬でコントロール可能だと思います」

透析室の医師B「そうですね。レグパラ®は最近透析クリニックで始められたようですし，いまの投与量でこの値であればやめても大きな問題はないですね。タモキシフェンの効果を確実にすることを優先しましょう。退院後の透析クリニックにも連絡しておきます」

　本当にシナカルセトでもパロキセチンと同様に相互作用が起きるのか，あるいはこの患者にとってシナカルセトを中止したことが本当に良かったのか，それは誰も明確に回答できる問題ではないだろう。しかし，理論的考察とカンファレンスでのディスカッションの結果から，きっとベターな選択であったと考えられる。

　その後，レグパラ®は翌日から中止となり，リンとカルシウムのコントロールも大きな問題はなく，手術後の経過も順調で退院した。現在，この患者はノルバデックス®の予定服用期間も終了し，乳がんの再発なく経過している。

Up to Date

2017年にパーサビブ®（エテルカルセチド塩酸塩），2018年にオルケディア®（エボカルセト）といった新たなカルシウム受容体作動薬が上市されており，これらはCYP2D6を阻害しない。そのため，本ケースのような場合，現在ではエテルカルセチド塩酸塩やエボカルセトが代替薬になると考えられる。

本症例におけるサマリー記載例

日本腎臓病薬物療法学会における腎臓病薬物療法認定薬剤師の申請に必要な自験例の記載例を示す。

症例の通し番号	1	患者年齢	46歳	患者性別	女性
症例タイトル		シナカルセトのCYP2D6阻害による相互作用			
自ら関与した期間および回数 （開始年月日〜終了年月日・回数）	期間				
	回数				

【要約】

　血液透析施行中であり，乳がん術後の乳房再建術目的で入院。乳がん術後の再発予防のためタモキシフェン20mg/dayを服用しており，また，二次性副甲状腺機能亢進症に対しシナカルセトを服用していた。タモキシフェンはCYP2D6による代謝で活性体になるため，CYP2D6の強力な阻害薬であるパロキセチンの併用では活性体の濃度が低下し，それによる乳がん死のリスクが上昇することが報告されている。本患者が服用しているシナカルセトは，添付文書では注意喚起されていないもののパロキセチンと同程度のCYP2D6阻害作用が知られている。これまでにこの組み合わせの相互作用に関する報告はないが，パロキセチンと同様の相互作用が生じると予測されるため，透析カンファレンスにおいて，この患者に対するシナカルセトの使用は可能であれば避けたほうがよいと考えられることを薬剤師から提案した。この提案に基づき，担当医，血液浄化療法部の医師，管理栄養士と薬剤師で協議した結果，リンとカルシウム値などのコントロール状況から，シナカルセトは中止となった。退院後の透析クリニックに対しても本内容を情報提供することとなった。シナカルセトとタモキシフェンの相互作用の直接的なエビデンスはないが，薬剤師の理論的考察から検討して処方提案をし，他職種間で協議することにより相互作用を回避したことは，薬剤師の主体的な薬物治療計画への参画であり，妥当な対応であったと考える。

引用文献

1) 千葉　寛：チトクロームP450を介した薬物間相互作用．ファルマシア，31：992-996，1995
2) Ohno Y, et al：General framework for the quantitative prediction of CYP3A4-mediated oral drug interactions based on the AUC increase by coadministration of standard drugs. Clin Pharmacokinet, 46 (8)：681-696, 2007
3) Ohno Y, et al：General framework for the prediction of oral drug interactions caused by CYP3A4 induction from in vivo information. Clin Pharmacokinet, 47 (10)：669-680, 2008
4) Hisaka A, et al：A proposal for a pharmacokinetic interaction significance classification system (PISCS)based on predicted drug exposure changes and its potential application to alert classifications in product labelling. Clin Pharmacokinet, 48 (10)：653-666, 2009
5) 鈴木洋史，他：これからの薬物相互作用マネジメント臨床を変えるPISCSの基本と実践．じほう，2014
6) 日本透析医学会：慢性腎臓病に伴う骨・ミネラル代謝異常の診療ガイドライン．透析会誌，45 (4)：301-356，2012
7) Harris RZ, et al：Pharmacokinetics of cinacalcet hydrochloride when administered with ketoconazole. Clin Pharmacokinet, 46 (6)：495-501, 2007
8) Nakashima D, et al：Effect of cinacalcet hydrochloride, a new calcimimetic agent, on the pharmacokinetics of dextromethorphan：in vitro and clinical studies. J Clin Pharmacol, 47 (10)：1311-1319, 2007

9) Stearns V, et al：Active tamoxifen metabolite plasma concentrations after coadministration of tamoxifen and the selective serotonin reuptake inhibitor paroxetine. J Natl Cancer Inst, 95 (23)：1758-1764, 2003

10) Kelly CM, et al：Selective serotonin reuptake inhibitors and breast cancer mortality in women receiving tamoxifen：a population based cohort study. BMJ, 340：c693, 2010

（大野能之）

● memo ●

第4章 リン吸着薬のアドヒアランス不良の透析症例

この章のゴール

- 慢性腎臓病に伴う骨ミネラル代謝異常（CKD-MBD）の病態と検査値・薬物療法について説明できる
- 各種リン吸着薬の特徴と選択基準について説明できる
- 各種リン吸着薬の服用方法について説明できる
- 異所性石灰化について説明できる

Keyword

リン吸着薬の服薬指導，沈降炭酸カルシウム，胃酸分泌抑制薬，異所性石灰化，ワルファリン，CKD-MBD，二次性副甲状腺機能亢進症，血清リン濃度，血清カルシウム濃度

症例

患者情報

- **患者**：50歳，男性，身長159cm，体重52kg，透析歴8年
- **原疾患**：慢性糸球体腎炎
- **入院前までの臨床経過**：

  1985年 6月　血液透析（HD）導入。
  1996年 6月　6度目のシャント再建術施行。
  1999年12月　心エコー上，僧帽弁石灰化による僧帽弁狭窄兼逆流症と思われる。
  2000年 5月　僧帽弁狭窄のため他院にて僧帽弁置換術および冠動脈バイパス術（CABG）施行。人工弁に置換されているためワルファリン常用により，歯肉出血，鼻出血ときどきあり。
  2000年 8月　他院にて経皮的冠動脈形成術（PCI）施行。間欠性跛行，両大腿部がだるいという訴えがあり，プロスタンディン®注開始。皮膚瘙痒著明。

2002年11月　ワルファリンによる消化管出血。透析中，血圧低下のためプロスタンディン®注中止。

2003年 5月　サーモグラフィーにて左足関節から先が低温著明のため，プロスタンディン®注再開。

薬歴

- ガスター®錠（20mg）　　週3回　　透析後
- カルタン®錠（500mg）　　1日2回　　昼食直後1錠，夕食直後2錠
- ワルファリン錠（1mg）　　1日1回　　朝食後3.5錠

臨床検査所見（入院時）

【血算】

WBC	$5.5 \times 10^3/\mu L$	RBC	$367 \times 10^4/\mu L$	Hb	10.1g/dL
Ht	30.5%	PLT	$19.2 \times 10^4/\mu L$		

【生化学】

TP	6.2g/dL	ALB	2.6g/dL	AST	12IU/L
ALT	13IU/L	BUN	58mg/dL	Cr	7.3mg/dL
CRP	10.2mg/dL	BS	105mg/dL	Na	132mEq/L
K	4.5mEq/L	Cl	98mEq/L	Ca	9.2(補正Ca10.6)mg/dL
IP	3.7mg/dL				

【その他】

iPTH	11pg/mL	PT-INR	1.9

バイタルサイン（入院時）

BP	160/105mmHg	HR	66回/min	BT	37.1℃

原疾患治療および経過（図1）

2003年 7月　閉塞性動脈硬化症，左第5趾骨髄炎のため入院。

2003年 8月　創部培養にてMRSA（＋）のためアルベカシン投与。8月7日にはCRP14.4mg/dLと上昇したため，テイコプラニンに変更しCRPの改善をみる。炎症所見は改善したものの，痛みは改善せず。

2003年 9月　サーモグラフィーにて左足虚血著明．抗菌薬の全身投与では患部まで行きわたらないと判断し，デブリードマンを繰り返す．この間，カルタン®錠昼1錠，夕2錠の服用で血清リン値は4mg/dL台を持続できた．
2003年10月　血行再建手術を試みたが，動脈石灰化が著しいためバイパス手術不可能と判断され下腿切断術施行．
2003年12月　術後の痛み消失．以後，義足を付けてのリハビリが中心の入院生活となり，良好に経過．
2004年 1月　退院．しかし残された大きな課題は，このような症例を二度とつくってはいけないということであり，そのためには外来通院透析患者も含めたすべての透析患者に，リン吸着薬の服薬指導を徹底する介入が必要と考えた．

プロブレムリスト

#1. 下肢動脈石灰化による足趾壊死により，下肢切断術実施に至った．
#2. 外来通院時の血清リン値が7〜11mg/dL（図1）と極めて不良で，血清カルシウム値も高めである．ただし，入院時の血清リン値はほぼ6mg/dL前後に保たれていたため，リン吸着薬の自己管理不良が疑われる．
#3. 原疾患が慢性糸球体腎炎，つまり糖尿病や腎硬化症などの動脈硬化性疾患ではないにもかかわらず内シャント再建術の回数が多く，冠動脈，僧帽弁への高度の石灰化を起こした．おそらくこれも血清リン値のコントロール不良によると思われる．
#4. 人工弁置換術，CABG，PCIを施行したため，重篤な腎障害患者には禁忌となっているワルファリンを常用せざるをえなくなった．そのため消化管出血によって入院することがしばしばあった．
#5. 二次性副甲状腺機能亢進症による強い全身皮膚瘙痒を訴えた時期があったが，現在は落ち着いている．

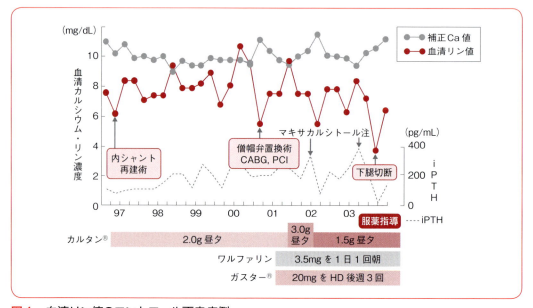

図1　血清リン値のコントロール不良症例

> **第4章　リン吸着薬のアドヒアランス不良の透析症例**

memo:

二次性副甲状腺機能亢進症

　副甲状腺ホルモン（PTH）の過剰分泌により，骨吸収（骨からのカルシウムの溶出）が亢進し骨のカルシウム量が減少し，線維組織が増殖し線維性骨炎の病態を示す。骨吸収と骨形成ともに亢進した高回転骨を特徴とする。未治療であれば程度の差はあるもののほとんどの透析患者が発症するが，カルタン®や活性型ビタミンDの過剰投与によってPTHが低下しすぎると無形性骨になる。

無形性骨

　活性型ビタミンDやカルタン®の長期過剰投与により，PTHの分泌が抑えられすぎて60pg/mL以下になると，骨の新陳代謝がストップしてカルシウムやリンの行き場がなくなる。そのため異所性石灰化を起こしやすくなり，これを無形成骨という。異所性石灰化が起こりやすくなるのは二次性副甲状腺機能亢進症と同じだが，無形性骨では骨は意外と丈夫で，骨折することもまれである。

　無形性骨のときにはPTHの分泌を促すために血清リン値，カルシウム値を低値にするため，カルタン®を他のカルシウムを含まないリン吸着薬に変更し，活性型ビタミンDも投与を控える。また場合によっては透析液のカルシウム濃度を下げることを検討する。

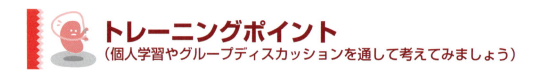
トレーニングポイント
（個人学習やグループディスカッションを通して考えてみましょう）

1. CKD-MBDへの進行を抑えるためには，どのような検査値をどのようにモニタリングすればよいだろうか？

2. CKD-MBDへの進行を抑えるためには，どのような薬物をどのような病態に対して投与すればよいだろうか？

3. リン吸着薬にはどのようなものがあり，それぞれどのような特徴（利点・欠点）を持っているだろうか？

4. リン吸着薬の服薬指導で押さえておくべき重要なポイントはどんなことだろうか？

5. 血清リン値を上げないために加工食品を控えることは，どのような意味を持っているだろうか？

専門薬剤師としての薬学的介入

上記のトレーニングポイントやプロブレムリストを踏まえ，本症例においてどのような介入ができるか考えてみよう。

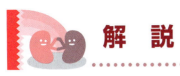

慢性腎臓病に伴う骨ミネラル代謝異常（CKD-MBD）について

1. 血清リン値の上昇する要因（トレーニングポイント1）

　腎機能正常者では余剰のリンは尿中に排泄される。そのため腎機能の低下とともに血清リン濃度は上昇する。①高リン食を多く摂取したとき（一般的に蛋白質を多く含む食品はリンも多く含むが蛋白に含まれるリンの吸収率は50％程度。またハム，ソーセージ，蒲鉾などの練り製品にもメタリン酸やポリリン酸などが添加されており，これらの添加物の吸収率は100％と高い。玄米もリンが高い），②透析が不十分なとき（一般的に血液透析で約50％低下し，小さいダイアライザーで1回500mg，大きく高性能のダイアライザーで1,000mg程度除去され，長時間透析ではさらに多く除去される。連続的携行式腹膜透析では1日300～500mgくらい），③リン吸着薬の不適切服用時（外食時などに服用し忘れる，食後30分以上してから服用する，空腹時に服用するなど），④細胞が壊れたり，溶血が起こったとき（リンは細胞外よりも細胞内液に多く存在するため，血清リン値は上昇する）。

2. CKD-MBDへの進展とそれを阻止する薬物療法（図2）（トレーニングポイント2）

　血清リン値が上昇すると，血清リン濃度を調節するホルモンであるFGF-23（線維芽細胞増殖因

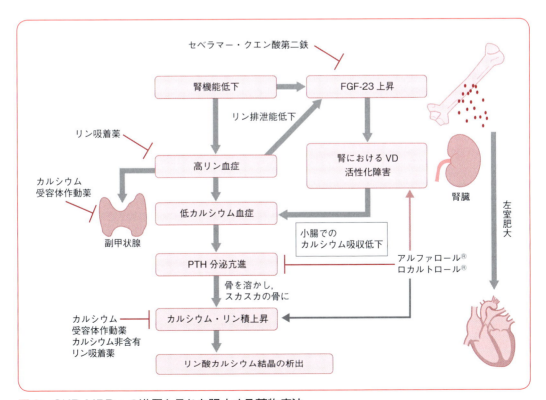

図2　CKD-MBDへの進展とそれを阻止する薬物療法

子23)の分泌が亢進する。FGF-23は腎からのリン排泄を促す「リン利尿作用」を示すとともにビタミンDの活性化を抑制するため腸管からのカルシウム吸収が低下する。腎機能が極度に低下すると血清FGF-23濃度が上昇しても尿中へのリン排泄ができないため高リン血症，低カルシウム血症が助長する。低カルシウム血症は副甲状腺ホルモン（PTH）の分泌を刺激し，高リン血症もPTHの分泌を促すため，骨吸収が促進し線維性骨炎をきたす。PTH分泌によってカルシウム濃度は上昇するものの血清リン濃度も高値であるため，カルシウム・リン積が上昇して血管石灰化などの異所性石灰化を起こす。特に血管においては内膜ではなく中膜にヒドロキシアパタイトを形成するため，まさに「血管が骨になった」ような動脈硬化に進展し，心血管病変のリスクが高くなり透析患者の予後を著しく悪化させる。近年になってFGF-23が直接左室肥大を進行させ心不全を進行させるという報告もある[1]。

　この一連のCKD-MBDの発端は高リン血症であるため，まず第一にリンを下げるためにリン吸着薬を使い6mg/dL以下を目標とする。そして第二に活性型ビタミンDやカルタン®などの投与量を調整して血清カルシウム濃度を8.4〜10.0mg/dL以内に調節する。それでもPTHが240pg/mLを超える上昇が認められればカルシウム受容体作動薬（シナカルセト，エボカルセト，エテルカルセチド），あるいは活性型ビタミンD製剤のオキサロール®，ロカルトロール®（静注活性型ビタミンD₃）のパルス療法を行う。ただし，カルシウム受容体作動薬は血清リン値・カルシウム値が高い場合に優先して用い，活性型ビタミンD₃は血清リン値・カルシウム値が低い場合に優先して用いる（表1および第3章図3参照）。

表1　リン・カルシウム・PTHの目標値

		CKD-MBDの治療方針
リン	3.5〜6.0mg/dL	第1にリンを上げない
補正カルシウム	8.4〜10.0mg/dL	第2にカルシウムを上げない
intact PTH（whole PTH）	60〜240pg/mL 35〜150pg/mL	最後にPTHを上げない

---

memo:

カルシウム・リン積

　高リン血症ではカルシウム・リン積が$60〜70mg^2/dL^2$以上で軟部組織等への異所性石灰沈着が生じやすくなり，またPTH分泌を亢進させ，PTHはリンの尿中排泄を増加させる。そのため活性型ビタミンD服用時の血清リン値は6mg/dL以下，できれば5.5mg/dL以下に低下させることが大切である。

異所性石灰化

　異所性石灰化とは，血清リン値も血清カルシウム値も共に高い状態が続き，骨以外の組織にリン酸カルシウムが沈着し石灰化を起こすことである。血管に石灰化が生じると，動脈硬化から脳梗塞，心筋梗塞のリスクが高まるだけでなく，末梢動脈疾患（PAD）といって動脈が石灰化し血管内腔が狭くなって指趾のしびれや冷感，歩行痛を起こし，間欠性跛行の原因になり，最悪の場合は壊疽により四肢の切断をしなければならないこともある。また大動脈弁や僧帽弁の石灰化の問題により弁が開きにくくなる狭窄症や心電図異常（ST-T上昇）をきたしたり，心不全に至ることもある。シャントなどの血管手術も困難になるなど，さまざまな心血管病変の原因になる。

3. リン吸着薬（トレーニングポイント3, 4）

2019年6月現在，リン吸着薬は，ホスレノール®（炭酸ランタン），キックリン®（ビキサロマー），リオナ®（クエン酸第二鉄水和物），カルタン®（沈降炭酸カルシウム），レナジェル®，フォスブロック®（セベラマー塩酸塩），ピートル®（スクロオキシ水酸化鉄）の6種類（7製品）が発売されており，食直前，食事中，食直後でないと期待した効果は得られない。

添付文書ではカルタン®，リオナ®，ホスレノール®は食直後，レナジェル®，フォスブロック®，キックリン®，ピートル®は食直前に服用することになっているが，食事中，食直後のいずれでも構わない。ただし食前に服用すると嘔気が増強するホスレノール®は食直後に服用すべきである。

カルタン®はカルシウムを含むため，最も使い方に注意を要するリン吸着薬であるが，価格が安く基本的なリン吸着薬であるため，上手な使い方をマスターしなければならない。高リン血症だけでなく高カルシウム血症も死亡相対危険度が高いといわれている（図3，4）[2]ため，特に注意が必要である。カルタン®は胃酸によってカルシウムイオンになり，食物中に含まれるリン酸と吸着して不溶性塩になり糞便中に排泄される（図5）。このことから食事を抜いたとき，つまり空腹時

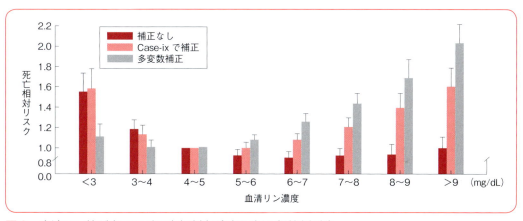

図3 血清リン値が高いほど死亡相対危険度も高い（透析患者）

〔Block GA, et al：J Am Soc Nephrol, 15：2208-2218, 2004 より引用〕

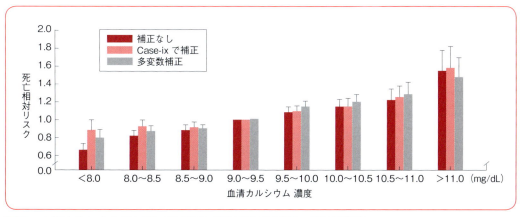

図4 血清カルシウム値も高いほど死亡相対危険度が高い（透析患者）

〔Block GA, et al：J Am Soc Nephrol, 15：2208-2218, 2004 より引用〕

にカルタン®を服用するとリンを吸着することはできず，効率よくカルシウムが吸収され，カルシウム・リン積の上昇という結果を招く恐れがあるため，カルタン®は「空腹時に飲んではいけません」あるいは「食事をしなかったときは飲んではいけません」という服薬指導が非常に重要である。同様にリオナ®も鉄の吸収が増し，ホスレノール®も嘔気が増すため，空腹時の服用は避けるべきである。

　また食事中のリン含量≒蛋白質含量によってリン吸着薬の投与量を変えるのもよい手段かもしれない。通常の食事パターンであれば1回にカルタン®2錠を1日3回よりも朝食後1錠，昼食後2錠，夕食後3錠のように飲み方を工夫すると，余剰のカルシウムが吸収されるのを防げるかもしれ

表2　各種リン吸着薬の特徴

成分名	商品名	リン吸着力	利点	
沈降炭酸カルシウム	カルタン®	中等度	最も基本的に用いられるリン吸着薬で消化器系副作用が少ない。	
			保存期腎不全でも保険適用があり，低カルシウム気味になる保存期腎不全では使いやすい。	
			安価。	
セベラマー塩酸塩	レナジェル® フォスブロック®	弱い	高カルシウム血症を起こしにくいため，活性型VD$_3$の使用制限がなくなる，PTH抑制が容易で二次性副甲状腺機能亢進症を防止できる。無形成骨を防止できる。	
			カルシウム・リン積を上昇させないため，異所性石灰化の防止が可能で，冠動脈の石灰化を防ぐ。カルシウム含有製剤に比し生命予後が有意に改善したという報告あり[c]。	
			pH非依存的にリン酸を吸着する。	
			血清コレステロールを低下させることにより動脈硬化を抑制できる。血清尿酸値も低下できる。	
炭酸ランタン	ホスレノール®	強い	リン吸着力が強く，胃内pHの影響を受けにくい。	
			吸収率は0.0012%と低く，胆汁排泄性で，蛋白結合率99.7%と高いため，カルシウムやアルミニウムに比し理想的な動態で吸収率が低いため，全身的な薬物相互作用はない。	
			チュアブル錠は，水分制限されている透析患者に適する。	
			異所性石灰化の防止が可能。	
			保存期腎不全に適応がある。	
ビキサロマー	キックリン®	弱い	腹部膨満感・便秘はセベラマーより軽度。	
			アシドーシスを起こさない。	
			異所性石灰化の防止が可能。	
クエン酸第二鉄水和物	リオナ®	中等度	鉄剤の補給の必要がなくなる。	
			異所性石灰化の防止が可能。	
			保存期腎不全に適応がある。	
スクロオキシ水酸化鉄	ピートル®	強い	鉄剤の補給の必要がなくなる。	
			異所性石灰化の防止が可能。	
			チュアブル錠は，水分制限されている透析患者に適する。	

a) Block GA, et al：J Am Soc Nephrol, 15：2208-2218, 2004
b) Guerin AP, et al：Nephrol Dial Transplant, 15：1014-1021, 2000
c) Block GA, et al：Kidney Int, 71：438-441, 2007
d) Matsunaga C, et al：Clin Nephrol, 68：68-98, 2007

第4章　リン吸着薬のアドヒアランス不良の透析症例

ない。この6種のリン吸着薬はリン吸着力に差があり，それぞれ利点・欠点がある。詳細については**表2**を参照されたい。

4．リン制限の是非（🍖トレーニングポイント**5**）

加工食品に添加されている無機リンは吸収率が100％と高いため，できるだけ摂取を避けたい。またアミノ酸バランスの良くない食物性蛋白もできるだけ控えたほうがよいし，小魚や牛乳も非常にリン含量が高いため避けたほうがよいであろう。

腎不全の基本は低蛋白高カロリー食だからといって，非常に優良な蛋白質である肉・魚・卵な

欠点	課題
高カルシウム血症[a]，PTHの過剰抑制，用量依存的に石灰化スコアの上昇[b]などにより死亡リスクが上昇するという報告あり[c]。特に空腹時服用は高カルシウム血症・異所性石灰化の危険性が高くなる。	空腹時には服用しない，食後30分以降に服用しないなど適切な服薬指導が重要。1日3g以上の服用で血管石灰化スコアが上昇するため，おおむね1日3gまでに用量制限すべき。
リン吸着効果は胃内pHの影響を受け，胃酸分泌抑制薬服用者では効果が不安定[d]。	
フルオロキノロン，テトラサイクリンなどとキレートを形成し，その吸収を低下させる。	
リン吸着力は他剤に比較すると弱く，服用量が多く不溶性であるため，特に日本人では便秘，腹部膨満感などの消化器症状の原因になり，まれに腸管穿孔・腸閉塞などの致死的消化管障害を発症することがある。	まれに腸閉塞・穿孔などの致死性疾患に至ることがあるため，便秘気味の患者に新規投与，あるいは増量する場合には下剤の適正投与が必要。
塩素イオン放出により代謝性アシドーシスになることがある。	
保存期腎不全では適応がない。	
シプロフロキサシン，脂溶性ビタミン，葉酸などの吸収を低下させる（ただし，吸収されないため全身的な薬物相互作用はない）。	
チュアブル錠は分散剤を含まないため，よく噛んで服用する必要あり。	服用後6年間までの安全性の報告はあるが，骨に関しては6年以上の長期蓄積性・安全性の検討が必要。
吸収率は低いが，消化管内では高濃度で存在するため，フルオロキノロン，テトラサイクリンなどとキレートを形成し，その吸収を低下させる。	
嘔気・嘔吐が起こりやすい（食後服用する必要あり）。	
噛まずに服用したために消化管穿孔を起こした報告がある。	
便秘しやすく腸管穿孔の症例報告もある。	内容的にはセベラマーに勝っているものの，カプセルが大きすぎるため剤形変更を検討する必要がある。
カプセルが大きいため，服用しにくい。	
保存期腎不全では適応がない。	
定期的なフェリチン値をモニターしないと鉄過剰になり，酸化ストレスによりさまざまな臓器障害の原因になりうる。便の黒色化はあるが，消化管出血によるタール便との鑑別は容易。	空腹時には服用しないなど，適切な服薬指導が重要。
下痢の発症頻度が高い。定期的なフェリチン値をモニターしないと鉄過剰になり，酸化ストレスによりさまざまな臓器障害の原因になりうる。便の黒色化はあるが，消化管出血によるタール便との鑑別は容易。	作用強度が高いが，下痢が起こりやすい。ただし，便秘気味の透析患者には使いやすいといえる。

49

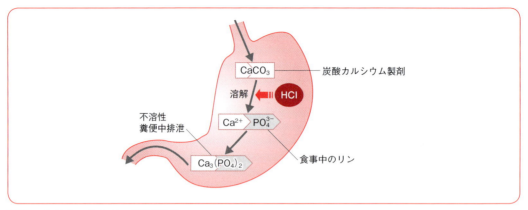

図5 カルタン®のリン吸着機序
カルタン®のリン吸着作用は胃内pHの影響を受けやすい。

どまでも制限することはいかがなものであろうか？　高カロリーを十分摂れる高齢透析患者がどれだけいるであろうか？　透析患者は高齢化しており，食が細くなっている人が多い。おまけに高性能ダイアライザーによってアミノ酸が透析でどんどん失われている。そのうえ，何でも制限してしまうと食べるものがなくなってしまう。

　低リン食≒低蛋白食とはいえ，高蛋白食によって栄養状態が改善したという報告[3]もあり，透析患者はメタボ気味なほうが生命予後がよいという報告も多くある[4]。また，蛋白摂取量が少なくリンが高い人の死亡リスクは最も高く，蛋白摂取量が少なくリンが低い人も死亡リスクが上昇し，蛋白摂取量が多くリンが低い人は最も死亡リスクが低いことが報告されている（図6）[5]。そのため透析患者では蛋白・リン制限を厳密にするよりも，しっかり蛋白を摂って，蛋白以外のリンをできるだけ控え，上がったリンをリン吸着薬で下げた人のほうが栄養状態がよくなって予後を改善できると考えられる。これは図3に示すようにリンが低すぎても予後不良，これは「低リン＝栄養状態が悪いために予後不良」と考えてよいであろう。リン制限をした群よりもリンを自由摂取した群のほうが生命予後がよいという報告もある[6]が，もちろんリン吸着薬で上昇したリンを下げなければならない。

透析患者のワルファリン

　通常はPT-INRを2.0～3.0にコントロールできるようにワルファリンの用量を調節するが，高齢者では1.6～2.6に，透析患者では出血しやすいため，一般的に2.0以下にコントロールする[7]。

　本症例では歯肉出血，鼻出血がときどきあり，2002年11月には消化管出血で入院している。2015年にJunら[8]は，心房細動でワルファリン服用を開始した高齢患者について，腎機能が低下しているほど，大出血リスクが増大することを明らかにした。ただし，大出血の発生率が有意になったのは末期腎不全患者（eGFR＜15mL/min/1.73m^2）群のみで，腎機能正常者に比べ10.33倍（95％CI 2.34～45.54）に発生率が上昇する（P＜0.002）ことが報告されている（図7）。

　末期腎不全患者では尿毒症症状による食欲不振からビタミンKの摂取量が不安定になること，そして透析患者では血液透析時にヘパリンを使用することなどが大出血の原因ではないかと考えられる。そのため透析患者ではINRを低めにコントロールする必要がある。

第4章 リン吸着薬のアドヒアランス不良の透析症例

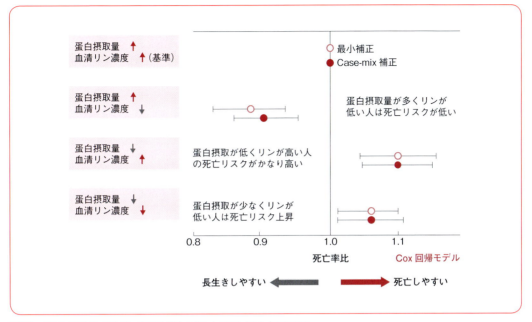

図6 蛋白制限してリンを下げると死亡リスクは上昇する
〔Shinaberger CS, et al：Am J Clin Nutr, 88：1511-1518, 2008 より引用〕

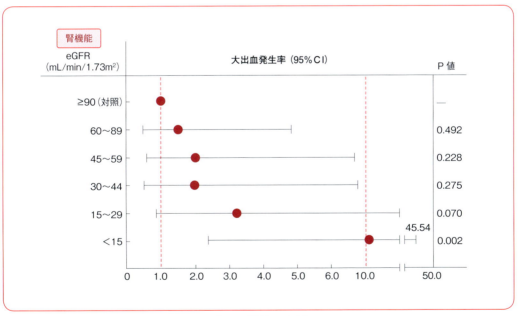

図7 ワルファリン服用者の大出血発生率と腎機能の関係
〔Min Jun, et al：BMJ, 2015；350；h246 より改変〕

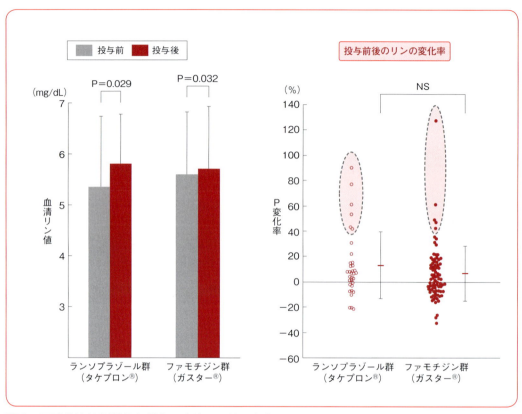

図8 胃酸分泌抑制薬投与前後の血清リン値の変化

〔Matsunaga C, et al：Clin Nephrol, 68：68-98, 2007 より引用〕

ガスター®とカルタン®の相互作用について

　ガスター®（ファモチジン）はワルファリンによる消化管出血を防ぐため投与されているが，投与量は毎日10mgか週3回透析後に20mg投与が至適用量であり問題ない。一方で，カルタン®服用者がガスター®やタケプロン®（ランソプラゾール）を併用すると併用後2か月間の平均血清リン濃度は併用前の2か月間の平均値に比べ有意に上昇することを筆者らは報告している（図8）[9]。しかし，ガスター®の併用で平均約7％の上昇，タケプロン®の併用で平均13％の上昇と，血清リン値上昇のインパクトはそれほど強力ではない。ただし図8の右に示すように血清リン値の上昇には個人差があり，患者によっては2か月間にわたって2倍前後，血清リン濃度が上昇する症例もある。そのような症例ではカルシウムを含まないリン吸着薬に全面変更する必要があるが，本症例ではガスター®の投与によると思われる血清リン値の上昇は認められなかったため，カルタン®を他剤へ変更する必要はなかった。

専門薬剤師としての考え方

薬学的介入とその後の経過

> 　服薬指導前にカルテを調査すると，入院時の血清リン値はほぼ6mg/dL以下に保てていたが，外来通院時には，ひどいときには10mg/dL以上に上昇していた（図1）。ベッドサイドに置いてあった薬袋中の残薬を調べると飲み忘れはなかった。外来通院時の血清リン値が高いため，「カルタン®はいつも忘れずに飲んでいますか？」と聞くと「忘れずに飲んでる。残ることはない」というが，「外食時も飲んでますか？」と聞くと「外食時には手持ちがないから，すぐには飲めない。家に帰ってからすぐに飲んでいる」と答える。もともと外食の多い1人暮らしの患者であったため，血清リン値の上昇はカルタン®の服薬時間不適切が原因と推察された。

　一般的な薬なら「飲み忘れに気がつけば，気が付いたときに服用する」で問題ないが，食後30分も経てば胃酸の分泌は終わり，食物で胃内は中和されているから，カルタン®はカルシウムイオンにならない。そのため，リン吸着力を示さず，高リン血症になる。もし空腹時に間違ってカルタン®を飲めば，リンは下がらず血清カルシウム値だけを上げてしまい，カルシウム・リン積が上昇し，血管の石灰化を助長する非常に危険な薬になってしまう。さらにガスター®（ファモチジン）の投与も高リン血症を助長した可能性がある。iPTHも200〜400pg/mLと高かったため，皮下にも石灰化を起こし，強い皮膚瘙痒があったのであろう。オキサロール®（マキサカルシトール）注を投与するとiPTHは低下したものの，血清カルシウム濃度の上昇が認められた。この当時はリンもカルシウムも下げ，PTHを下げるレグパラ®（シナカルセト）は未発売であり，カルシウム・リン積のコントローに難渋した。

　結局，本症例がリン吸着薬を残すことなく服用しているにもかかわらず，血清リン値が異常な高値を示したのは，「外食事にはカルタン®を持っていないから飲まずに，家に帰ってから飲んでいた」ことが原因だった。

> 　この症例を経験した当時はリン吸着薬がカルタン®と発売されて間もないセベラマーの2種類しかなく，発売されたばかりのセベラマーは虚血性腸炎・腸閉塞が問題になっていた時期であった。治療は足趾の外科療法，感染症の防止が中心となり，この患者に対して薬剤師としてできることは，①これ以上，石灰化を悪化させないようリン吸着薬の服薬指導を徹底し，コントロール不良であればセベラマーの追加を提言することと，②ワルファリンを適正に使用することだけと考えられた。

　本症例はその後，食欲が低下し朝食をほとんど食べられなかったため，カルタン®錠500mgを

表3　理解度調査による血清リン値高値（7mg/dL以上）患者の特徴

- リン吸着薬をいつ飲めばよいか理解できていない。
- リンが高いとなぜよくないか理解できていない。
- リン吸着薬の飲み忘れが最も多い。
- 外食時にリン吸着薬を持参しない人が最も多い。
- リン吸着薬に関する指導不足・理解不足が高リン血症を招いている可能性があるのでは？

〔小泉晶子，他：日病薬師会誌，44：1365-1368，2008より引用〕

昼食後1錠，夕食後2錠だけの投与で5mg/dL以下に血清リン濃度を保つことができた。

外来透析患者全員への服薬指導の試み

　薬剤管理指導料が算定できるのは入院患者だけであるが，重要な服薬指導は外来患者すべてにも実施すべきであると感じた。病院薬剤師だけでは600名を超えるすべての外来透析患者に服薬指導するのは難しかったため，近隣の薬局薬剤師にも協力を仰ぎ，病院薬剤師2名＋薬局薬剤師4名による「リン吸着薬の服薬指導チーム」が結成された。まずは，患者の理解度を調べるためにアンケート調査を行ったところ，透析患者の高リン血症に対する病識，リン吸着薬の理解度は血清リン値高値群で驚くほど低く，リン吸着薬に関する指導不足・理解不足が血清リン値を上昇させている要因だと推測した（表3）[10]。そのため，外来透析患者のリンに対する理解度を向上させるために服薬指導箋を作成した。指導箋の重要なポイントは以下の3点である。チーム6人の服薬指導能力が均一になるまでは，何度もミーティングし，下記の指導のポイントを何度も確認した。

---

1. リンが高いと骨がもろくなるだけでなく心臓や血管に悪影響を及ぼし，心不全，不整脈，心筋梗塞や脳梗塞の危険性が高まります。そのため，血清リン値を6mg/dL以下に保つよう，リン吸着薬をきっちりと飲みましょう。
2. リン吸着薬は食事をしないときに飲んでも効果がないだけでなく，薬によっては異所性石灰化が起こり，心臓や血管に悪影響を及ぼすことがあります。必ず食直前，食事中，食直後のいずれかに飲んでください。
3. リン吸着薬はいつも携帯して，外食時やリンの多く含まれる間食時にもきちんと飲むようにしましょう。

服薬指導による成果

　6名の薬剤師が，1週間かけて1人あたり約100名の外来透析患者に服薬指導した。血清リン値が5mg/dL未満の患者には指導箋を渡し，簡単な説明をするだけで済ませたが，血清リン値が6mg/dL以上と高い患者の指導には1人あたり30分程度を要した。「食事を抜いたときにはカルタン®は飲んじゃいけません」，「カステラやピーナッツなどのリンの含有量が高い間食を食べたとき

にも1錠飲みましょう」,「リンが多く含まれる食事に応じてリン吸着薬の服用量を変えるよう工夫するとよいかもしれません」など,具体的な例をあげ,伝わりやすい服薬指導を心がけた.

　薬剤師が伝えるべきことを伝えていなかったために起こった症例を,二度と繰り返してはいけないという思いで行った外来透析患者への服薬指導であり,薬剤師が服薬指導をするだけで,透析患者の血清リン値が一様に下がることまでは期待していなかった.しかし,後に結果を調べてみると,服薬指導前の2か月間,4回の血清リン値の平均が7mg/dL以上の群で平均7.44±0.42mg/dLであった血清リン濃度が服薬指導後の2か月間,4回の平均血清リン値は6.52±0.82mg/dLと有意に低下($P<0.001$)し,指導前平均血清リン濃度が6〜7mg/dL未満の群でも,指導前の6.41±0.30mg/dLが指導後6.16±0.83mg/dLと有意に低下した($P<0.05$).

　薬剤師によるリン吸着薬の服薬指導が,透析患者の血清リン濃度低下につながったのである.特に,血清リン濃度が6mg/dL以上の高値である患者に対しては,効果が顕著に認められた.直接的な血管石灰化の指標となるカルシウム・リン積も血清リン濃度が7mg/dL以上の群で指導前72.6±6.4mg^2/dL^2であったのが,63.1±8.4mg^2/dL^2($P<0.0001$)に,血清リン濃度が5mg/dL以上群,6mg/dL以上群ともに有意に低下した(**図9**)[11].リン吸着薬の増量の前にすべきことは,リン吸着薬を正しく服薬するよう指導すべきだということが明らかになり,薬剤師による,リン吸着薬の適切な服薬指導の継続により,透析患者の予後改善につながることが期待できる結果となった.

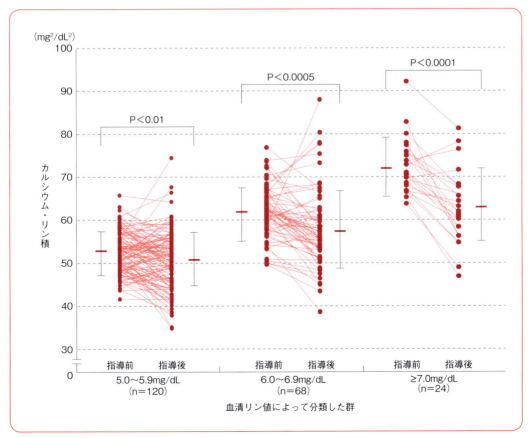

図9　服薬指導前後のカルシウム・リン積の変化

本症例におけるサマリー記載例

日本腎臓病薬物療法学会における腎臓病薬物療法認定薬剤師の申請に必要な自験例の記載例を示す。

症例の通し番号	1	患者年齢	50歳	患者性別	男
症例タイトル		カルタン®の服用間違いにより下肢切断に至った症例			
自ら関与した期間および回数 （開始年月日～終了年月日・回数）	期間				
	回数				

【要約】

　透析歴8年の男性透析患者が閉塞性動脈硬化症，左第5趾骨髄炎のため入院。入院までの臨床経過を調べると通院時の血清リン値が異常に高く，時には10mg/dLを超えていた。ただし入院時はほぼ6mg/dL以下にコントロールされており，リン吸着薬のカルタン®のアドヒアランス不良と思われた。ただし本人は「飲み忘れたことはない」といい張る。よく調べると外食が多く，食直後ではなく食後30分から1時間後に帰宅してすぐにカルタン®を服用していたことが判明した。結局，このアドヒアランス不良が原疾患が糸球体腎炎であるにもかかわらず異所性石灰化を招き，人工弁置換術やCABGなどの手術を要したものと考えられた。カルタン®は食直前・食事中・食直後でないと効果がないことを指導した結果，カルタン®を増量することなく血清リン値が6mg/dL以下で安定した。

　本症例は人工弁置換術を施行しているため，透析患者には禁忌のワルファリンを投与せざるをえなかったが，出血による入退院を繰り返していた。入院後はPT-INRを1.6～2.0にコントロールし，出血しないよう気をつけた。後の報告によると，理由は不明であるが末期腎不全になると腎機能正常者に比べ，10.3倍（CI：2.3-45.5；P＜0.002）上昇することが2015年，Junらによって報告されており，ワルファリンを投与せざるをえない透析患者では頻回のINRの管理，出血のモニタリングが必要と考えられた。

引用文献

1) Scialla JJ：Roles of phosphate and fibroblast growth factor 23 in cardiovascular disease. Nat Rev Nephrol, 10：268-278, 2014

2) Block GA, et al：Mineral metabolism, mortality, and morbidity in maintenance hemodialysis. J Am Soc Nephrol, 15：2208-2218, 2004

3) Caglar K, et al：Therapeutic effects of oral nutritional supplementation during hemodialysis. Kidney Int, 62：1054-1059, 2002

4) Pifer TB, et al：Mortality risk in hemodialysis patients and changes in nutritional indicators：DOPPS. Kidney Int, 62：2238-2245, 2002

5) Shinaberger CS, et al：Is controlling phosphorus by decreasing dietary protein intake beneficial or harmful in persons with chronic kidney disease?. Am J Clin Nutr, 88：1511-1518, 2008

6) Lynch KE, et al：Prescribed dietary phosphate restriction and survival among hemodialysis patients. Clin J Am Soc Nephrol, 6：620-629, 2011

7) 平方秀樹，他：（社）日本透析医学会「血液透析患者における心血管合併症の評価と治療に関するガイドライン」．透析会誌，41（5）：337-425，2011

8) Jun M, et al：The association between kidney function and major bleeding in older adults with atrial fibrillation starting warfarin treatment：population based observational study. BMJ, 2015：350：h246

9) Matsunaga C, et al：Effect of famotidine and lansoprazole on serum phosphorus levels in hemodialysis patients on calcium carbonate therapy. Clin Nephrol, 68：93-98, 2007

10) 小泉晶子, 他：血液透析患者における血清リン濃度および透析歴と炭酸カルシウムの服薬コンプライアンスの関係. 日病薬師会誌, 44 (9)：1365-1368, 2008
11) Satoh M, et al：Improvement of hyperphosphatemia following patient education. J Pharmacy Tech, 25：3-9, 2009

（平田純生）

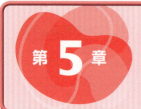

第5章 球形吸着炭の服薬アドヒアランス不良患者への服薬指導

・尿毒症症状を列挙できる
・球形吸着炭の効果について説明できる
・球形吸着炭の服用方法について説明できる
・球形吸着炭の副作用について説明できる
・腎機能低下患者に対するDPP-4阻害薬の投与について説明できる

Keyword

尿毒症，球形吸着炭，アドヒアランス，DPP-4阻害薬の代謝・排泄経路，DPP-4阻害薬とSU薬の併用

症例

患者情報

- **患者**：58歳，女性，身長159.0cm，体重50.0kg
- **既往歴**：IgA腎症（寛解後無治療），高血圧，心不全
- **家族歴**：特記すべき事項なし
- **嗜好**：喫煙なし，飲酒なし
- **職業**：無職（主婦）
- **OTC・健康食品服用歴**：なし

現病歴

50歳頃〜　高血圧にて通院。
56歳　　　夜間の咳嗽，倦怠感があり心不全のために入院。
退院後は定期的に受診していたが，徐々に血清クレアチニン値が上昇し，慢性腎臓病（CKD）と

診断され，1年前よりクレメジン®細粒分包（球形吸着炭）が開始となった．HbA1cが徐々に上昇してきたため，今回からトラゼンタ®錠（リナグリプチン）が追加された．

 ## 薬歴

- ラシックス®錠（40mg）　　　1回1錠　1日1回　朝食後
- アルダクトン®A錠（25mg）　 1回1錠　1日1回　朝食後
- ブロプレス®錠（4mg）　　　 1回1錠　1日1回　朝食後
- ワソラン®錠（40mg）　　　　1回1錠　1日3回　毎食後
- クレメジン®細粒分包（2g）　 1回1包　1日3回　毎食後2時間後
- トラゼンタ®錠（5mg）　　　 1回1錠　1日1回　朝食後

 ## 臨床検査所見

【血算】

WBC	$7.23×10^3/μL$	RBC	$315×10^4/μL$	Hb	11.6g/dL	Ht	34.8%
PLT	$22.5×10^4/μL$						

【生化学】

AST	26IU/L	ALT	22IU/L	BUN	45.8mg/dL	S-Cr	3.37mg/dL
UA	6.4mg/dL	Na	141mEq/L	K	4.2mEq/L	Cl	106mEq/L
TG	95mg/dL	HDL-C	63mg/dL	LDL-C	130mg/dL	Glu	142mg/dL
HbA1c (JDS)	6.5%	HbA1c (NGSP)	6.9%				

バイタルサイン

BP	110/70mmHg	HR	63回/min	BT	36.8℃

 ## 臨床経過

　1年前よりクレメジン®細粒分包が開始となったが，飲み忘れることが多かったことが患者面談より聴取された．また，処方監査時に今回からDPP-4阻害薬であるトラゼンタ®錠が追加されたことを確認した．

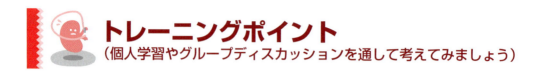

トレーニングポイント
（個人学習やグループディスカッションを通して考えてみましょう）

1 尿毒症の原因はどのようなことか？
　また，尿毒症症状にはどのようなものがあるだろうか？

2 球形吸着炭投与の適応となるのはどのような状態が考えられるだろうか？
　また，患者に球形吸着炭の効果をどのように説明すればよいだろうか？

3 球形吸着炭投与時の注意点にはどのようなものがあるか？
　また，患者にはどのように説明すればよいだろうか？

4 球形吸着炭の副作用にはどのようなものがあり，どのようなことに注意すべきか？

5 腎機能低下患者にDPP-4阻害薬を投与する場合，どのようなことに留意し薬剤選択を行うべきか？
　また，どのようなことに注意すべきか？

専門薬剤師としての薬学的介入

上記のトレーニングポイントを踏まえ，患者がアドヒアランスを高め，クレメジン®細粒分包を継続して正しく服用できるように，どのようなことをすべきか考えてみよう。
また，本症例におけるトラゼンタ®錠5mgの処方が適正であるか考えてみよう。

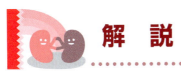

解 説

尿毒症の原因と症状（トレーニングポイント❶）

　腎臓の機能が低下すると，体内の老廃物や毒素を尿中に排泄できなくなり血液中に蓄積される。その結果，瘙痒感，貧血，浮腫，倦怠感，頭痛，食欲不振，口臭，吐き気，下痢，意識障害，けいれん，不眠，呼吸困難感，皮下出血などさまざまな症状が出現する。このような症状を尿毒症とよび，尿毒症を引き起こす物質を総称して尿毒症物質とよぶ。腎機能の悪化に伴い，尿毒症物質の蓄積は進行し，尿毒症物質の蓄積はさらなる腎機能の悪化に関与することが示唆されている。

球形吸着炭の効果（トレーニングポイント❷）

　球形吸着炭は，腸管内でインドキシル硫酸の前駆物質であるインドールなど尿毒症物質を吸着し，便とともに排泄することで，尿毒症症状の改善や透析導入を遅らせる効果をもたらし，CKDステージ4～5の患者では，その効果が期待できる。ただし，クレメジン®は，慢性腎不全（進行性）に投与が可能であり，クレアチニン値やCKDステージで投与基準が定められているわけではない。

　クレメジン®は従来の薬用炭に比べてイオン性有機化合物の吸着力が高く，体内の消化酵素に対する吸着力は弱いことが認められている。クレメジン®の投与により，血清中および尿中のインドキシル硫酸濃度が低下し，腎臓におけるトランスフォーミング増殖因子（TGF-β_1），組織メタロプロテアーゼ阻害物質（TIMP1），pro-α_1（Ⅰ）コラーゲン発現量の低下，それに伴う腎不全の進展抑制が報告されている[1～3]。近年，近位尿細管を用いた検討においてインドキシル硫酸が活性酸素種の産生，つまり酸化ストレスを誘導することが報告されている。

　透析導入遅延効果は，クレメジン®1日3g服用群に比較して1日6g服用群のほうが有意に高く（図1）[4]，クレメジン®カプセルでは1回10カプセルの服用が必要となる。しかし，球形吸着炭服

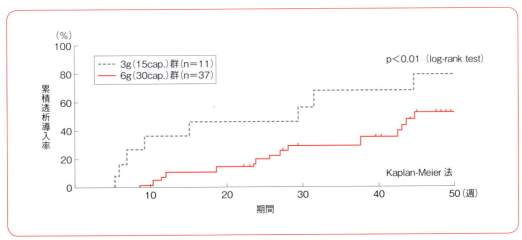

図1　服用量別の累積透析導入率

〔原田孝司，他：Prog Med，17（2）：360-366，1997より引用〕

用による効果が実感しにくいため，服薬に対するアドヒアランスが低下しやすい薬剤である。その
ため患者には，球形吸着炭の服用を継続することによって，血液中の尿毒症物質を便とともに排
泄して尿毒症症状を改善し，透析導入を遅らせることができることを説明する。患者に服用の意
義を理解してもらい，服用継続のためのアドヒアランスを高めることが重要である。

球形吸着炭投与時の注意点（🔴トレーニングポイント❸）

　球形吸着炭は尿毒症物質だけではなく，同時に服用した他の薬剤も吸着させる可能性があるた
め，30分〜1時間，他の薬と時間をずらして服用する必要がある。また，クレメジン®細粒分包は，
1回2gと服用量が多く，砂のような感じや口の中に細粒がこびりつくなど，飲みにくい薬剤である
ことから飲み忘れる場合も少なくない。そのため，飲みやすくするための服用方法や，飲み忘れを
防ぐための助言などを行い，患者がアドヒアランスを高め，正しく服用することによって，効果的
で適正な薬物療法を受けられるように援助する。クレメジン®細粒分包を飲みやすくする方法とし
ては，袋オブラートを使った飲み方，ストローと水を用いた飲み方，服薬補助ゼリーを使った飲
み方などがある。

　球形吸着炭は，服用後，消化管を通過し便とともに排泄されるため，消化管に通過障害を有す
る患者には投与禁忌である。また，固体のまま消化管を通過するので，消化管潰瘍や食道静脈瘤
のある患者では慎重に投与する必要がある。

　また，この球形吸着炭は，新しい剤形としてクレメジン®速崩錠が発売されており，少量の水で

表2　DDP-4阻害薬一覧

商品名	ジャヌビア®錠 グラクティブ®錠	エクア®錠	ネシーナ®錠	トラゼンタ®錠	
一般名	シタグリプチン リン酸塩水和物	ビルダグリプチン	アログリプチン 安息香酸塩	リナグリプチン	
用法・用量	・1回50mg，1日1回 ・1回100mg，1日1回まで	・1回50mg，1日2回，朝夕 ・状態に応じて1回50mg，1日1回，朝	1回25mg，1日1回	1回5mg，1日1回	
尿中未変化体排泄率	79〜88%	23%	72.80%	約0.6%	
保存期腎不全患者への投与	**中等度障害(Ccr30〜50)** ・1回25mg，1日1回 ・最大1回50mg，1日1回 **重度障害(Ccr＜30)** ・1回12.5mg，1日1回 ・最大1回25mg，1日1回	**中等度以上障害** 1回50mg，1日1回，朝など，慎重に投与	**中等度障害(Ccr 30〜50)** 1回12.5mg，1日1回 **高度障害(Ccr＜30)** 1回6.25mg，1日1回	正常者と同じ	
透析患者への投与	・1回12.5mg，1日1回 ・最大1回25mg，1日1回	1回50mg，1日1回，朝など，慎重に投与	1回6.25mg，1日1回	正常者と同じ	

第5章　球形吸着炭の服薬アドヒアランス不良患者への服薬指導

速やかに崩壊するよう設計されている。クレメジン®速崩錠を舌に置き，水を口に含んでから，薬がほぐれて柔らかくなるような感じがしたら，少量の水と一緒に飲み込む。1回4錠（500mg×4）1日3回の服用となる。

球形吸着炭の副作用（🐾トレーニングポイント❹）

　球形吸着炭の副作用として，便秘，食欲不振，悪心・嘔吐，腹部膨満感といった消化器症状が現れることがあり，便秘によって二次的に高アンモニア血症が引き起こされる可能性があるため，十分な注意が必要である。

表1　SU薬投与中にDPP-4阻害薬を追加する場合の注意点

SU薬ベースで治療中の患者でDPP-4阻害薬を追加投与する場合，重篤な低血糖を防止するために，SU薬は減量が望ましい。特に高齢者（65歳以上），軽度腎機能低下者（Cr1.0mg/dL以上），あるいは両者が併存する場合，SU薬の減量を必須とする。

- グリメピリド（アマリール®）：
  2mg/日を超えて使用している患者は2mg/日以下に減
- グリベンクラミド（オイグルコン®，ダオニール®）：
  1.25mg/日を超えて使用している患者は1.25mg/日以下に減
- グリクラジド（グリミクロン®）：
  40mg日を超えて使用している患者は40mg/日以下に減

〔日本糖尿病協会：インクレチン（GLP-1受容体作動薬とDPP-4阻害薬）の適正使用に関する委員会：インクレチンとSU薬の適正使用について. 2011より引用〕

	テネリア®錠	スイニー®錠	オングリザ®錠	ザファテック®錠	マリゼブ®錠
	テネリグリプチン臭化水素酸塩水和物	アナグリプチン	サキサグリプチン水和物	トレラグリプチンコハク酸塩	オマリグリプチン
	・1回20mg，1日1回 ・1回40mg，1日1回まで	・1回100mg，1日2回，朝夕 ・1回200mg，1日2回まで	・1回5mg，1日1回 ・状態に応じ1回2.5mg，1日1回	1回100mg，1週間に1回	1回25mg，1週間に1回
	21.0〜22.1%	54.2±5.74%	15.8%および主要活性代謝物22.2%	朝食絶食76.6%，朝食後 76.1%	約74%
	正常者と同じ	**重度障害（Ccr＜30）** 1回100mg，1日1回	**中等度以上の障害（Ccr＜50）** 1回2.5mg，1日1回	**中等度障害（Ccr30〜50，男性：1.4＜Cr≤2.4，女性：1.2＜Cr≤2.0）** 1回50mg，1週間に1回 **高度障害** 禁忌	**重度腎機能障害（eGFR＜30，男性：Cr＞1.9，女性：Cr＞1.4）** 1回12.5mg，週1回
	正常者と同じ	1回100mg，1日1回	1回2.5mg，1日1回	禁忌	1回 12.5mg，週1回

腎機能低下患者に対するDPP-4阻害薬の投与（●トレーニングポイント5）

　膵β細胞からのインスリン分泌を促進するホルモンであるインクレチンは，分泌後，DPP-4によって速やかに分解・不活性化される。DPP-4阻害薬は，DPP-4によるインクレチンの分解を抑制して，血糖値依存的にインスリン分泌を促進し，グルカゴン分泌を抑制する。そのため，血糖降下作用はブドウ糖濃度依存性であり，単独投与で低血糖をきたす可能性は低い薬剤である。しかし，DPP-4阻害薬とSU薬の併用により低血糖症状を起こすことがあるため，注意を要する。日本糖尿病協会の「インクレチン（GLP-1受容体作動薬とDPP-4阻害薬）の適正使用に関する委員会」では，SU薬投与中の患者にDPP-4阻害薬を追加投与する場合，低血糖のリスクを軽減するため，SU薬の減量が望ましいとしている（**表1**）[5]。

　DPP-4阻害薬の代謝・排泄経路には主に腎臓から排泄されるものと，主に肝臓を含めた全身の臓器で代謝されるものとがあり，合併症を考慮し選択する。

　DPP-4阻害薬の腎機能低下患者に対する投与については，ジャヌビア®錠・グラクティブ®錠（シタグリプチンリン酸塩水和物）とネシーナ®錠（アログリプチン安息香酸塩），スイニー®錠（アナグリプチン）は主に腎臓で排泄されるため，減量して投与する必要がある。エクア®錠（ビルダグリプチン），オングリザ®錠（サキサグリプチン水和物）についても中等度以上の腎機能障害患者では，排泄の遅延により血中濃度が上昇するおそれがあるため，投与量を減量し，慎重に投与する。また，近年発売された週1回投与のザファテック®錠（トレラグリプチンコハク酸塩），マリゼブ®錠（オマリグリプチン）も主に腎臓から排泄されることから，腎機能障害の程度に応じて減量が必要である。ザファテック®錠は高度腎機能障害および透析患者には禁忌である（**表2**）[6]。

　トラゼンタ®錠は，主に糞中に未変化体として排泄され，日本人健康成人に5mgを単回経口投与したときの投与24時間後までの尿中未変化体排泄率は約0.6％である。医薬品インタビューフォームの「製品の治療学的・製剤学的特性」には，「初めての胆汁排泄型選択的DPP-4阻害薬である」と記載されており，禁忌，慎重投与の項には腎機能障害患者については記載されていない。しかし，「薬物動態に関する項目」の腎機能障害患者のデータをみると，外国人のデータではあるが，単回投与後のAUC_{24h}は健康被験者に比べて，軽度，中等度，高度，末期腎機能障害患者でそれぞれ約1.3倍，1.6倍，1.4倍，1.5倍であり，高度腎機能障害を有する2型糖尿病患者における反復投与後の$AUC_{\tau, ss}$および$C_{max, ss}$は腎機能正常2型糖尿病患者に比べて，ともに約1.4倍と高くなっている。トラゼンタ®錠は，腎機能低下患者にも減量せずに使用可能な薬剤とされているが，腎機能低下患者に投与する場合は，血中濃度が上昇するおそれがあるため注意が必要であると考えられる。

　テネリア®錠も軽度から高度腎機能障害患者に投与したときのAUCが健康成人の2倍未満であり，腎機能障害患者への用量調節は不要とされている。しかし，40mgへの増量については，腎機能障害者での使用経験は限られており，複数の薬剤との併用や合併症を有する患者に投与する場合には増量の可否を慎重に判断する必要がある。

第 5 章 球形吸着炭の服薬アドヒアランス不良患者への服薬指導

 専門薬剤師としての考え方

薬学的介入とその後の経過

　本症例では、クレメジン®細粒分包をコップの水と一緒に一気にストローで吸って飲む方法を図解（**図2**）で説明し、他の薬剤と同時服用を避け、30分～1時間空けての服用を忘れてしまいがちなため、家の中でその時間帯に目につくところに置いておくように提案した。また、透析について説明し、クレメジン®細粒分包服用によって腎不全の進行を抑制し透析の導入を遅らせることができることを伝え、現在も1日6gを継続して服用中である。

　トラゼンタ®錠の単独投与であり、投与量は減量せず腎機能正常者と同じ投与量での経過観察とした。患者には低血糖とその対処法、他院受診時やOTC医薬品、健康食品購入時の注意点について説明した。低血糖の発現なく、血糖値は改善傾向にある。

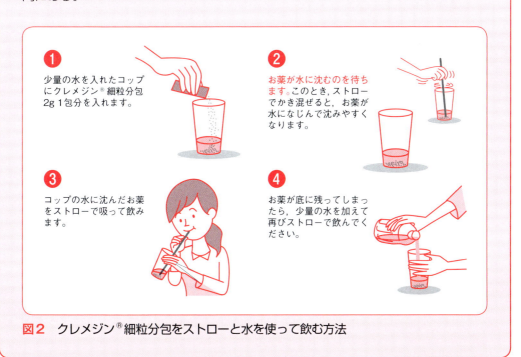

図2 クレメジン®細粒分包をストローと水を使って飲む方法

　クレメジン®細粒分包のように飲みにくい薬剤の場合には、「きちんとお薬を飲まれていますか？」と質問するのではなく、「クレメジン®細粒分包は飲む量が多くて大変ですよね。それに他の薬と30分～1時間空けて飲まないといけませんし、飲み忘れたりすることはないですか？」というように、飲みづらい薬剤であることを患者に問いかけることで、患者から実際の服用状況や服用しづらい原因を聴取することが大切である。また、クレメジン®は剤形としてカプセル、細粒、速崩錠があることから、患者の服用しやすさに応じて剤形を使い分けることができる。

65

本症例におけるサマリー記載例

日本腎臓病薬物療法学会における腎臓病薬物療法認定薬剤師の申請に必要な自験例の記載例を示す。

症例の通し番号	1	患者年齢	58歳	患者性別	女性
症例タイトル		飲みにくさに関連したクレメジン®細粒分包の服薬不履行			
自ら関与した期間および回数 （開始年月日〜終了年月日・回数）	期間				
	回数				

【要約】

1年前よりクレメジン®細粒分包が開始となったが，飲み忘れることが多かったことを聴取。クレメジン®細粒分包は，1回服用量が多く，砂のような感じや口の中に細粒がこびりつくなど飲みにくい薬剤であり，また，効果が実感しにくいため，飲み忘れる場合も少なくない。そのため，クレメジン®細粒分包をコップの水と一緒に一気にストローで吸って飲む方法を図解で説明し，他の薬剤と30分〜1時間空けての服用を忘れてしまいがちなため，家の中でその時間帯に目につくところに置いておくように提案。また，透析やクレメジン®の効果について説明し，現在も指示通り継続して服用中。

HbA1cが徐々に上昇してきたため，トラゼンタ®錠が追加された。DPP-4阻害薬の代謝・排泄経路には主に腎臓から排泄されるものと，主に肝臓を含めた全身の臓器で代謝されるものとがあり，トラゼンタ®錠は，主に糞中に未変化体として排泄され，腎機能低下患者にも減量せずに使用可能な薬剤とされている。本症例は血清クレアチニン値が3.37mg/dLと腎機能が低下しているため，トラゼンタ®錠の選択が適正であると評価し，腎機能正常者と同じ投与量での経過観察とした。患者には低血糖とその対処法，他院受診時やOTC医薬品，健康食品購入時の注意点について説明。その後，低血糖の発現なく，血糖値は改善傾向。

引用文献

1）Miyazaki T, et al：An oral sorbent reduces overload of indoxyl sulphate and gene expression of TGF-beta1 in uraemic rat kidneys. Nephrol Dial Transplant, 15（11）：1773-1781, 2000
2）Iida S, et al：Carbonic-adsorbent AST-120 reduces overload of indoxyl sulfate and the plasma level of TGF-beta1 in patients with chronic renal failure. Clin Exp Nephrol, 10（4）：262-267, 2006
3）Niwa T, et al：Effect of oral sorbent, AST-120, on serum concentration of indoxyl sulfate in uremic rats. Nippon Jinzo Gakkai Shi, 32（6）：695-701, 1990
4）原田孝司，他：慢性腎不全に対するクレメジンの服用時期と有効性の検討．Prog Med, 17（2）：360-366, 1997
5）インクレチン（GLP-1受容体作動薬とDPP-4阻害薬）の適正使用に関する委員会：インクレチンとSU薬の適正使用について，2011（https://www.nittokyo.or.jp/modules/information/index.php?content_id=19 2019年6月閲覧）
6）各薬剤インタビューフォーム

（木村　健）

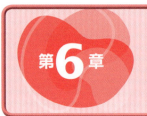

第6章 保険薬局における腎機能低下患者への対応
―シベンゾリンの過量投与による薬剤性低血糖―

この章のゴール

- 高齢者・長期臥床患者における腎機能評価の注意点を説明できる
- 外来患者における腎機能の変動要因について説明できる
- 検査値が不明な状況も想定される外来の腎機能低下患者へのアプローチができる

Keyword

シベンゾリン，腎機能評価，血清クレアチニン（S-Cr）値，シスタチンC，脱水，低血糖，薬薬連携，保険薬局

症例

患者情報

- **患者**：73歳，女性，身長145cm，体重41kg
- **既往歴**：脳梗塞後後遺症，頻脈性不整脈，高血圧症
- **家族歴**：特記事項なし
- **嗜好品**：喫煙なし，飲酒なし
- **職業**：無職
- **OTC・健康食品服用歴**：なし

現病歴

10年前（63歳時）に脳梗塞を発症し，日常生活全般に介護が必要な状態となっている（要介護度4）。現在，2週に1回の往診，ならびに薬局薬剤師による居宅療養管理指導が実施されている。今回訪問時，患者本人より時折冷や汗が出る，手の震えがあるといった訴えがみられた。

処方せん内容（今回訪問時，1年以上処方の変更なし）

20XX年8月21日
- Rp.1（14日分）
  シベンゾリン錠（100mg）　　　1回1錠　1日2回　朝・夕食後
- Rp.2（14日分）
  オルメサルタン錠（10mg）　　　1回1錠　1日1回　朝食後
  フロセミド錠（20mg）　　　　　1回1錠　1日1回　朝食後
  カルベジロール錠（20mg）　　　1回1錠　1日1回　朝食後
  ワルファリンカリウム錠（1mg）　1回2錠　1日1回　朝食後

 臨床検査所見（半年前の結果）

【血算】

WBC	$5.1 \times 10^3 / \mu L$	Hb	10.5g/dL	Ht	31.2%
Plt	$11.8 \times 10^4 / \mu L$				

【生化学】

TP	6.3g/dL	Alb	3.5g/dL	ALT	14U/L
AST	18U/L	LDH	135U/L	S-Cr	0.29mg/dL
BUN	17.7mg/dL	UA	5.3mg/dL	CRP	0.2mg/dL
Na	137mEq/L	K	3.69 mEq/L	Ca	8.6mg/dL

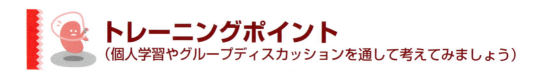

トレーニングポイント
（個人学習やグループディスカッションを通して考えてみましょう）

1 長期臥床患者や高齢者の腎機能を評価するうえでのポイントは？
それぞれの式の特徴および限界を踏まえた使い分けは？

2 患者の症状は，どの薬剤に起因するものなのか？
原因薬剤，その機序，ならびに医師への必要な提案は？

3 外来患者における腎機能の変動要因にはどのようなものがあるか？

4 検査値が不明な症例に直面することが多い薬局薬剤師が専門薬剤師として取り組むべきことは？

専門薬剤師としての薬学的介入

本症例は，腎機能の変動に伴い薬剤有害事象が発現したと考えられた症例である。本症例を通じて，腎機能評価の注意点（特に高齢者や長期臥床患者）および，外来・在宅患者において特に注意を払うべき腎機能の変動要因，さらには地域医療において広く貢献すべきである薬局薬剤師が専門薬剤師としてどのような役割を果たすべきかを考えてみよう。

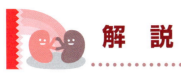

解　説

高齢者や長期臥床患者における腎機能評価（トレーニングポイント❶）

　腎機能を正しく評価することは，腎機能低下患者における医薬品適正使用を実践するための必須スキルである。正確な腎機能評価方法のゴールドスタンダードはイヌリンクリアランスであるが，その測定方法は煩雑であるため，一般臨床においては，血清クレアチニン（S-Cr）値を用いた腎機能評価，特に推算式を用いた推測値に基づく腎機能評価がなされている。クレアチニンは，前駆物質であるクレアチンが非酵素的に脱水されることにより生じる物質であり，生体内で一定量が産生されるとともに腎臓から排泄されるため，腎機能の良いマーカーとなる。一方，生体内のクレアチンはその大部分が筋肉中に存在するため，筋肉量の影響を大きく受ける。したがって，在宅医療の対象となるような筋肉量が低下した高齢者や介護度の高い患者ではS-Crが正常範囲にもかかわらず，実際には腎機能が低下している，いわゆる"隠れ腎機能低下患者"も多い。このような隠れ腎機能低下患者も腎排泄性薬剤による薬剤有害事象のリスクが高いことが知られており（表1）[1]，慎重な腎機能評価が求められる。特に，筋萎縮性側索硬化症や筋ジストロフィー症といった神経・筋疾患患者においては，S-Crはほぼ0に近くなるため，S-Crに基づいた腎機能評価は不可能である。これらの患者では筋肉量の影響を受けにくいシスタチンCによる腎機能評価が有用であり，必要に応じて医師への検査実施を依頼すべきである。各腎機能推算式の特徴を表2に示す。

表1 薬剤特性別の有害事象発現のリスク因子

患者の属性		すべての薬剤による有害事象[n=941]	水溶性薬剤（腎排泄性薬剤）による有害事象[n=301]	水溶性薬剤以外による有害事象[n=640]
年齢	65歳未満	1.00 (reference)	1.00 (reference)	1.00 (reference)
	65～79歳	0.96 (0.80－1.16)	1.18 (0.84－1.65)	0.90 (0.73－1.11)
	80歳以上	0.93 (0.76－1.14)	1.27 (0.89－1.82)	0.83 (0.66－1.05)
入院日数15日以上		1.85 (1.61－2.12)	2.08 (1.64－2.63)	1.70 (1.45－2.0)
処方薬剤数5剤以上		2.65 (2.20－3.19)	2.46 (1.77－3.42)	2.61 (2.10－3.24)
腎機能	正常	1.00 (reference)	1.00 (reference)	1.00 (reference)
	隠れ腎機能低下（血清クレアチニン値正常, eGFR異常）	0.97 (0.78－1.19)	**1.61 (1.15－2.25)**	0.83 (0.65－1.08)
	明らかな腎機能低下（血清クレアチニン値とeGFRのいずれも異常）	1.26 (1.08－1.48)	2.02 (1.54－2.65)	1.01 (0.83－1.23)

表中データはオッズ比を示す。()内は95％信頼区間

〔Corsonello A, et al：Arch Intern Med, 165 (7)：790, 2005 より改変〕

表2 腎機能評価方法の特徴と注意点

腎機能評価方法	特徴・注意点
標準化eGFR （mL/min/1.73m²) （S-Crから算出）	● 個々の患者の体格は考慮しない式のため，薬剤投与量設定には適さない場合が多い ● 筋肉量が少ない患者では腎機能を過大評価
個別eGFR （mL/min） （S-Crから算出）	● 薬剤投与量設定に適している ● 筋肉量が少ない患者では腎機能を過大評価
クレアチニンクリアランス （mL/min） （CG式）	● 酵素法（本邦での測定法）で測定されたS-Crを用いる際は，実測値に0.2を加えて代入 ● 筋肉量が少ない患者では腎機能を過大評価 ● 肥満患者では腎機能を過大評価
個別eGFR （mL/min） （シスタチンCから算出）	● 薬剤投与量設定に適している ● 筋肉量の影響が少ない ● HIV感染，甲状腺機能異常，シクロスポリンなどの薬剤投与の影響を受ける可能性がある

〔厚生労働省：高齢者の医薬品適正使用の指針（総論編）. p28, 2018より改変〕

シベンゾリンによる薬剤性低血糖（🔖トレーニングポイント②）

　Vaughan-Williams分類クラスⅠaに分類されるシベンゾリンは，頻脈性不整脈に対して効果を有する抗不整脈である。シベンゾリンは，投与（静注）後48時間までに65.1％が未変化体として尿中排泄される腎排泄性薬剤であり，腎機能に応じた用量調節が必要な薬剤である。過量投与時の代表的な有害事象として薬剤性低血糖があり，このシベンゾリンによる低血糖は血中濃度依存性がある[2]。シベンゾリンによる低血糖の機序として，膵β細胞のATP依存性Kチャネルを閉鎖することによるインスリン分泌促進作用の関与が示唆されているが，この薬剤性低血糖は，糖尿病患者以外でも生じうる（図1）。したがって，腎機能低下が疑われる患者にシベンゾリンを用いる場合は，投与設計モノグラムなどを活用した投与設計を行った後に，投与継続中は，糖尿病の有無にかかわらず定期的な低血糖症状のチェック，必要に応じてTDMを医師に提案することが求められる。なお，シベンゾリンの有効血中濃度はトラフ値70～250ng/mLであり，シベンゾリンによる低血糖はトラフ値400ng/mLを下回れば，低血糖の発現リスクは低いことが示唆されている[3]。

　さらに本症例のような高齢者の場合，低血糖の自覚症状が出にくいため，低血糖症状の遷延や重篤化につながるおそれがある。同様に，本症例でも服用しているカルベジロールなどのβ遮断薬を服用中の患者もまた，低血糖の自覚症状が不顕性化されやすいため，このような患者ではより慎重なモニタリングが求められる。また，この低血糖の作用機序はVaughan-Williams分類クラスⅠaの薬剤に共通しているため，ジソピラミドなどでも同様に注意が必要である。

外来・在宅患者で特に注意すべき腎機能変動要因（🔖トレーニングポイント③）

　外来患者における特徴的な腎機能の変動要因として，脱水があげられる。外来患者の場合，入院患者とは異なり，①一般に水分補給は経口摂取のみであること，②室温などの室内環境の管理を非医療従事者が実施することになるため，十分な患者指導がなされていない場合は，夏季に脱水状態に陥りやすい。特に高齢者の場合，複数の要因（表3）から脱水状態の重篤化が懸念される。

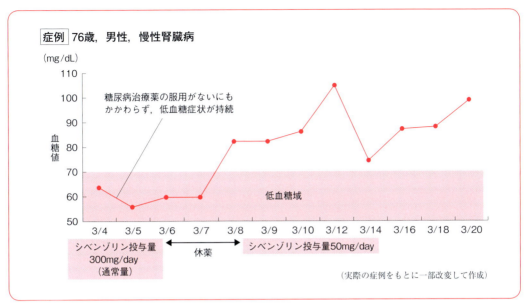

図1 腎機能低下患者におけるシベンゾリンによる低血糖の1例

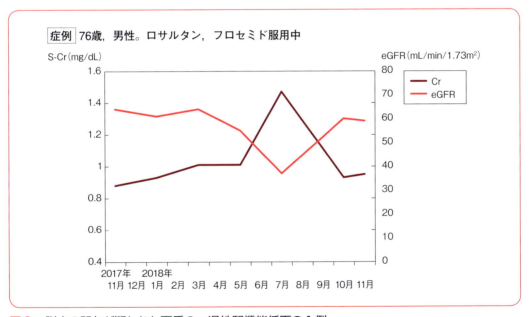

図2 脱水の関与が疑われた夏季の一過性腎機能低下の1例

　脱水に伴う腎機能低下の機序は、腎血流量の低下に伴う虚血性の腎機能障害（腎前性腎障害）である。したがって、腎血流量の低下や脱水を助長するような薬剤（アンジオテンシン変換酵素阻害薬やアンジオテンシンⅡ受容体拮抗薬、NSAIDs、利尿薬など）は、夏季の腎機能低下を増強する可能性が示唆されており[4]、これらの患者ではより一層注意が必要である（**図2**）。

　もう1点、外来患者において特に注意すべきなのは、経年変化（加齢）に伴う腎機能の変化であ

表3 高齢者が脱水になりやすい理由

① 加齢により，そもそもの体内水分量が減少している。
② 喉や口の渇きを自覚しにくいため，水分摂取がおろそかになりやすい。
③ 暑さを感じにくいため，暑さ対策が不十分になりやすい。
④ トイレに行く回数を増やしたくないので，水分摂取を控えてしまう（特に要介護者，夜間頻尿などの場合）。
⑤ 食事量の低下や嚥下困難により，水分摂取が困難になるケースがある。
⑥ 利尿薬など脱水を助長する薬剤を服用しているケースがある。

表4 高齢者における代表的腎排泄性薬剤の使用状況

薬剤名 （一般名）	院外処方割合 （数量ベース）	院外処方 （薬局）	院内調剤 （外来）	入院
リリカカプセル （プレガバリン）	79.8 %	263,056,798.4	56,578,838	9,898,335
バルトレックス錠 （バラシクロビル）	72.3 %	2,683,658.7	788,725.3	240,855
ガスター錠 （ファモチジン）	67.7 %	66,793,715.5	29,646,966	2,284,322
プラザキサカプセル （ダビガトラン）	81.1 %	51,024,994	10,811,792	1,072,147

調査方法：平成27年度レセプト情報・特定健診等情報データベースから，75歳以上における特に注意すべき代表的腎排泄性薬剤の入院分，院内調剤分，院外処方分の処方数を比較。

〔近藤悠希：薬局薬学, 10：41-45, 2018 より引用〕

る。特に状態が安定している在宅患者の場合，定期的な血液検査が実施されておらず，開始時点では適正投与量であった腎排泄性薬剤が，時間経過による腎機能低下に伴い，過量投与となることも珍しくない。したがって，状態が長期に安定している患者であっても，定期的な処方レビューが必要である。

検査値が不明な場合も多い保険薬局での症例に対して専門薬剤師が取り組むべきこと（🫘トレーニングポイント4）

　腎排泄性薬剤には経口薬も多く存在し，それらの薬剤が腎機能低下を疑うべき高齢者に保険薬局を介して使用されている[5]（**表4**）。その一方で，保険薬局では腎機能に関する検査値が得られず，対応に苦慮することが珍しくない（**図3**）[6]。このような現状を打破することも，"質の高い腎臓病薬物療法を提供するために実務・教育・研究に従事する"，腎臓病薬物療法専門薬剤師の使命の一つである。近年，処方せんへの検査値印字による情報提供が注目されているが，現状では完全に普及しているとは言い難い。また，検査値の一方的な提供だけでなく，その活用方法ならびに連携に関する研修を薬局薬剤師と合同で実施することにより成果を上げている例もあり，これらの活動への積極的な参画が求められる。また，整形外科や皮膚科などの診療科において，血液検査が実施されていない場合も多いため，それらの診療科においても腎機能評価が実施できるように，病院－薬局間の薬薬連携のみならず，CKDシール（**図4**）などを活用した，薬局間の連携も重要である。

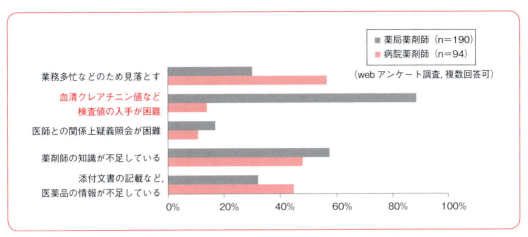

図3 薬剤師が腎排泄性薬剤の処方監査を実施するうえで感じている問題点

〔Kondo Y, et al：BMC Health Serv Res, 14：615, 2014より改変〕

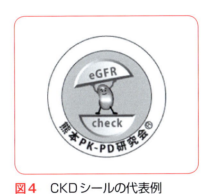

図4 CKDシールの代表例

専門薬剤師としての考え方

薬学的介入とその後の経過

　本症例は，患者の訴えよりシベンゾリンによる薬剤性低血糖の可能性を考え，血糖値測定を実施したところ，空腹時血糖値が52mg/dLであった。利尿薬ならびにARBを服用していること，および水分摂取状況を確認したところ，脱水に伴う腎機能低下が疑われたため，薬剤師より医師に対し，腎機能低下とシベンゾリンの投与量調節について情報提供を行うとともに，シベンゾリンの血中濃度測定を依頼した。さらに，長期臥床による筋肉量減少に伴い，S-Crでは正確な腎機能評価が困難であることについても説明し，今回の生化学検査項目にシスタチンCを追加した。

　TDMの結果，シベンゾリンの血中濃度トラフ値が1,145ng/mLであり，シベンゾリンによる薬剤性低血糖が強く疑われた。また，この時点でのS-Crに基づいたクレアチニンクリアランスは54.97mL/min（Cockcroft-Gault式）（S-Cr 0.39mg/dL；酵素法）であり，シベンゾリン投与量モノグラムによると推奨投与量は150mg/dayであった。一方，シスタチンCによる腎機能評価を行った結果，個別eGFRは34.72mL/min（シスタチンC：1.31mg/L）であり，より腎機能が低下している可能性が疑われた。これらの結果をもとに医師と協議し，シベンゾリンは100mg/dayで再開した。その後低血糖症状はみられず，夏季の終了とともに腎機能も回復したが，原疾患である頻脈性不整脈の悪化はみられなかったため，シベンゾリンは100mg/dayで継続し，経過観察となった。

> 第6章　保険薬局における腎機能低下患者への対応

本症例におけるサマリー記載例

日本腎臓病薬物療法学会における腎臓病薬物療法認定薬剤師の申請に必要な自験例の記載例を示す。

症例の通し番号	1	患者年齢	73歳	患者性別	女性
症例タイトル		夏季の脱水に伴う腎機能変動に起因するシベンゾリン中毒による薬剤性低血糖が疑われた症例			
自ら関与した期間および回数 （開始年月日〜終了年月日・回数）	期間				
	回数				

【要約】

　10年以上前より頻脈性不整脈の治療目的でシベンゾリン200mg/dayを服用中であったが，8/21の訪問時に患者より冷汗ならびに振戦があることを聴取した。症状および服用中の薬剤より，シベンゾリンによる薬剤性低血糖を疑い，医師に有害事象について情報提供するとともに，血中濃度測定の依頼を行った。さらに脳梗塞後の長期臥床患者であり，筋肉量の低下から血清クレアチニン（S-Cr）値による腎機能評価は困難であると考え，シスタチンCの測定も合わせて依頼した。その結果，シベンゾリンの血中濃度トラフ値が1,145ng/mLであり，シベンゾリンによる薬剤性低血糖の可能性が高いと判断した。その結果，シベンゾリンは一旦中止となり，その後低血糖症状は改善した。

　その後シベンゾリン再開にあたり，腎機能を考慮した投与量設定について医師と協議した。Cockcroft-Gault式による推算クレアチニンクリアランスは54.97mL/minであり，推奨投与量は150mg/dayであったが，シスタチンCを用いた推算式より個別eGFRは34.72mL/minと推定されたため，100mg/dayでの再開を提案し，受け入れられた。シベンゾリン再開後，低血糖症状ならびに原疾患である頻脈性不整脈の悪化はみられておらず，現在も100mg/dayで経過観察中である。また，ARBや利尿薬を服用していること，水分摂取状況を勘案した結果，本症例は夏季の脱水に伴った腎機能低下がシベンゾリン血中濃度上昇のきっかけになったと考えられる。この考察は，夏季の終了とともに腎機能が改善したことと矛盾しなかった。

引用文献

1）Corsonello A, et al：Concealed renal insufficiency and adverse drug reactions in elderly hospitalized patients. Arch Intern Med, 165（7）：790, 2005

2）Jeandel C, et al：Hypoglycaemia induced by cibenzoline. Lancet, 331（8596）：1232-1233, 1988

3）Takada M, et al：Efficacy of therapeutic drug monitoring in prevention of hypoglycemia caused by cibenzoline. Eur J Clin Pharmacol, 57（10）：695-700, 2001

4）Masugata H, et al：Seasonal variation in estimated glomerular filtration rate based on serum creatinine levels in hypertensive patients. Tohoku J Exp Med, 224（2）：137-142, 2011

5）近藤悠希：今こそ示す薬局薬剤師のチカラ　〜中毒性副作用対策を中心に〜. 薬局薬学, 10：41-45, 2018

6）Kondo Y, et al：Awareness and current implementation of drug dosage adjustment by pharmacists in patients with chronic kidney disease in Japan：a web-based survey. BMC Health Serv Res, 14（1）：615, 2014

（近藤悠希）

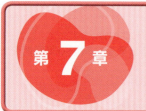

第7章 腎機能低下に伴い生じたSU薬による低血糖

この章のゴール

- 急性腎不全の分類と原因について説明できる
- 急性腎不全の鑑別法について説明できる
- 腎機能低下患者における糖尿病治療の注意点について説明できる
- シックデイルールやシックデイにおける経口血糖降下薬の調節について説明できる

Keyword

急性腎不全，急性腎不全の鑑別，糖尿病治療，スルホニル尿素（SU）薬，低血糖，シックデイ，シックデイルール

症 例

患者情報

- **患者**：79歳，男性，身長152.8cm，体重60.4kg，BMI25.9
- **主訴**：意識障害
- **副作用・アレルギー歴**：なし
- **原疾患**：糖尿病，糖尿病性腎症
- **主な既往歴および合併症**：高血圧症，脂質代謝異常症
- **家族歴**：母親が糖尿病
- **職業**：無職
- **OTC・健康食品服用歴**：なし
- **入院時診断名**：重症低血糖

現病歴および入院までの経過

約20年前に会社の健康診断で高血糖を指摘されたため近医を受診。糖尿病と診断され，以後，通院し治療継続されていた。約3年前に蛋白尿を指摘されたが経過観察となっている。糖尿病薬は

第 7 章　腎機能低下に伴い生じた SU 薬による低血糖

アマリール®（グリメピリド）を 2mg/day のみ服用。長期にわたって薬剤や投与量の変更もなく漫然と継続されていたようである。患者は妻との 2 人暮し。数日前からの感冒症状により食欲の低下が続き，摂食・飲水量が減っていたが，内服薬は普段どおりに継続していた。主治医から処方された抗菌薬などを服用して様子をみていたが，ある朝，妻が夫の言動がおかしいことに気づき家族に連絡，当院へ救急搬送となった。来院時，患者は不穏状態であり，意識レベルは JCS Ⅲ-100，血糖値は簡易測定にて 26mg/dL であった。末梢確保後に 50% ブドウ糖注射液 40mL を投与。投与後から開眼，発語がみられた。来院時の検査結果では尿素窒素（BUN）37.2mg/dL，クレアチニン 2.41mg/dL，推算糸球体濾過量（eGFR）21.1mL/min/1.73m^2 と著明な腎機能の低下を認めた。血糖値も依然として低値が持続したため入院となった。

薬歴（入院時の主な処方内容）

- アマリール®錠（1mg）　　　1 回 2 錠　1 日 1 回　朝食後
- パリエット®錠（10mg）　　　1 回 1 錠　1 日 1 回　朝食後
- アムロジン®錠（5mg）　　　1 回 1 錠　1 日 1 回　朝食後
- クレストール®錠（2.5mg）　　1 回 1 錠　1 日 1 回　朝食後
- ブロプレス®錠（8mg）　　　1 回 1 錠　1 日 1 回　朝食後
- ガスモチン®錠（5mg）　　　1 回 1 錠　1 日 3 回　毎食後
- アロプリノール錠（100mg）　1 回 1 錠　1 日 1 回　朝食後
- フロモックス®錠（100mg）　　1 回 1 錠　1 日 3 回　毎食後
- ニフラン®錠（75mg）　　　　1 回 1 錠　1 日 1 回　毎食後

臨床検査所見（入院時）

【血算】

WBC	6.4×10^3/μL	RBC	3.14×10^6/μL	Hb	10.2g/dL
Ht	30.3%	PLT	21.7×10^4/μL		

【生化学】

TP	5.9g/dL	ALB	3.8g/dL	CRP	1.6mg/dL
T-bil	0.3mg/dL	AST	23U/L	ALT	13U/L
AMY	113U/L	CPK	135U/L	BUN	37.2mg/dL
Cr	2.41mg/dL	eGFR	21.1mL/min/1.73m^2	Na	139mEq/L
K	4.4mEq/L	CL	104mEq/L	Ca	8.8mg/dL
HbA1c	6.3%				

【尿検査】

尿蛋白	（＋）		尿糖	（－）		尿潜血	（－）
随時尿Na	35mEq/L		随時尿Cr	123.5mg/dL			

【画像検査】

CT	両腎の萎縮，水腎症認めず

🫀 バイタルサイン（入院時）

BP	125/71mmHg		HR	85回/min		BT	36.7℃

トレーニングポイント
（個人学習やグループディスカッションを通して考えてみましょう）

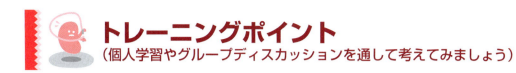

1. 急性腎不全の分類にはどのようなものがあり，それぞれはどのような病態が原因となっているだろうか？

2. どのような所見をもとに急性腎不全の鑑別を行ったらよいだろうか？

3. 腎症を合併している患者に対して糖尿病治療を行う場合，どのようなことに留意して薬剤選択を行わなければならないだろうか？

4. 糖尿病薬を服用している患者には，どのような指導を行えばよいだろうか？

専門薬剤師としての薬学的介入

上記のトレーニングポイントなどを踏まえ，本症例における腎障害の原因や対処について考えてみよう。また，今後の糖尿病治療はどのように行っていけばよいか考えてみよう。

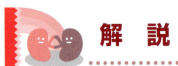
解　説

急性腎不全の病態（トレーニングポイント❶）

　急性腎不全は，数時間～数週間の短い期間で急速に腎機能が低下し，水分・電解質の調整や窒素代謝物の排泄，酸塩基平衡の調節などの体液の恒常性が維持できなくなる病態である．多くは尿量の低下を伴うが，無症状であることも少なくなく，尿量の低下や血液検査での尿素窒素，クレアチニン値の上昇によって診断されることが多い．

　一般に急性腎不全は，その原因から，①腎前性急性腎不全，②腎性急性腎不全，③腎後性急性腎不全の3つに分類される（表1）[1]．

　腎前性急性腎不全は，出血，下痢や食欲不振などによる脱水，利尿薬の使用により有効循環血漿量が減少する，あるいは心不全や心筋梗塞により心拍出量が減少することが要因となる．通常，腎糸球体内圧は輸入細動脈および輸出細動脈の収縮・拡張により調整され，全身血圧の変動の影響を受けることなく50mmHg程度に保たれている．しかし，腎の調整の範囲を超えた体液の減少や血圧の低下が起こると糸球体内圧が維持できず，糸球体濾過量（GFR）の低下が引き起こされる．また，腎糸球体内圧の調整能が低下している高齢者や動脈硬化症，慢性腎不全，糖尿病のある患者，さらには，腎糸球体輸出細動脈を拡張するACE阻害薬やARBを服用している患者では，容易に糸球体内圧が低下し腎不全を生じやすい．

　腎性急性腎不全は腎実質が障害される病態で，その要因は①血管疾患，②糸球体疾患，③間質

表1　急性腎不全の分類とその原因

腎前性急性腎不全（全体の55～60％）	
①有効循環血漿量の減少	下痢，嘔吐，利尿薬，出血，熱傷，急性膵炎，ネフローゼ症候群など
②心拍出量減少	心不全，心筋梗塞，心タンポナーデなど
③腎内血行動態の変化	敗血症，ACE阻害薬，ARB，NSAIDs，肝腎症候群など
腎性急性腎不全（全体の35～40％）	
①輸入細動脈・糸球体病変	溶血性尿毒症症候群，血栓性血小板減少性紫斑病，シクロスポリン，タクロリムス，急速進行性糸球体腎炎など
②急性間質性腎炎	薬剤性（NSAIDs，ペニシリンなど），高カリウム血症，急性腎盂腎炎など
③「狭義の急性腎不全」（急性尿細管壊死を伴うもの）	虚血性：出血，ショック，外傷，熱傷後など 腎毒性：抗菌薬（アミノグリコシド系など），抗悪性腫瘍薬（シスプラチンなど），重金属（リチウム，水銀，金など），造影剤など
④尿細管閉塞	高尿酸血症，多発性骨髄腫，横紋筋融解症（ミオグロビン尿症）
腎後性急性腎不全（全体の5％以下）	
①両側尿細管の閉塞	後腹膜線維症，悪性腫瘍の骨盤内浸潤など
②膀胱，尿道の閉塞	尿道・膀胱結石，前立腺肥大など

〔和田健太朗：レジデントノート，9（7）：1019-1026，2007より改変〕

疾患，④急性尿細管壊死などに分けられる。腎性急性腎不全では急性尿細管壊死がその要因となることが最も多く，虚血や尿細管細胞障害，組織炎症により生じる。

腎後性急性腎不全は腫瘍による両側尿管の閉塞や，尿路結石，前立腺肥大により尿路が閉塞することで生じ，多くの場合この閉塞を解除すれば腎機能は回復する。

急性腎不全の鑑別（●トレーニングポイント❷）

急性腎不全はその原因により治療方針が異なるため，適切な原疾患の鑑別が必要であり，腎前性や腎後性の急性腎不全を放置すると腎性急性腎不全に移行し，延いては慢性腎不全となる。腎後性急性腎不全は超音波やCT検査などの画像検査により，膀胱や腎盂・尿管の拡張の存在を確認することで容易に鑑別できる。腎前性急性腎不全，腎性急性腎不全の鑑別は脱水や使用薬剤，尿量や蛋白，血尿などの尿所見が参考となる。さらに急性腎不全を簡便・迅速に鑑別する臨床検査として，分画ナトリウム尿中排泄率(FE_{Na})が用いられている（**表2**）[2]。脱水などが原因である腎前性急性腎不全では尿細管での水・ナトリウムの再吸収が亢進しているため，尿浸透圧や尿中クレアチニン濃度は上昇し，尿中ナトリウム濃度は低下する。一方，腎性急性腎不全では尿細管での水・ナトリウム再吸収が障害されているため，尿浸透圧はほぼ等張であるが，尿中ナトリウム濃度は上昇する。FE_{Na}が1%未満であれば腎前性の要素が強いと考えられる。ループ利尿薬などを使用している場合ではナトリウム排泄が過剰となるため，FE_{Na}は用いることができず，分画尿素窒素尿中排泄率(FE_{UN})検査を行い，FE_{UN}が35%未満の場合は腎前が疑われる。

これらに関しては，本書の第9章も合わせて参照していただきたい。

スルホニル尿素(SU)薬の薬物代謝および動態

SU薬は，主に膵臓のランゲルハンス島β細胞を刺激してインスリン分泌を促し強力な血糖低下作用を示す。この作用は血糖値とは無関係に発揮されるため，血糖コントロールに対し薬剤が過量となれば容易に低血糖を引き起こす。投与されたSU薬は肝臓でいくつかの代謝産物へと変換された後に，胆汁あるいは腎臓へと排泄される。SU薬の中には，これら代謝物にも生理活性があるものが存在するため，肝機能が低下した患者ではもちろん，腎機能が低下した患者においても低血糖を生じるリスクが高くなる。

表2 腎前性腎不全と腎性腎不全の鑑別

	腎前性腎不全	腎性腎不全
尿浸透圧（mOsm/kg/H₂O）	＞500	＜350
尿中ナトリウム濃度（mEq/L）	＜20	＞40
分画ナトリウム尿中排泄率（FE_{Na}）	＜1%	≧1%
分画尿素窒素尿中排泄率（FE_{UN}）	＜35%	≧35%

※これらマーカーによる鑑別の感度・特異度は高くない。あくまでも一つの傍証として考えるべきである。
$FE_{Na} = (UNa × PCr) / (PNa × UCr) × 100$
$FE_{UN} = (UUN × PCr) / (PUN × UCr) × 100$
UNa ：尿中ナトリウム濃度　　PCr ：血清クレアチニン濃度
PNa ：血清ナトリウム濃度　　UCr ：尿中クレアチニン濃度
UUN：尿中尿素窒素濃度　　PUN：血清尿素窒素濃度

〔清元秀泰，他：Modern Physician，31：95-99，2011 より改変〕

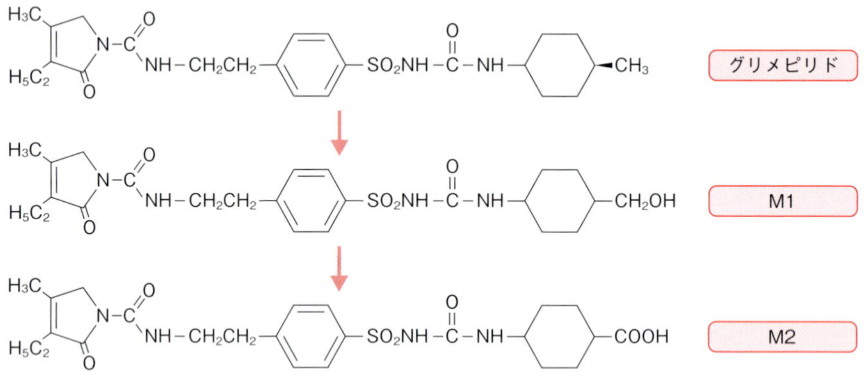

図1 グリメピリドの推定代謝経路

〔サノフィ株式会社：アマリール®，インタビューフォーム（第20版，2013年1月改訂）より引用〕

　グリメピリドは主に肝代謝酵素CYP2C9の関与により，シクロヘキシル環メチル基の水酸化を受け代謝物M1に，次いでカルボン酸体のM2に代謝され胆汁および腎臓にて排泄される（**図1**）。健康成人男子にグリメピリドを単回経口投与したときの，血清中M1のC_{max}およびAUC_{0-24}はそれぞれグリメピリドの約1/3，約1/2であり，血清中M2のC_{max}およびAUC_{0-24}はそれぞれ約1/20であることが報告されている[3]。また，グリメピリドの代謝物M11.5mgを空腹時に単回静脈内投与したところ，プラセボと比較して最低血糖値を12%低下させ，投与後4時間までの平均血糖値を9%低下させることが報告されている[4]。添付文書では重篤な腎機能障害例においては禁忌，その他の腎機能障害例では慎重投与となっている。

腎機能低下患者に対する糖尿病治療（🏃トレーニングポイント**3**，**4**）

　腎機能が低下した患者では，腎排泄性薬剤の尿中への排泄が低下，遅延するため，薬剤が体内に蓄積されて副作用を発現する可能性が高くなる。

　経口血糖降下薬には活性代謝物が腎より排泄される薬剤があり，腎不全患者では腎機能に応じた薬剤の選択や投与量の調整をしなければならない（**表3**）[5]。

　CKD重症度分類ステージG1，G2の，GFRの低下をほぼ認めない状態では基本的にすべての糖尿病薬が使用可能であると考えられるが，ステージG3a以降のGFR低下例では慎重投与あるいは投与禁忌となる薬剤が多くみられる。腎機能が維持されている患者においても蛋白尿が認められる糖尿病患者では，腎障害が進みやすく，定期的に腎機能の評価を行い，必要であれば薬剤の減量または変更を考慮する。ステージG4，G5の腎機能が高度低下あるいは末期腎不全では，薬剤のクリアランスが低下することに加え，腎の萎縮が進み，腎重量の低下に伴ってインスリン分解能低下や腎での糖新生が障害される。そのため糖尿病薬による血糖低下作用が増強されて低血糖が生じやすく，いったん低血糖が起こると症状が遷延する傾向がある。腎不全期（ステージG4，G5に相当）の血糖コントロールは原則的にインスリン治療が推奨されているが，内服治療を行う場合，腎排泄性薬剤でなくてもインスリン分泌を促す薬剤を使用する際は低血糖の発現に十分注意し，でき

第7章　腎機能低下に伴い生じた SU 薬による低血糖

表3　糖尿病治療薬の主な消失経路と腎機能障害患者に対する警告・禁忌・慎重投与

分類	薬剤	主な消失経路	腎機能障害			
			軽度	中等度	重度／重篤	透析
スルホニル尿素（SU）薬	グリベンクラミド	肝臓	慎重投与		禁忌	添付文書に記載なし
	グリクラジド	肝臓	慎重投与		禁忌	添付文書に記載なし
	グリメピリド	肝臓	慎重投与		禁忌	添付文書に記載なし
速効型インスリン分泌促進薬	ナテグリニド	肝臓	慎重投与			禁忌
	ミチグリニド	肝臓	慎重投与			添付文書に記載なし
	レパグリニド	肝臓			慎重投与	投与経験なし
α-グルコシダーゼ阻害薬	ボグリボース	便			慎重投与	添付文書に記載なし
	アカルボース	便			慎重投与	添付文書に記載なし
	ミグリトール	便（わずかしか吸収されないが、吸収されたものは腎排泄）			慎重投与	透析前後で血漿中濃度の低下が認められている（外国人）
ビグアナイド薬	ブホルミン	腎臓	禁忌			
	メトホルミン	腎臓	慎重投与		禁忌	
			警告（定期的に腎機能を確認するなど慎重に投与する）			
チアゾリジン薬	ピオグリタゾン	肝臓	慎重投与		禁忌	添付文書に記載なし
DPP-4阻害薬	シタグリプチン	腎臓		慎重投与		
	ビルダグリプチン	肝臓		慎重投与		
	アログリプチン	腎臓		慎重投与		
	アナグリプチン	腎臓			慎重投与	
	サキサグリプチン	腎臓		慎重投与		
	オマリグリプチン	腎臓		慎重投与		
	トレラグリプチン	腎臓		慎重投与	禁忌	
SGLT2阻害薬	イプラグリフロジン	肝臓		十分な効果が得られない可能性があるため慎重投与	高度腎機能障害患者または透析中の末期腎不全患者では効果が期待できないため，投与しない	
	エンパグリフロジン	非腎				
	カナグリフロジン	肝臓				
	ダパグリフロジン	肝臓				
	トホグリフロジン	肝臓				
	ルセオグリフロジン	肝臓				
GLP-1受容体作動薬	エキナセチド	腎臓	慎重投与		禁忌	
	リキシセナチド	不明		慎重投与		

〔日本腎臓病薬物療法学会・編：腎臓病薬物療法専門・認定薬剤師テキスト．じほう，p380，2013 より改変〕

memo: シックデイとは？

　糖尿病患者が，風邪などの糖尿病以外の病気に羅患したときをシックデイとよぶ。病気により強いストレスがかかると，インスリンの働きが減弱する，あるいはインスリン拮抗ホルモンが増加するなどで血糖コントロールが悪化する。反対に，ストレスがそれほどでもないときに，食欲不振などで食事量が減り摂取エネルギーが不足すると，低血糖を起こすこともある。シックデイの病態は一様ではなく，シックデイルールに沿った適切な対応が必要となる。

れば他の作用機序を持つ経口血糖降下薬を単独あるいは併用して血糖コントロールを行うことが望ましいと考えられる。

　日本糖尿病協会の「インクレチン（GLP-1受容体作動薬とDPP-4阻害薬）の適正使用に関する委員会」は，重篤な低血糖を起こす症例の特徴として①高齢者，②軽度腎機能低下，③SU薬の高用量内服などをあげている[6]。腎機能の低下が軽度であっても慢性腎不全は急性腎不全のリスク要因であり，蛋白尿は末期腎不全への移行を加速させる。同委員会はRecommendationとして「高齢者や軽度腎機能低下者にSU薬の使用は極めて慎重でなければならず，SU薬を使用する場合には，常に低血糖を起こす可能性があることを念頭に置き，患者にも低血糖の教育など注意喚起が必要である」としている[6]。

　糖尿病は治療が日常生活と密接に関係しているため，今回のようなシックデイへの対応を含めた自己管理指導も重要となる。シックデイ時の対応（シックデイルール）としては，①食事と十分な水分を摂取する，②早めに医療機関に受診する，③病状をこまめにチェックする，④原則インスリン治療は中断しないといった内容について指導するが，特に高齢，腎機能低下患者においては経口摂取が低下したときに必ず尿量を確認し，尿量が減少して脱水が疑われるときには速やかに医療機関を受診するよう指導する。また，シックデイによる血糖コントロールの悪化や服薬による低血糖を予防するために，食事が十分に摂れないときの経口血糖降下薬の調節方法（**表4**）[7]につい

表4　2型糖尿病シックデイにおける食事量による経口血糖降下薬の調節

経口血糖降下薬	服用量の調節
SU薬 速効型インスリン分泌促進薬	食事が普段どおり→服用量は変更しない。 食事の摂取量が半分程度→半量を服用する。 摂取量が1/3未満→服用を中止する。
α-グルコシダーゼ阻害薬	食欲不振，嘔吐，下痢，腹痛などの消化器症状がある場合は，症状が消失するまで服用を中止する。
ビグアナイド薬	乳酸アシドーシスが誘発される可能性があるので，シックデイの間は服用を中止する。
チアゾリジン薬	シックデイの間は服用を中止する。短期間の中止は薬効に影響しない。
DPP-4阻害薬	単独投与であれば継続可能だが，腎機能低下時は注意。臨床データが少ないため，高齢者では慎重を期し減量または中止も考慮する。
SGLT2阻害薬	食欲不振，発熱，嘔吐，下痢など脱水を起こしやすいときには服用を中止する。

〔相沢政明，他：薬局，62（13）：3850-3854，2011より改変〕

て，あらかじめ服薬指導しておくことが必要である。

　糖尿病性腎症の頻度を調査した JDDM10 (Japan Diabetes Clinical Data Management Study Group10) による報告では，2 型糖尿病症例の少なくとも 31.6% が早期腎症を，10.5% が顕性腎症を合併していることが示唆されている[8]。そのため，糖尿病治療を考える際は常に腎機能低下を考慮した薬剤選択や投与設計を行う必要がある。また，服薬指導においても患者やその家族などに低血糖の可能性やその対処法について十分説明しておく必要がある。

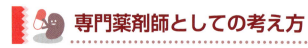

薬学的介入とその後の経過

　腎不全の鑑別を行うにあたって腎不全の経過が不明の場合，腎機能の低下が慢性かあるいは急性かの鑑別が必要となる。患者は糖尿病の罹病期間が長く，以前に蛋白尿を指摘されているため，ある程度進行した糖尿病性腎症を合併していることが推察される。しかし，問診でのエピソードや画像所見，尿・血液検査からFE$_{Na}$が0.49％と低値で脱水症状がうかがわれることから，糖尿病性腎症に腎前性の要因が加わり，急性腎不全を発症したと判断された。さらに，脱水状態でのARBの服用も腎不全発症の要因の一つとして考えられた。内服薬は入院時にすべて中止とし，輸液療法を継続したところ，入院3日目にはBUN30.5mg/dL，クレアチニン1.26mg/dLと改善がみられ，点滴を終了した。

　低血糖症状は入院2日目まで遷延したが，その後は食事摂取の改善に伴って血糖値の上昇がみられた。糖尿病薬の再開にあたっては，依然，腎機能はG3aと軽度から中等度の低下がみられ，さらに患者の病歴を考慮すると今後も著明な改善は望めないと考えられるため，腎不全を考慮した薬剤の選択が必要となる。高齢者，軽度腎機能低下は重篤な低血糖を起こす患者の特徴の一つであり，また，慢性腎不全は急性腎不全を発症するリスク要因であるため，アマリール®のような活性代謝物が腎排泄性でインスリン分泌を促すSU薬の使用は避けるべきと考えられる。

　患者にはDPP-4阻害薬の中でも比較的肝代謝の寄与が高いエクア®（ビルダグリプチン）が開始された。DPP-4阻害薬は摂食時に消化管より分泌されるインクレチンの働きを強めてインスリンの分泌量を増やしさらにグルカゴンの分泌を抑えて血糖低下作用を発揮する薬剤であり，単剤投与では比較的低血糖を起こしにくい薬剤である。単剤投与では血糖コントロールが改善されない患者には他の作用機序を持つ薬剤を併用する必要があるが，やむをえずSU薬を使用しなければならない場合は，できるだけSU薬の使用を少量に留め，患者に対しては十分に低血糖や補食について理解させることが必要である。実際，今回の症例においても，薬剤師による面談時に低血糖症状について尋ねたところ「低血糖？　何のこと？　低血圧とは違うの？」とまったく理解がなく，糖尿病薬を服用していることは認識しているが「副作用など詳しい説明は聞いていない」とのことであった。このように，必要な知識を持っていないまま糖尿病薬を服用している患者も多いと考えられる。

　患者は，ビルダグリプチン開始翌日までは比較的血糖値が高めであったが，その後は良好に推移し，入院から6日目にはBUN26.9mg/dL，クレアチニン1.07mg/dLまで腎機能が改善，血糖コントロールともに安定したため退院となった。

本症例におけるサマリー記載例

日本腎臓病薬物療法学会における腎臓病薬物療法認定薬剤師の申請に必要な自験例の記載例を示す。

症例の通し番号	1	患者年齢	79歳	患者性別	男性
症例タイトル		腎機能低下に伴い生じたSU薬による低血糖			
自ら関与した期間および回数 （開始年月日～終了年月日・回数）	期間				
	回数				

【要約】

糖尿病患者が低血糖による意識障害にて救急搬送された。感冒症状により食欲不振が続くもSU薬など内服薬を継続していた事と血清Cr値が2.41mg/dLと著明な腎機能低下があり薬剤排泄が遅延した事が主な要因と考えられた。ブドウ糖投与後、意識障害は改善も低血糖が遷延、腎不全精査加療も含め入院となった。

画像所見では高度な腎の萎縮、水腎症は認めず。問診時のエピソードや尿・血液検査にてFE$_{Na}$が0.49％と低値であり脱水状態であると考えられた。さらに、患者の罹病歴より糖尿病性腎症の既往が窺われ、これに腎前性の要因が加わり腎不全が悪化したと考えられた。また、薬剤師による内服薬確認にてARBを服用している事が判明。脱水状態でのARB服用も急性腎不全の要因として考えられた。内服薬を全て中止し輸液療法を継続したところ、入院3日目にはCr値が1.26mg/dLと改善がみられ点滴を終了した。

低血糖は入院2日目まで遷延も、その後は食事摂取の改善に伴い血糖値が上昇。糖尿病薬の再開あたっては、高齢者、軽度腎機能低下は重篤な低血糖や急性腎不全症のリスク要因であり、医師と相談の上、これまでのSU薬の使用を避け、ビルダグリプチン50mgが内服開始となった。

今回の低血糖発症の要因には患者の糖尿病に関する病識不足があると考えられ、低血糖症状や補食方法、シックデイの対応について指導した。

入院から6日目にはCr値が1.07mg/dLまで腎機能が改善、血糖コントロールも安定したため退院となった。

引用文献

1) 和田健太朗：急性腎不全への薬物を中心にした治療．レジデントノート，9（7）：1019-1026，2007
2) 清元秀泰，他：急性腎障害（AKI）の診療保存的治療（薬物療法などを含む）．Modern Physician，31：95-99，2011
3) 中島光好，他：健常成人男子におけるグリメピリド（HOE490）朝食直前単回経口投与時の安全性，薬理作用および薬物動態の検討．臨床医薬，9（3）：503-522，1993
4) Badian M, et al：Pharmacokinetics and pharmacodynamics of the hydroxymetabolite of glimepiride（AmarylR）after intravenous administration. Drug MetaboL Drug Interact, 13（1）：69-85, 1996
5) 日本腎臓病薬物療法学会・編：腎臓病薬物療法専門・認定薬剤師テキスト．じほう，p380，2013
6) インクレチン（GLP-1受容体作動薬とDPP-4阻害薬）の適正使用に関する委員会：インクレチンとSU薬の適正使用について．2011（https://www.nittokyo.or.jp/modules/information/index.php?content_id=19 2019年6月閲覧）
7) 相沢政明，他：シックデイのときの血糖降下薬の用量設定は？．薬局，62（13）：3850-3854，2011
8) Yokoyama H, et al：Japan Diabetes Clinical Data Management Study Group. Microalbuminuria is common in Japanese type 2 diabetic patients：a nationwide survey from the Japan Diabetes Clinical Data Management Study Group（JDDM 10）. Diabetes Care, 30：989-992, 2007

（津川　透，山田成樹）

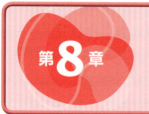

第8章 透析導入遅延を目的に薬物療法適正化と腎臓病療養指導に介入した糖尿病性腎臓病の症例

この章のゴール

- 糖尿病性腎臓病（diabetic kidney disease：DKD）の概念を説明できる
- CKD患者の血糖管理目標値について説明できる
- CKD患者の血圧管理目標値について説明できる
- CKD患者の食事療法の管理目標について説明できる

Keyword

糖尿病性腎臓病（DKD），糖尿病性腎症，高血圧，ACE阻害薬，ARB，腎臓病療養指導，蛋白質制限

症例

患者情報

- **患者**：74歳，女性，身長158cm，体重49kg
- **入副作用・アレルギー歴**：なし
- **既往歴**：50歳代〜糖尿病，高血圧，脂質異常症，65歳；狭心症
- **嗜好**：喫煙なし，飲酒なし
- **OTC・健康食品服用歴**：なし

現病歴

　50歳代より糖尿病，高血圧，脂質異常症のため近医にて加療中の糖尿病性腎臓病（diabetic kidney disease：DKD）患者。血清クレアチニン（S-Cr）値上昇に伴い当院腎臓内科に紹介となった。紹介時のS-Cr値は1.15mg/dL，推算糸球体濾過量（eGFR）は35.9mL/min/1.73m^{2}であったが，紹介後1年間でeGFRが26.4mL/min/1.73m^{2}に低下した。GFR低下速度が9.5mL/min/1.73m^2/年であることから，24か月程度で透析導入の可能性があった。内服治療中にもかかわらず血圧，血

第8章 透析導入遅延を目的に薬物療法適正化と腎臓病療養指導に介入した糖尿病性腎臓病の症例

清リン値，血清カリウム値の変動が大きく，血圧手帳の記載も忘れがちであるため，腎臓病教室の受講を勧められた。

腎臓病教室では，医師・薬剤師・看護師・管理栄養士・臨床検査技師より病気と治療について説明を受け，これまで現実味のなかった透析について知り，今後の不安から落涙された。教室後に担当スタッフでカンファレンスを行い，次回外来診察前に内服状況を確認するため薬剤師と面談することとなった。

薬歴

- アテレック®錠（10mg）　　　　　　　　　　　　1回1錠　1日2回　朝・夕食後
- アジルバ®錠（10mg）　　　　　　　　　　　　　1回1錠　1日1回　朝食後
- ワソラン®錠（40mg）　　　　　　　　　　　　　1回1錠　1日3回　毎食後
- キックリン®カプセル（250mg）　　　　　　　　　1回3cap　1日3回　毎食直前
- ケイキサレート®ドライシロップ76%（3.27g/包）　1回1包　1日3回　毎食後
- アミティーザ®カプセル（24μg）　　　　　　　　　1回1cap　1日1回　夕食後
- テネリア®錠（20mg）　　　　　　　　　　　　　1回1錠　1日1回　朝食後
- シュアポスト®錠（0.25mg）　　　　　　　　　　 1回1錠　1日3回　毎食直前
- リピトール®錠（10mg）　　　　　　　　　　　　1回1錠　1日1回　就寝前

臨床検査所見

【血算】

WBC	$4.1 \times 10^3/\mu L$	Hb	10.9g/dL	Plt	$20.0 \times 10^4/\mu L$

【生化学】

フェリチン	19.0ng/mL	HbA1c	6.1%	ALB	4.2g/dL
AST	19IU/L	ALT	21IU/L	CPK	60IU/L
S-Cr	1.52mg/dL	BUN	28.7mg/dL	eGFR	26.4mL/min/1.73m²
UA	5.4mg/dL	Na	139mEq/L	K	5.8mEq/L
Cl	106mEq/L	IP	4.8mg/dL	Ca	8.9mg/dL
尿蛋白	（±）	血尿	（−）		

バイタルサイン

BP	155/91mmHg	HR	71回/min

【その他】

認知機能	正常	ADL	自立	DASC-8	10点

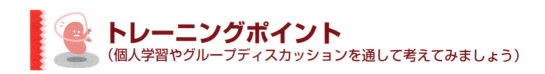

トレーニングポイント
（個人学習やグループディスカッションを通して考えてみましょう）

1. 本症例は糖尿病性腎症のどの病期分類にあてはまるだろうか？

2. 本症例の血糖管理目標値はどの程度が適切で，どのような薬剤選択が考えられるだろうか？

3. 本症例の血圧管理目標値はどの程度が適切で，どのような薬剤選択が考えられるだろうか？

4. 本症例の食事療法基準はどの程度が適切で，どのような工夫が可能だろうか？

専門薬剤師としての薬学的介入

　本症例は病識の欠如とアドヒアランス低下によりCKDの進展が速いことが考えられた。腎臓病教室後のカンファレンスでは，次回外来診察前に薬剤師による面談を行い，教室の振り返りと治療継続上の問題点を確認するように依頼を受けた。アドヒアランス低下の理由にはどのようなことが考えられるだろうか？　腎機能低下とライフステージに合わせた薬物療法について考察し，処方変更について検討してみよう。

第8章 透析導入遅延を目的に薬物療法適正化と腎臓病療養指導に介入した糖尿病性腎臓病の症例

解　説

本邦の透析導入理由と薬剤師が介入する意義

　本邦の透析患者数は約33万人にのぼり，その数は年々増加している．主な透析導入理由は糖尿病性腎症，慢性糸球体腎炎，腎硬化症であり，医師，薬剤師，看護師，管理栄養士等による腎臓病療養指導により透析導入を阻止・遅延することが望まれる[1)]。

　薬剤師は，薬物療法の意義や服用上の注意点を説明しアドヒアランス向上に努めるだけでなく，患者にとって適正で継続可能な薬物療法に関与することが重要である．また，患者の担当・かかりつけ薬剤師として継続的に関わる機会も多いため，食事や運動などの生活指導を実施したり，管理栄養士による食事指導につなげたりすることも重要である．

糖尿病性腎臓病（diabetic kidney disease：DKD）（トレーニングポイント❶）

　糖尿病性腎症は糖尿病歴を有する患者にアルブミン尿の出現と増加を経て糸球体濾過量（GFR）低下に至る疾患であり，糖尿病性糸球体硬化症という組織学的特徴を有する[2)]。近年の2型糖尿病患者の増加に伴い，臨床所見が一致し，他の腎疾患が疑われない腎生検未実施例も糖尿病性腎症と診断される．

　糖尿病性腎症の病期分類は，GFR30mL/min/1.73m² 以上では蛋白尿区分A1（正常アルブミン尿）を腎症前期，A2（微量アルブミン尿）を早期腎症期，A3（顕性アルブミン尿）を顕性腎症期と判定し，GFR30mL/min/1.73m² 未満では蛋白尿区分によらず腎不全期と判定する（図1）[3)]。

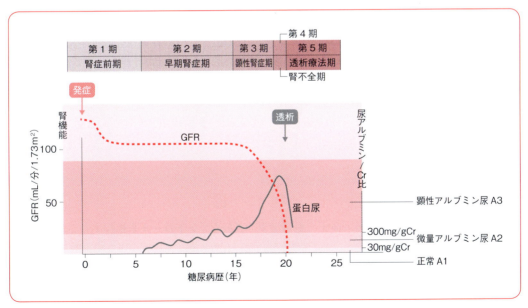

図1　糖尿病性腎症の臨床経過

〔槙野博文：糖尿病性腎症−発症・進展機序と治療．診断と治療社，p192, 1999 より改変〕

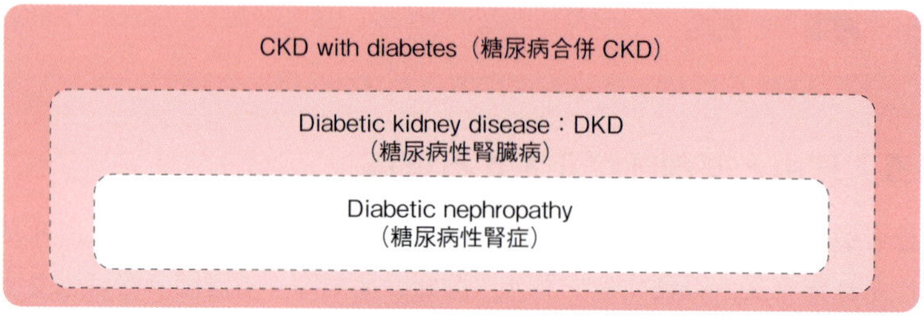

DKDは典型的な糖尿病性腎症に加え，顕性アルブミン尿を伴わないまま GFR が低下する非典型的な糖尿病関連腎疾患を含む概念である。さらに糖尿病合併 CKD は，糖尿病と直接関連しない腎疾患（IgA 腎症，PKD など）患者が糖尿病を合併した場合を含む，より広い概念である（糖尿病性腎症，DKD，糖尿病合併 CKD は現時点で厳密に鑑別することは必ずしも容易ではなく，境界は破線で示した）。

図2 DKDの概念図
〔日本腎臓学会・編：エビデンスに基づく CKD 診療ガイドライン 2018. 東京医学社, p104, 2018 より引用〕

このような典型的な経過では，アルブミン尿の出現と増加を経て GFR が低下する。一方で，正常アルブミン尿の2型糖尿病患者の11.4％がeGFR60mL/min/1.73m^{2}未満であり，正常アルブミン尿のまま GFR 低下を認める非典型例も存在する[4]。

非典型例が存在する理由の一つとして，ACE 阻害薬や ARB などのレニン・アンジオテンシン系阻害薬，糖尿病治療薬，スタチンの使用率増加に伴い，収縮期血圧，HbA1c，LDL-C が低下した結果，アルブミン尿が減少したことが考えられている[5]。一方で，アルブミン尿が少ない状態でのGFR 低下が，糖尿病性腎症に伴う糖尿病細小血管合併症によるものであるのか，加齢や高血圧を背景とした動脈硬化性疾患に関連しているのかはわかっておらず，病態と治療法の解明が求められている。

そのような背景の中，典型例（糖尿病性腎症）と非典型例を合わせた包括的な概念として日本腎臓学会と日本糖尿病学会により DKD の概念が導入された（**図2**）[6]。腎生検で確定診断を得た糖尿病性腎症と，腎生検未実施で糖尿病性腎症と診断された患者を合わせた枠組みとして DKD と判定される。また，IgA 腎症や多発性のう胞腎などの腎症を有する患者に糖尿病を合併した場合としてCKD with diabetes（糖尿病合併 CKD）が設定された。これらの境界は現状ではあいまいであるため，破線で記されている。DKD 治療において，糖尿病性腎症と DKD を区別する必要があるか，血糖値と血圧の管理目標値や薬剤選択に違いがあるかについて検討していくことが今後の課題である。

CKD 患者の血糖管理（トレーニングポイント❷）

糖尿病の治療は血糖値・体重・血圧・血清脂質の良好なコントロールを維持することで，糖尿病細小血管合併症（網膜症，腎症，神経障害）と動脈硬化性疾患（冠動脈疾患，脳血管障害，末梢動脈性疾患）の発症や進展を阻止し，健康な人と変わらない QOL の維持と寿命を確保することである[3]。

エビデンスに基づく CKD 診療ガイドライン 2018 では，糖尿病を伴う CKD 患者の早期腎症から顕性腎症への進行を抑制するため HbA1c を7.0％未満とし，体重，血圧，血清脂質をガイドライン推奨値に管理するために，生活指導や薬物療法を実施する集約的治療を推奨している[6]。

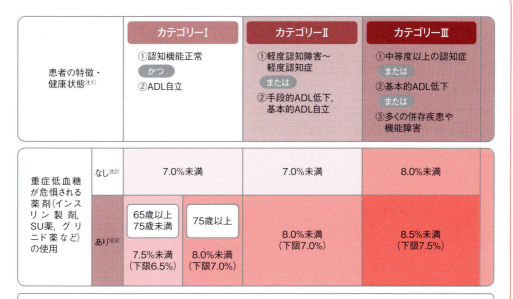

図3 高齢者糖尿病の血糖コントロール目標（HbA1c値）
〔日本老年医学会・日本糖尿病学会 編・著：高齢者糖尿病診療ガイドライン2017．南江堂，p46, 2017より転載〕

　一方，厳格な血糖管理による低血糖の発現は，死亡，認知機能低下，うつ，QOL低下，転倒による予期せぬ骨折につながるため，患者個々に応じた目標設定が重要である[6, 7]。

　高齢者は食事摂取量のばらつきや，認知機能低下による服薬管理の煩雑さにより低血糖をきたしやすい。高齢者糖尿病診療ガイドライン2017では，重症低血糖の発現が危惧されるインスリン，SU薬，グリニド薬使用の有無および認知機能，ADLに応じてHbA1cの目標に上限と下限を設定しており，行き過ぎた管理目標による低血糖発現に注意を払っている（図3）[8]。

　腎機能低下患者においては，腎機能に合わせた薬剤選択と投与量設計に注意を払う必要がある。GFR30mL/min未満の患者では，患者の腎機能によりビグアナイド薬，チアゾリジン薬，SU薬，一部のグリニド薬，一部のDPP-4阻害薬，一部のGLP-1受容体作動薬は禁忌であり，SGLT2阻害薬はHbA1c低下作用が期待できないため投与しないとされている。また，末期腎不全ではインス

> **memo: SGLT2阻害薬による腎保護作用について**
>
> 　近年，SGLT2阻害薬によるCKD進展予防効果について研究が進んでいる。顕性腎症を呈する2型糖尿病患者を対象にしたカナグリフロジンのCREDENCE試験では，主要評価項目（末期腎不全・S-Cr値の倍化・腎/心血管死）でプラセボと比較して30%の有意なリスク低下が報告されている[19]。SGLT2阻害薬による腎保護効果の機序については，TGF (Tubulo-glomerular Feedback) を介した糸球体内圧低下作用や，尿細管細胞での過剰なグルコースの曝露を抑制する作用などが考えられている。

リンのクリアランスも低下するため，低血糖のリスクは上昇する。腎機能を確認せずに糖尿病治療薬を漫然と投与することは重症低血糖につながる可能性があるため注意が必要である[9]（腎機能に合わせた糖尿病治療薬の薬物投与設計は第7章を参照）。

　薬剤交付時には低血糖発現時の対応やシックデイルールを説明することで，低血糖の未然防止と重症化回避に努めることが重要である。薬剤が一包化されている場合には低血糖やシックデイの際に患者が対応することが困難となるため，薬剤名と写真・刻印を記載した指導書を交付したり，糖尿病治療薬を一包化から外したりするなど，患者に合わせた対応を検討する必要がある。また，低血糖やシックデイはいつ発症するかわからないため，定期的に説明を実施する体制作りも重要である。

糖尿病を伴う CKD 患者の血圧管理（🧠トレーニングポイント❸）

　CKD患者の血圧管理は，末期腎不全への進展とCVD発症予防のため重要である[2]。診察室の血圧はGFR低下速度と相関することが報告されており[10]，生活指導と薬物療法により適正血圧まで下げることが重要である。降圧目標の達成にはまずは適切な塩分3〜6g/dayに制限するなどの食事療法が重要である。

　食事療法を行っても血圧が改善しない場合には薬物療法が行われる。エビデンスに基づくCKD診療ガイドライン2018では，降圧目標値は年齢および糖尿病と蛋白尿の有無により定められている（**表1**）[6]。糖尿病合併や蛋白尿区分A2またはA3のCKD患者では，蛋白尿減少を目的にACE阻害薬，ARBを第一選択とすることが推奨されている。一方，糖尿病も蛋白尿も有さないCKD患者においてはACE阻害薬，ARBだけでなく，カルシウム拮抗薬やサイアザイド系利尿薬も推奨されている[6]。

　ACE阻害薬，ARBはCKD進展予防効果が示されており頻用されている[11, 12]。一方で，服用開始2か月以内のGFR低下やS-Cr値10〜30%の上昇は腎予後悪化につながることや[13, 14]，末期腎不全患者が服用中のARBをカルシウム拮抗薬に変更することでeGFRが上昇することが報告されている[15]。さらに，末期腎不全患者はカリウム排泄能が低下しているため，ACE阻害薬，ARBのカリウム保持作用により高カリウム血症の重症化が懸念される[16]。75歳以上の高齢CKD患者では脱水や虚血に対する脆弱性を考慮し，カルシウム拮抗薬を使用することも推奨されており[6]，安易なACE阻害薬やARBの使用は避けるべきである。

第8章　透析導入遅延を目的に薬物療法適正化と腎臓病療養指導に介入した糖尿病性腎臓病の症例

表1　CKD患者の降圧目標

		75歳未満	75歳以上
糖尿病（−）	蛋白尿（−）	140/90 mmHg 未満	150/90 mmHg 未満
	蛋白尿（＋）	130/80 mmHg 未満	150/90 mmHg 未満
糖尿病（＋）		130/80 mmHg 未満	150/90 mmHg 未満

・75歳未満では，CKDステージを問わず，糖尿病および蛋白尿の有無により降圧基準を定めた。
・蛋白尿については，軽度尿蛋白（0.15g/gCr）以上を「蛋白尿あり」と判定する。
・75歳以上では，起立性低血圧やAKIなどの有害事象がなければ，140/90mmHg未満への降圧を目指す。
〔日本腎臓学会・編：エビデンスに基づくCKD診療ガイドライン2018. 東京医学社, p24, 2018より引用〕

表2　CKDステージによる食事療法基準

ステージ（GFR）	エネルギー （kcal/kgBW/日）	たんぱく質 （g/kgBW/日）	食塩 （g/日）	カリウム （mg/日）
ステージ1（GFR≧90）	25〜35	過剰な摂取をしない	3≦　＜6	制限なし
ステージ2（GFR 60〜89）		過剰な摂取をしない		制限なし
ステージ3a（GFR 45〜59）		0.8〜1.0		制限なし
ステージ3b（GFR 30〜44）		0.6〜0.8		≦2,000
ステージ4（GFR 15〜29）		0.6〜0.8		≦1,500
ステージ5（GFR＜15）		0.6〜0.8		≦1,500
5D（透析療法中）		別表		

注：エネルギーや栄養素は，適正な量を設定するために，合併する疾患（糖尿病，肥満など）のガイドラインなどを
　　参照して病態に応じて調整する。性別，年齢，身体活動度などにより異なる。
注：体重は基本的に標準体重（BMI＝22）を用いる。
〔日本腎臓学会・編：慢性腎臓病に対する食事療法基準2014年版. 東京医学社, p2, 2014より引用〕

表3　CKDステージによる食事療法基準

ステージ 5D	エネルギー （kcal/kgBW/日）	たんぱく質 （g/kgBW/日）	食塩 （g/日）	水分	カリウム （mg/日）	リン （mg/日）
血液透析 （週3回）	30〜35[注1, 2]	0.9〜1.2[注1]	＜6[注3]	できるだけ少なく	≦2,000	≦たんぱく質（g）×15
腹膜透析	30〜35[注1, 2, 4]	0.9〜1.2[注1]	PD除水量（L）×7.5＋尿量（L）×5	PD除水量＋尿量	制限なし[注5]	≦たんぱく質（g）×15

注1）体重は基本的に標準体重（BMI＝22）を用いる。
注2）性別，年齢，合併症，身体活動度により異なる。
注3）尿量，身体活動度，体格，栄養状態，透析間体重増加を考慮して適宜調整する。
注4）腹膜吸収ブドウ糖からエネルギー分を差し引く。
注5）高カリウム血症を認める場合には血液透析同様に制限する。
〔日本腎臓学会・編：慢性腎臓病に対する食事療法基準2014年版. 東京医学社, p2, 2014より引用〕

CKD患者の食事療法（トレーニングポイント4）

　CKD患者が良好な治療効果を得るためには食事療法への介入も重要である。CKDステージG3の患者に対する定期的な食事指導はGFR低下抑制効果が示されており[17]，管理栄養士が介入することは有用である。一方で，管理栄養士が常に説明・相談に応需できる施設は限られており，患者と接する機会が多い薬剤師が，腎臓病療養指導士や腎臓病薬物療法専門・認定薬剤師としての知識を持って情報提供を行うことは極めて重要である。

　慢性腎臓病に対する食事療法基準2014年版では，CKDステージ毎のエネルギー・蛋白質・食塩・カリウムについて摂取量が定められている（表2，3）[18]。

　蛋白質制限は，蛋白質過剰摂取による糸球体過剰濾過や尿毒症物質の蓄積を予防することを目的に設定されている[18]。一方で，蛋白質制限のみを重視した指導により，高齢CKD患者のサルコペニアやフレイルにつながらないように配慮することも重要である[6]。食事指導は患者の背景を踏まえたうえで，腎臓専門医と管理栄養士を含む医療チームで協議のうえ，実施することが望ましい。

　血清カリウム値が5.5mEq/Lを超える患者では，食事の工夫によるカリウム制限が重要である。フルーツなどからのカリウムの直接摂取を制限したり，野菜や根菜類をゆでこぼしたうえで摂取したりする工夫が可能である。一方で，血清カリウム値の上昇にはレニン・アンジオテンシン・アルドステロン系阻害薬によるカリウム保持やST合剤によるカリウム排泄阻害など，薬剤による影響を受けている場合もあるため，薬剤師の視点に立った介入も忘れてはならない。

専門薬剤師としての考え方

薬学的介入とその後の経過

　本症例のGFR低下速度は9.5mL/min/1.73m^2/年であり，24か月程度で透析導入の可能性があった．患者との面談の結果，GFR低下速度への対応としてアドヒアランスの改善が急務であると考えられた．

　アドヒアランス低下の原因として，①病識が乏しく，食事療法や薬物療法を継続できていないこと，②服用薬剤が9種類，用法が7種類と多く，管理が複雑であること，③ブリストル便形状スケール2の便秘があり薬剤の影響が疑われること，の3点があげられた．また，年齢が74歳であり，各種ガイドラインで治療目標が変更となる75歳に近づいていることや，CKDステージG4の高度腎機能低下になったことから，薬物療法を全体的に見直す時期であると判断した．

　原因①については，腎臓病教室の疑問点を確認したうえで，個別栄養指導の実施を医師に依頼した．また高リン血症による血管石灰化や高カリウム血症による心血管疾患（CVD）発症の危険性について説明し，治療を行う意義を説明した．

　原因②については，各症状の管理目標について医師と協議したうえで，治療内容を以下のように検討した．

　血圧はエビデンスに基づくCKD診療ガイドライン2018における75歳以上の管理目標値である150/90mmHgを目標とした．複数の降圧薬が処方されているものの，アドヒアランスが低いこと，およびARBにより腎血流量が低下している可能性を考慮し，ARBの中止を提案し，他の降圧薬は忘れずに服用するように指導を行った．

　血糖値は高齢者糖尿病診療ガイドライン2017を参照し，認知機能，ADL，使用中の糖尿病薬から，HbA1c6.5～7.5％を目標とした．現在のHbA1cは6.1％であり目標下限値を下回っていた．低血糖の既往歴はなかったが，末期腎不全によるインスリンのクリアランス低下や，高齢による低血糖のリスクを懸念し，用法を複雑にしているグリニド薬の中止を提案した．

　原因③について，本症例はリン吸着薬とカリウム吸着薬として2剤の不溶性高分子ポリマーを服用しており，薬剤が膨潤して固まり便秘に影響している可能性が考えられた．また，血清フェリチン値が低く鉄欠乏性貧血も疑われたことから，リン吸着薬を鉄含有製剤であるリオナ®錠に変更するように提案した．カリウム吸着薬の代替案はなく血清カリウム値は5.8mEq/Lと高いことから，カリウム吸着薬を継続する意義について説明を行った．

患者との面談に基づき薬学的考察を行ったうえで医師と協議した結果，処方内容が以下のとおり変更となった。

- アテレック®錠（10mg）　　　　　　　　　　　　　1回1錠　　1日2回　朝・夕食直後
- ワソラン®錠（40mg）　　　　　　　　　　　　　　1回1錠　　1日3回　毎食直後
- リオナ®錠（250mg）　　　　　　　　　　　　　　　1回1錠　　1日3回　毎食直後
- ケイキサレート®ドライシロップ76%（3.27g/包）　　1回1包　　1日3回　毎食直後
- テネリア®錠（20mg）　　　　　　　　　　　　　　1回1錠　　1日1回　朝食直後
- リピトール®錠（10mg）　　　　　　　　　　　　　1回1錠　　1日1回　夕食直後
- アミティーザ®カプセル（24μg）　　　　　　　　　1回1cap　1日1回　夕食直後（適宜調節可）

　アジルバ®錠，シュアポスト®錠は中止し，キックリン®カプセルはリオナ®錠に変更となった。用法は食直後に統一され，アミティーザ®カプセルは排便状況により適宜調節可となった。

　変更3か月後には血圧140/79mmHg，HbA1c6.8%，血清リン値4.7mg/dL，血清カリウム値5.2mEq/Lとなり，その後，下剤なしで排便コントロールが可能となった。薬剤数は9種類から7種類に，用法も7種類から3種類に減少した。

　その後も薬剤交付時には「アドヒアランスの確認」，「検査値とそれに対応する薬剤」，「野菜や果物摂取状況や，調理時の工夫」などについて積極的に声掛けを行った。

　患者の努力もあり，収縮期血圧は130～140mmHg，血清リン値や血清カリウム値などは問題なく推移した。36か月後に内シャントを作成し，透析導入は45か月後であった。薬剤師の薬物療法適正化と継続した腎臓病療養指導により透析導入を遅らせることができた。

第8章　透析導入遅延を目的に薬物療法適正化と腎臓病療養指導に介入した糖尿病性腎臓病の症例

本症例におけるサマリー記載例

日本腎臓病薬物療法学会における腎臓病薬物療法認定薬剤師の申請に必要な自験例の記載例を示す。

症例の通し番号	1	患者年齢	74歳	患者性別	女性
症例タイトル		透析導入遅延を目的に薬物療法適正化と腎臓病療養指導に介入したDKDの症例			
自ら関与した期間および回数 （開始年月日～終了年月日・回数）	期間				
	回数				

【要約】

　腎臓病教室にてS-Cr値1.52mg/dL，eGFR26.4mL/min/1.73m^2，糖尿病，高血圧，高カリウム血症があった74歳女性。GFR低下速度が速く24か月程度で透析導入の可能性があった。腎臓病教室後のカンファレンスにて次回外来診察前に教室の振り返りと治療継続上の問題点の確認を依頼された。面談の結果，①病識が乏しく食事療法が継続できていない，②服用薬剤が9種類，用法が7種類と多く，管理が煩雑，③ブリストル便形状スケール2の便秘があり薬剤の影響が疑われることの3点によるアドヒアランス低下があげられた。薬学的考察に基づき医師と協議した結果，①管理栄養士による食事指導の実施，②降圧目標を150/90mmHg未満とし，腎血流量低下の影響が懸念されるARBの中止。HbA1cが6.1%と低く低血糖のリスクがあるため，グリニド薬を中止，③便秘の副作用のあるキックリン®カプセルの代替案として，血清フェリチン値が低く鉄欠乏性貧血が疑われるため，鉄含有リン吸着薬であるリオナ®錠に変更，以上を提案し実施された。変更3か月後には血圧140/79 mmHg，HbA1c6.8%，血清リン値4.7mg/dL，血清カリウム値5.2mEq/Lとなり，その後，下剤なしで排便コントロールが可能となった。薬剤数は9種類から7種類，用法は7種類から3種類に減少した。透析導入となる45か月後まで，積極的に声かけを行った。薬剤師による薬物療法適正化と継続した腎臓病療養指導により透析導入を遅らせることができた。

引用文献

1）新田孝作，他：わが国の慢性透析療法の現況（2017年12月31日現在）．透析会誌，51：699-766，2018

2）日本腎臓学会・編：CKD診療ガイド2012．東京医学社，pp1-145，2012

3）日本糖尿病学会・編：糖尿病治療ガイド2018-2019．文光堂，pp1-124，2018

4）Yokoyama H, et al：Prevalence of albuminuria and renal insufficiency and associated clinical factors in type 2 diabetes：the Japan Diabetes Clinical Data Management study（JDDM15）．Nephrol Dial Transplant, 24：1212-1219, 2009

5）岡田浩一：糖尿病性腎症と糖尿病性腎臓病．血圧，25：641-645，2018

6）日本腎臓学会・編：エビデンスに基づくCKD診療ガイドライン2018．東京医学社，pp1-133，2018

7）Bonds DE, et al：The association between symptomatic, severe hypoglycaemia and mortality in type 2 diabetes：retrospective epidemiological analysis of the ACCORD study. BMJ, 340：b4909, 2010

8）日本老年医学会，他・編：高齢者糖尿病診療ガイドライン2017．南江堂，2017

9）岩倉敏夫，他：糖尿病治療薬による重症低血糖を発症した2型糖尿病患者135人の解析．糖尿病，55：857-865，2012

10）Bakris GL, et al：Preserving renal function in adults with hypertension and diabetes：a consensus approach. National Kidney Foundation Hypertension and Diabetes Executive Committees Working Group. Am J Kidney Dis, 36：646-661, 2000

11）Lewis EJ, et al：Renoprotective effect of the angiotensin-receptor antagonist irbesartan in patients with nephropathy due to type 2 diabetes. N Engl J Med, 345：851-860, 2001

12) Brenner BM, et al：Effects of losartan on renal and cardiovascular outcomes in patients with type 2 diabetes and nephropathy. N Engl J Med, 345：861-869, 2001

13) Schmidt M, et al：Serum creatinine elevation after renin-angiotensin system blockade and long term cardiorenal risks：cohort study. BMJ, 356：j791, 2017

14) Class CM, et al：Acute change in glomerular filtration rate with inhibition of the renin-angiotensin system does not predict subsequent renal and cardiovascular outcomes. Kidney int, 91：683-690, 2017

15) Ahmed AK, et al：The impact of stopping inhibitors of the renin-angiotensin system in patients with advanced chronic kidney disease. Nephrol Dial Transplant, 25：3977-3982, 2010

16) Hsu TW, et al：Renoprotective effect of renin-angiotensin-aldosterone system blockade in patients with predialysis advanced chronic kidney disease, hypertension, and anemia. JAMA Intern Med, 174：347-354, 2014

17) Yamagata K, et al：Effect of Behavior Modification on Outcome in Early- to Moderate-Stage Chronic Kidney Disease：A Cluster-Randomized Trial. PLoS One, 11 (3)：e0151422, 2016

18) 日本腎臓学会・編：慢性腎臓病に対する食事療法基準2014年版. 日腎会誌, 56：553-599, 2014

19) Perkovic V, et al：Canagliflozin and Renal Outcomes in Type 2 Diabetes and Nephropathy. N Engl J Med, 380 (24)：2295-2306, 2019

（小林　豊）

● **memo** ●

第9章 アシクロビルによる薬剤性腎障害

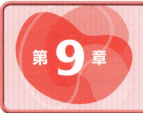

この章のゴール

- 腎前性腎障害の原因薬物と病態について説明できる
- 腎性腎障害の原因薬物と病態について説明できる
- 腎後性腎障害の原因薬物と病態について説明できる
- 腎前性腎障害と腎性腎障害の鑑別法について説明できる
- 薬剤性腎障害の防止対策について説明できる

Keyword

アシクロビル，バラシクロビル，急性腎障害（AKI），薬剤性腎障害（DKI），腎前性腎障害，腎性腎障害，腎後性腎障害，NSAIDs，造影剤，アレルギー性間質性腎炎，シスプラチン

症例[1]

入院時患者情報

- **患者**：80歳代，男性，身長155cm，体重52.9kg
- **主訴**：食思不振，意識障害
- **副作用・アレルギー歴**：なし
- **既往歴**：膀胱がんで手術，慢性心不全，心房細動，肺気腫
- **家族歴**：特記すべき事項なし
- **嗜好**：喫煙なし，飲酒なし
- **職業**：無職
- **OTC・健康食品既往歴**：なし
- **入院時診断名**：急性腎障害

現病歴

近医にて帯状疱疹と診断され，ゾビラックス®（アシクロビル）とメチコバール®（メコバラミン）が処方された。ゾビラックス®服用後7日目に食思不振，意識障害が出現し，8日目に部屋で倒れていたのを発見された。救急要請し当院に救急搬送となった。入院前体重55.7kg，血清クレアチニン（S-Cr）値1.0mg/dL。

薬歴（入院時）

- ゾビラックス®錠（200mg）　　1回1錠　1日3回　毎食後
- メチコバール®錠（500μg）　　1回1錠　1日3回　毎食後
- ラニラピッド®錠（0.1mg）　　1回1錠　1日1回　朝食後
- エナラプリル錠（5mg）　　　　1回1錠　1日1回　朝食後
- アロプリノール錠（100mg）　　1回1錠　1日1回　朝食後
- ラシックス®錠（40mg）　　　　1回1錠　1日1回　朝食後

臨床検査所見（入院時）

【血算】

WBC	6.2×10³/μL	Hb	8.1g/dL	Ht	25.9%
PLT	17.2×10⁴/μL				

【生化学】

CRP	9.09mg/dL	TP	6.9g/dL	ALB	3.3g/dL
AST	83IU/L	ALT	85IU/L	CPK	131IU/mL
BUN	106.1mg/dL	S-Cr	2.38mg/dL	UA	8.7mg/dL
Na	138mEq/L	K	5.5mEq/L	Ca	8.3mg/dL
血清アシクロビル濃度	4.21μg/mL	血清ジゴキシン濃度	2.75ng/mL		

バイタルサイン（入院時）

BP	136/99mmHg	HR	51回/min	BT	36.0℃

原疾患治療および経過

　かかりつけ医での最新のS-Cr値は1.0mg/dLであったが，入院時には2.38mg/dLと急性腎障害（AKI）が疑われた。入院時，意識障害があったため，頭部CTが撮られた。頭部CT所見にて右後頭部葉に陳旧性脳梗塞が認められたが，今回の症状を説明しうるような病変は認められなかった。12誘導心電図検査所見では，心房細動以外の特記すべき所見は認められなかった。胸部X線所見では，心胸比の拡大は認められたが，明らかなうっ血性所見は認められなかった。

　入院時生化学検査で，血中尿素窒素（BUN）およびS-Cr，血清カリウム値が高値を示しておりBUN/Cr＞20であったこと，エナラプリル®が投与されており救急搬送された時期は8月の夏季であったこと，ラシックス®（フロセミド）が併用されているにもかかわらず，尿量が650mL/19hrに減少しており，上記現症などもあわせて急性腎前性AKIの診断となった。

　その原因として脱水だけでなく薬剤性腎障害（DKI）も視野に入れ，医師より原因薬物の探索を依頼された。なお，血清アシクロビル濃度は4.21μg/mL，血清ジゴキシン濃度は2.75ng/mLと，それぞれ高値を示していた。

第9章 アシクロビルによる薬剤性腎障害

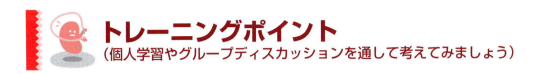

トレーニングポイント
（個人学習やグループディスカッションを通して考えてみましょう）

1. 腎前性腎障害の主な原因薬物をあげ、それぞれどのような原因で腎障害をきたすだろうか？

2. 腎性腎障害の主な原因薬物をあげ、それぞれどのような原因で腎障害をきたすだろうか？

3. アシクロビルによる薬剤性腎障害を防ぐには、どのような点に注意すべきだろうか？

4. 薬剤性腎障害を早期発見するためには、どのようにすればよいだろうか？

専門薬剤師としての薬学的介入

本症例は諸検査より、薬剤性腎障害が疑われると医師より説明があり、その原因薬物を調べてほしいと依頼があった。上記トレーニングポイントを踏まえ、急性腎障害の病態を理解したうえで、原因薬物を探索し、どのような病態分類にあてはまり、対処法をどのように提案すべきか考えてみよう。

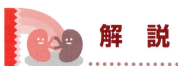

薬剤性腎障害とは

　AKIの定義はKDIGO（Kidney Disease：Improving Global Outcomes）によって「S-Crが基礎値の1.5～1.9倍または0.3mg/dLの増加，尿量が6～12hrで＜0.5mL/kg/hr（体重50kgの人で1日尿量600mL未満）の減少．あるいはそれ以上，重症なもの」と定義されている[2]。AKIは早期発見・早期治療により可逆的に腎機能が回復することが多いが，症状が激烈で治療期間が長引けば慢性化し，透析導入を必要とすることもある．薬剤性腎障害はAKIの20％近くを占めるといわれている．その原因として，

1) 腎臓は体重の1％に満たない臓器であるにもかかわらず循環血の20％，つまり1,500L/day（1L/min）と臓器の重量当たり血流量が最大である．そのため薬物の曝露量が多い．
2) 腎血流量のうち10％，つまり150L/day（100mL/min＝GFR）が細動脈からなる糸球体で濾過されて原尿になる．すなわち細動脈からなるため，虚血の影響を受けやすい．
3) 150L/dayの原尿のうち99％の水分，必要な栄養素を再吸収して1.5L/dayの不要な濃縮尿を生産している．この過程で薬物も再吸収され尿細管上皮細胞に薬物が蓄積しやすく，また尿細管で水が再吸収されると遠位尿細管や集合管で溶解度の低い薬物が結晶化しやすい．
4) 腎臓は免疫反応が起こりやすく，フリーラジカルによる影響を受けやすいため，細動脈の動脈硬化によって容易に腎機能障害を起こす臓器である．

の4点が考えられ，腎障害の分類としては，①腎虚血誘因薬物によって起こる腎前性腎障害，②腎毒性薬物によって起こる尿細管障害・糸球体障害，あるいはアレルギー反応によって発症する尿細管間質障害などによる腎性腎障害，③溶解度の低い薬物が糸球体濾過後，水が再吸収されるために遠位尿細管以降で結晶化して尿量減少をきたす腎後性腎障害の3つに分類される．

薬剤性腎障害の原因薬物とその病態

　薬剤性腎障害の原因薬物はほとんどの総説でNSAIDsと抗菌薬が1, 2位を占め，あわせて50～70％を占める．その他はシスプラチンなどの抗がん薬，造影剤，RAS阻害薬，疾患修飾性DMARDsなどが続く．

　抗菌薬は腎毒性の強いアミノグリコシド系およびアムホテリシンBが尿細管障害を起こし，アレルゲン性の強いβラクタム系抗菌薬やその他の抗菌薬がアレルギー性の尿細管間質障害を起こす（図1）[3]。

1. 腎前性腎障害（🔸トレーニングポイント❶）

　薬剤性AKIの中では約50％と最も頻度が高く，原因薬物としてはNSAIDs，利尿薬，RAS阻害薬，造影剤，カルシニューリン阻害薬，SGLT2阻害薬などがあげられる（図2）[4]。NSAIDsはその中でもAKIになる頻度が高い．患者の背景因子としては，eGFR＜60mL/min/1.73m^2（つまり既存の腎機能低下），高齢者，利尿薬などによる脱水，心不全，高血圧などがあげられている．これらの患者に対して，腎における血管拡張物質PGE2の合成を阻害するNSAIDsを，S-Cr値をモニターすることなく漫然と投与を継続すると，速やかにGFRが低下する（図3）[5]。腎前性腎障害

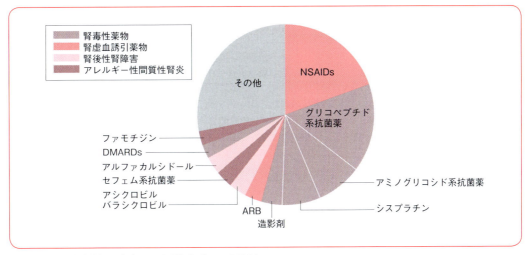

図1 薬剤性急性腎障害の原因薬物（n＝158）

〔和泉 智, 他：日病薬師会誌, 46：989-1008, 2010 を基に作成〕

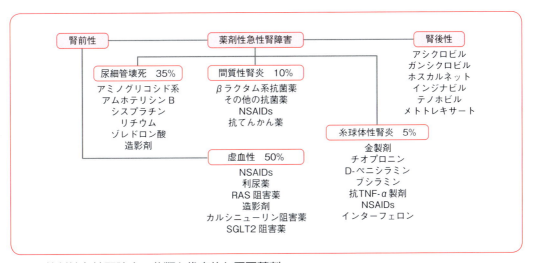

図2 薬剤性急性腎障害の分類と代表的な原因薬剤

〔Thadhani R, et al：N Engl J Med, 344：1448-1460, 1996 より改変〕

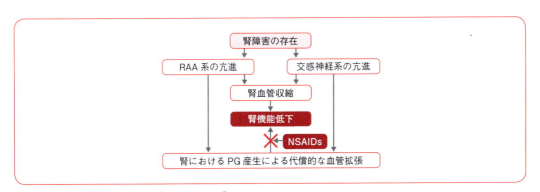

図3 NSAIDsによる腎障害のメカニズム

〔Whelton A：Am J Med, 106：13S-24S, 1999 より引用〕

memo:

腎前性AKIの臨床所見

簡単に脱水を見分ける方法として，眉間をつまみ上げてから離して，周辺の皮膚に戻るまでの速度が長いと脱水状態にあるという目安になる。皮膚緊張が低下している状態のことをツルゴール（皮膚の張り）の低下といい，脱水症状の判断に用いる。ただしこれは参考程度とし，正確に腎前性AKIを見分けるにはGFRの低下，S-Cr値の上昇のほかにFE_{Na}が1％未満，尿浸透圧が500mOsm/L以上，尿中Na濃度＜20mEq/Lがよい指標になる。

FE_{Na} (fractional excretion of sodium)

FE_{Na}＝（尿中Na濃度/血漿Na濃度）/（尿中Cr濃度/血漿Cr濃度）で表される。

腎性AKIで尿中Na濃度が上がれば腎でNaが再吸収されていないことを示し，腎そのものが傷害されているためNaを保持する能力を失い尿中Na排泄率が高くなると考える。一方，腎前性AKIではFE_{Na}が1％未満になる。つまり尿中にNaが排泄されず血漿Na濃度が高いことは，虚血・脱水によってNa濃度が上がっていることを示す。

腎前性AKIではGFRも低下しているため，生体はNaも水も再吸収して虚血・脱水を防ごうとしている。それに腎臓が応えて尿濃縮能を働かせ，老廃物を濃縮した高浸透圧の尿が排泄されるものの，尿中Na濃度は低い。しかし腎性AKIでは尿細管のNa再吸収能が障害されているため，FE_{Na}は2％を超える。FE_{Na}は尿浸透圧（500mOsm/L以上），尿中Na濃度（＜20mEq/L）などの虚血マーカーに比し，感度・特異度も高い。しかし，腎前性AKIをきたす症例には，利尿薬が投与されていることが多く，利尿薬服用患者ではFE_{Na}ではなくFE_{urea}＜35％を指標とする。

FE_{urea} (fractional excretion of urea)

FE_{urea}＝（尿中尿素濃度/血漿尿素濃度）/（尿中Cr濃度/血漿Cr濃度）で表される。

脱水ではS-Cr値よりもBUNが上昇しやすい。これは虚血により尿細管での水の再吸収時に，同時に尿素も再吸収されることによる。そのためBUN/Cr値＞20も脱水の指標として有用である。沈渣は異常ないが硝子円柱がみられることがある。

は一般的に重症度は高くないが，NSAIDsの場合，数週間～数か月で慢性腎不全に至ることがある。

利尿薬は脱水を生じ，SGLT2阻害薬も糖利尿作用によって脱水を生じるため，併用すると血液濃縮によって心筋梗塞・脳梗塞などの致死的疾患の原因になるが，同時に腎機能も悪化させやすい。特に夏季では発汗しやすいものの高齢者は口喝を訴えないことが多く，このような症例で腎虚血誘因薬物を服用中の患者ではAKIを発症しやすい。多くの場合，尿量減少を伴うが，臨床所見に応じて補液すると早期AKIは可逆的なことが多い[6]。

2. 腎性腎障害（🔥トレーニングポイント❷）

アミノグリコシド系抗菌薬，アムホテリシンB，シスプラチン，ゾレドロン酸，造影剤などの腎毒性薬物による尿細管壊死が腎性腎障害で最も多く，腎前性腎障害と異なり尿量減少を伴わない。尿沈渣で顆粒円柱（泥茶色円柱；muddy brown cast）・白血球円柱，尿細管上皮が出現する。また尿細管から逸脱するN-アセチルβ-D-グルコサミニダーゼ（NAG），β_2-ミクログロブリン（BMG），α_1-ミクログロブリンの尿中濃度が上昇し，尿浸透圧低下が特徴的な尿所見である。尿細管による再吸収機能が低下するため多尿になることが多い。

110

アミノグリコシド系抗菌薬は尿細管腔からエンドサイトーシスによって近位尿細管上皮細胞に取り込まれ，さらに細胞内のライソゾームに取り込まれることによってリン脂質症を起こし，ライソゾームが障害されることによって尿細管壊死に至る。腎機能正常者では1回投与によりトラフ値はほぼゼロになるため，尿細管腔を流れない時間が一定時間保障されるため尿細管壊死が回避される。また濃度依存性の殺菌効果を示すため，アミノグリコシド系抗菌薬は1日1回大量投与のほうが，1日数回少量投与に比し殺菌力が強く，かつ腎障害が少なく安全といえる。バンコマイシンは，アミノグリコシド系抗菌薬と併用することによりその腎毒性を強める作用がある。1日1回のアミノグリコシド系抗菌薬の投与時にバンコマイシンを併用してもその影響は軽微であるが，1日複数回投与時のアミノグリコシド系抗菌薬にバンコマイシンを併用すると，低濃度のアミノグリコシド系でも腎毒性が顕著に増すことが知られている（図4）[7]。

βラクタム系抗菌薬，その他の抗菌薬，NSAIDs，抗てんかん薬はアレルゲン性が高く尿細管間

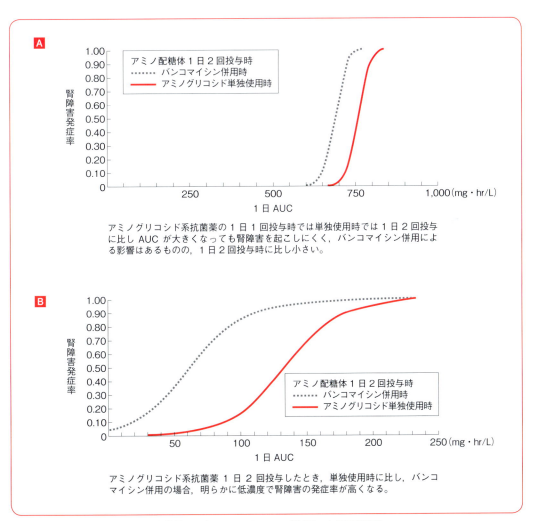

図4 アミノグリコシド系抗菌薬とバンコマイシンの併用による腎障害

〔Ryback MJ, et al：Antimicrob Agents Chemother, 43：1549-1555, 1999 より引用〕

質障害を起こし，いわゆるアレルギー性の間質性腎炎といわれている。被疑薬投与後2週間程度の潜伏期間後に発症，発熱，皮疹，関節痛，腰痛などの全身症状が現れる。高アレルゲン性薬物を中心に原因薬物を検索し，被疑薬物の投与を中止し，重症の場合にはステロイドを短期間投与する。

金製剤，チオプロニン，リチウム，D-ペニシラミン，ブシラミン，抗TNF-α製剤，NSAIDs，インターフェロンも免疫反応により糸球体腎炎を起こす。スタチン薬による横紋筋融解症も腎性腎障害に分類される。

NSAIDsは腎前性腎障害だけでなく間質性腎炎，糸球体腎炎の原因薬物でもある。造影剤も，エンドセリンやアデノシンなどの内因性血管収縮物質濃度の上昇，血管拡張物質であるプロスタグランディン濃度，NO濃度の低下による腎前性腎障害の原因薬物になるだけでなく，フリーラジカルの産生を促すことによっても直接的な尿細管障害を起こす[8]。特に既存の腎機能低下の著しい患者では必要最小限に減量しないと，AKIの発症率は非常に高くなる。腎性腎障害は一般的に重症化しやすく透析導入の原因にもなりやすい。

3. 腎後性腎障害（🔴トレーニングポイント❸）

アシクロビル，ガンシクロビル，ホスカルネット，インジナビル，テノホビルなどの抗ウイルス薬が圧倒的に多く，それ以外にはメトトレキサートが原因薬物になる。薬物の結晶析出のため尿路閉塞により水腎症をきたす。腎排泄性薬物の場合，腎機能に応じた減量をし，他の腎毒性薬物の併用を避ける。注射薬の場合，生理食塩液を前投与し，経口薬の場合は水分摂取を奨励することによって予防可能であり，AKI発症後も輸液によって治癒することが多い。

薬剤性腎障害の予防と早期発見（🔴トレーニングポイント❹）

まず原因薬物の投与中止が必要であることが，すべてのタイプの薬剤性腎障害に共通していえる。腎前性腎障害は高齢者で起こりやすいため，定期的な水分摂取を促す必要がある。RAS阻害薬は糸球体内圧を低下させるためS-Cr値の上昇が軽度（GFRの低下が30％未満）であれば効果ありとして継続使用するが，30％以上の上昇または血清カリウム値が5.5mEq/L以上になれば減量または中止しなければならない。

腎性腎障害の予防は，腎機能低下患者には腎毒性薬物をできるだけ投与せず，代替薬があればそちらを選択することが望ましい。例えばシスプラチンは尿細管の側底膜に発現するOCT2というトランスポーターによって近位尿細管上皮細胞に取り込まれ，腎毒性を現わすが，カルボプラチン，ネダプラチンはOCT2に認識されないため腎障害を起こしにくい。オキサリプラチンはシスプラチン同様，OCT2によって認識され，尿細管上皮細胞に取り込まれるものの，管腔側に発現しているH$^+$/有機カチオンアンチポーターMATE2-Kによって管腔側に効率的に排泄される。そのため尿細管上皮細胞への蓄積が回避され尿細管障害を起こしにくい（**図5**）[9]。シスプラチンの腎毒性を防止するには，生理食塩液によるハイドレーションが最も重要である。

造影剤は腎機能低下にも使用せざるをえないが投与量を必要最小限にし，投与前後に生理食塩液または等張の重曹輸液によってAKI発症を防止可能であるが，造影直後の血液浄化法は全く効果がないことが証明されている。

腎後性腎障害でメトトレキサートとその代謝物は低pH環境で溶解しにくくなるため，投与前，投与中の十分な補液によって尿量を確保し，また重炭酸ナトリウムを用いた尿のアルカリ化によっ

ても予防できる。インジナビルは腎結石を防止するために，通常の生活で摂取する水分に加え，さらに24時間に少なくとも1.5Lの水分を補給することが添付文書に記載されている[10]。

　抗ウイルス薬であるアシクロビルの内服製剤は吸収率が低いなどの理由により，濃度が上昇しにくいために，AKI発症率は最も低いと考えられるが，アシクロビル静注製剤は最も血中濃度が上昇しやすいため，その分，遠位尿細管で高濃度になり結晶が析出しやすい（図6）[11, 12]。そのため輸液速度を延長する，輸液量を増やすことで防止可能と思われる。バラシクロビルはアシクロビル内服製剤に比し，吸収率が高いため，これも十分な飲水を促さないと容易にAKIを発症する。本症例のように，少量の内服アシクロビルで腎後性腎障害を起こしたのは非常に珍しいケースである。

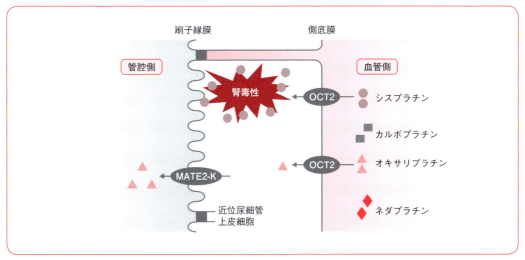

図5　シスプラチンだけが腎毒性が強いのはなぜ？
〔米沢 淳, 他：月刊薬事, 5：725-729, 2009より改変〕

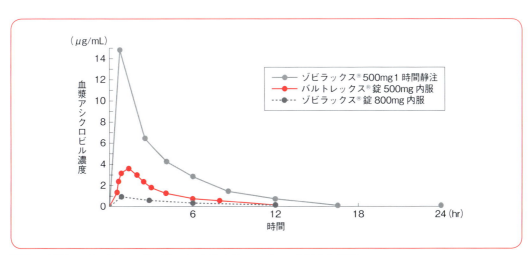

図6　剤形・プロドラッグの違いによる血清アシクロビル濃度推移
※バルトレックス®錠のインタビューフォームより引用
※ゾビラックス®に関してはインタビューフォームの動態パラメータより推算

専門薬剤師としての考え方

薬学的介入とその後の経過

　本症例は，ACE阻害薬のエナラプリル錠が投与され，さらに発汗の多い夏季にラシックス®錠が投与されていた。また80歳代と高齢であり，2.8kgの体重減少が認められた。血液検査結果よりBUN/Crの上昇も顕著であり，腎前性AKIも疑われた。患者の服薬指導時に，ゾビラックス®錠を処方された際，「十分な水分を摂取する」という服用上の注意点の説明を受けていないことも確認した。

　これらのことより，発汗およびエナラプリル＋フロセミド投与に起因する脱水・加齢に伴う口渇感の消失による腎前性AKI，そして水分摂取の推奨を怠っていたことで発症しやすいアシクロビルによる腎後性AKIの両方が関与していることが推察された。これらの原因が重なったため，アシクロビル投与量が低用量でありながら，腎機能が悪化し，意識障害が発症したと考えられたことを医師に説明した。そして，対処法として，速やかな輸液投与により，可逆的に改善することを医師に情報提供した。

　またジゴキシン中毒症状が現れているため，ゾビラックス®錠およびラニラピッド®錠（メチルジゴキシン）の両剤の投与を中止し，血中ジゴキシン濃度の測定を依頼した。なお軽度の肝機能異常，もともとの腎機能が正常であるのに貧血が進行していることも本症例の問題点であったが，今回はAKIの治療を優先した。

　本症例のAKIの原因であるが，併用薬として服用していた薬剤は以前より継続服用していた薬剤であり，これだけではAKIを起こす可能性は低いと考えられた。併用薬とアシクロビルとの相互作用においても，AKIを起こす可能性は低いと考えられた。ただしエナラプリル＋フロセミドが投与されていること，夏季に発汗し脱水になっても十分な水分補給をしなかったことにより腎前性AKIを起こした可能性は否定できない。薬剤師による入院時での服薬指導の聞き取りにおいて，アシクロビルの服用後にこまめな水分補給を行うことの説明を，医師や薬剤師から受けていなかったことが判明した。これらのことより，少量のアシクロビル投与であったにもかかわらず腎後性AKIを発症した珍しいケースと考えられた。また食思不振は，アシクロビルを服用し始めてから，数日経てから起こったと患者からの聞き取りで明らかになった。この時点でジゴキシン中毒が発症していたのではないかと推察された。そして，ジゴキシン中毒に伴う食思不振により脱水が助長し，AKIをさらに進行させたことも考えられた。

　本症例におけるアシクロビルによる腎障害の作用機序は，フロセミド投与および発汗による脱水によって腎前性AKIが進行しているにもかかわらず，飲水量不十分により，遠位尿細管におけるアシクロビルの濃度が溶解度を超えて，アシクロビルが結晶化を起こしたと考えられた。アシクロビルの結晶は尿細管を閉塞させることによって，腎後性腎障害を起こすことが知られている[13]。結晶化ができる要因としては脱水状態であることの他に，急速な静脈注射あるいは輸液量不足などが知られている。

アシクロビルは約75%が未変化体として腎臓から排泄される。そのため，腎機能の程度に応じた投与量，投与間隔を考慮しなければ，高齢者には副作用が起こりやすい。本症例において，帯状疱疹の診断であるならば，添付文書上では1回800mgの用法・用量にて服用しなければならないはずであった。しかし加齢に伴う腎機能低下を考慮し，投与量を大きく下回った投与方法が行われたにもかかわらず，初診時の血清アシクロビル濃度は，4.21μg/mLとかなりの高値であった。血清アシクロビル濃度はアシクロビル錠200mg，800mgを健康成人8人に単回投与すると最高血中濃度は各々，0.63 ± 0.07，0.94 ± 0.23μg/mLになることがインタビューフォームに記載されている[12]。また2.5〜20μg/mL以上で，尿細管で結晶が析出することが報告されており[14]，トラフ値2μg/mL未満が有効治療域とされていることから[15]，本症例の投与中止後12時間後の血清アシクロビル濃度4.21μg/mLはアシクロビルの結晶が析出し，しかも意識障害を起こしうる濃度と考えられた。

本症例においては，腎排泄性のジゴキシンにも注意する必要がある。本症例では血清ジゴキシン濃度も2.75ng/mLと高値であった。血清ジゴキシン濃度が上昇した原因は，アシクロビルの結晶化により尿細管閉塞となり，腎排泄性薬剤であるジゴキシンの排泄が行われなくなったことが原因の一つであると考えられた。そして血清ジゴキシン濃度が高値になると起こるとされている食思不振がさらに強くなり，脱水傾向が増強されるという悪循環になったと考えられた。アシクロビル服用後7日目に食思不振が発症したことは，ジゴキシンの半減期がおよそ36時間と長く，アシクロビルによる腎後性腎障害による腎機能低下によりさらに半減期が延長したため，ジゴキシンの血中濃度が上昇し中毒症状として現れるには，相当な時間がかかったと考えられた。

アシクロビルによる腎機能障害の治療は，アシクロビルの腎機能障害は一過性であり，十分な水分を摂取すること，輸液投与により循環血漿量をあげること，尿への排泄を促すことなどにより重篤化を避けることができる[16]。本症例においても，生理食塩液の投与を行い，十分な循環血液量を図ることにより，早期の腎機能の改善がみられた（図7）[1]。またアシクロビルによる腎機能障

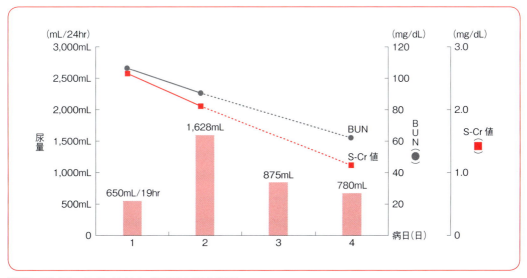

図7　BUN・S-Cr値および尿量の臨床経過
輸液投与によりBUN・S-Cr値が改善傾向になった。また輸液量により尿量の変化がみられた。

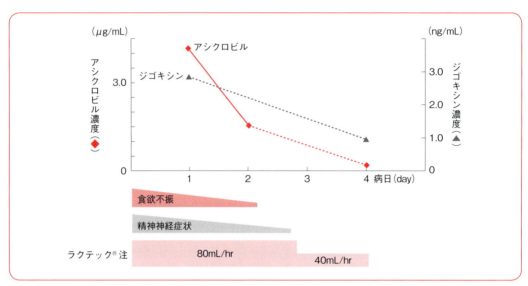

図8 アシクロビル・ジゴキシンの血中濃度推移
輸液投与により，血清アシクロビル，ジゴキシンの濃度が低下し，症状の改善がみられた。

	高齢者に抗ウイルス薬を投与する際の薬剤師のためのチェックリスト			
年齢　　　歳	性別　　男・女	体重　　　Kg		
血清 Cr 値　　　mg/mL				
eGFR　　　mL/min（体重未補正）	CLCr　　　mL/min（Cockcroft-Gault 式）			

①腎機能に応じた服用量かどうか確認をする。

バラシクロビル	クレアチニンクリアランス（mL/min）			
	≧50	30〜49	10〜29	<10
単純疱疹	□500mg を 12 時間毎	□500mg を 12 時間毎	□500mg を 24 時間毎	□500mg を 24 時間毎
帯状疱疹	□1000mg を 8 時間毎	□1000mg を 12 時間毎	□1000mg を 24 時間毎	□500mg を 24 時間毎

アシクロビル	クレアチニンクリアランス（mL/min）		
	>25	10〜25	<10
単純疱疹	□1回200mg を 1 日 5 回	□1回200mg を 1 日 5 回	□1回200mg を 1 日 2 回
帯状疱疹	□1回800mg を 1 日 6 回	□1回800mg を 1 日 3 回	□1回800mg を 1 日 2 回

②診察時に，抗ウイルス薬を服用するうえでの注意点を医師から聞いたか確認する。　□
③薬剤師から，改めて抗ウイルス薬を服用する際の注意事項の説明をする。　□

　　主な注意事項　●服用に際し，多めの水で服用すること
　　　　　　　　　●副作用に，意識低下や吐き気などがある
　　　　　　　　　●尿量が少なくなったなど変化があれば，知らせてもらうように説明する

④併用薬の確認をする。特に NSAIDs がある場合には用法・用量に注意するように説明する。　□

図9 抗ウイルス薬を投与する際の薬剤師のためのチェックリスト
処方監査時や窓口での服薬指導時に，副作用予防対策に用いる。

害を改善させることにより，ジゴキシンの副作用である食思不振が軽減され，第2病日には摂食が可能となったことから，アシクロビルの結晶化による尿細管閉塞が消失し，ジゴキシンも排泄されたと考えられた（**図8**）[1]。

　このように抗ウイルス薬を投与する場合は，十分な水分摂取および利尿のもとに投与を行わなければ腎機能障害を起こし，併用していた薬剤に腎排泄性の薬剤があると排泄されずに，さらなる合併症を引き起こす危険性がある。（**図9**）[1]に，高齢者に抗ウイルス薬を投与する際の薬剤師のためにチェックリストを示す。処方監査時や窓口での服薬指導時において，今回のような症例を未然に防ぐために注意すべき事項を列挙した。

本症例におけるサマリー記載例

　日本腎臓病薬物療法学会における腎臓病薬物療法認定薬剤師の申請に必要な自験例の記載例を示す。

症例の通し番号	1	患者年齢	80歳代	患者性別	男性
症例タイトル		アシクロビルによる薬剤性腎障害			
自ら関与した期間および回数（開始年月日〜終了年月日・回数）		期間			
		回数			

【要約】

　メチルジゴキシン，フロセミドを服用していた高齢者が，近医にて帯状疱疹と診断されアシクロビルが開始となった。添付文書上の腎機能に応じた量よりも減量されたアシクロビルを服用していた。しかし，アシクロビル服用後，食思不振・意識障害で救急搬送され，急性腎障害で入院となった。生化学検査でBUN106.1mg/dLおよびS-Cr2.38mg/dL，血清K値5.5mEq/Lと高値を示し，また来院時現症より，薬剤性腎障害が疑われた。医師より原因薬とその対処法の探索依頼があった。薬剤師による服薬指導により，アシクロビル服用後も，こまめに水分補給を行うことの説明を受けていなかったことが判明した。アシクロビルは，脱水状態で服用すると，尿細管で結晶化し，腎後性腎障害を起こすことが知られ，その対策は十分な輸液投与により，循環血漿量をあげることで可逆的に改善することを説明した。また併用薬の腎排泄性薬剤が蓄積する可能性があるので，メチルジゴキシンの投与を中止し，血中濃度の測定を行うことを依頼した。輸液投与の継続により，徐々に意識が改善し，第7病日に軽快退院となった。アシクロビルを服用する際は，十分な利尿のもと服用をしなければ腎後性腎障害を起こす。併用薬に腎排泄性の薬剤があると排泄されずに，さらなる合併症を引き起こす危険性があるため，薬剤師は，服用上の注意を必ず説明するようにしなければならない。

引用文献

1）森本健幹，他：低用量のアシクロビル投与によって急性腎不全となった高齢者の1例．日臨救医誌，17：468-472，2014

2）Kidney Disease：Improving Global Outcomes（KDIGO）Acute Kidney Injury Work Group：KDIGO Clinical Practice Guideline for Acute Kidney Injury. Kidney Int, Suppl2：1-138, 2012

3）和泉 智，他：高齢者および慢性腎臓病患者への適正な薬物療法に関する調査・研究　薬剤性副作用および薬剤性腎障害の経験等に関する調査．日病薬師会誌，46：989-1008，2010

4）Thadhani R, et al：Acute renal failure. N Engl J Med, 344：1448-1460, 1996

5）Whelton A：Nephrotoxicity of nonsteroidal anti-inflammatory drugs：physiologic foundations and clinical implications. Am J Med, 106：13S-24S, 1999

6) 平田純生，他：薬剤性腎前性急性腎障害～薬剤性腎性急性腎障害との鑑別と原因薬物について～．日腎薬誌，2：3-12，2013

7) Ryback MJ, et al：Prospective evaluation of the effect of an aminoglycoside dosing regimen on rates of observed nephrotoxicity and ototoxicity. Antimicrob Agents Chemother, 43：1549-1555, 1999

8) Katzberg RW：Contrast medium-induced nephrotoxicity：which pathway?. Radiology, 235：252-255, 2005

9) 米澤 淳，他：薬剤師が発信するがん薬物療法のエビデンス　プラチナ系抗がん剤の腎毒性に迫る．月刊薬事，5：725-729，2009

10) Reinecke H, et al：A randomized controlled trial comparing hydration therapy to additional hemodialysis or N-acetylcysteine for the prevention of contrast medium-induced nephropathy：the Dialysis-versus-Diuresis (DVD) Trial. Clin Res Cardiol, 96：130-139, 2007

11) グラクソ・スミスクライン株式会社：バルトレックス錠500インタビューフォーム

12) グラクソ・スミスクライン株式会社：ゾビラックス錠200/400，ゾビラックス点滴静注用250インタビューフォーム

13) Peterslund NA：The Treatment of herpes zoster infections. Scand J Infect Dis, 47：80-84, 1985

14) Sullender WM：Pharmacokinetics of acyclovir suspension in infants and children. Antimicrob Agents Chemother, 31：1722-1726, 1987

15) Feldman S, et al：Excessive serum concentrations of acyclovir and neurotoxicity. J Infect Dis, 157：385-388, 1988

16) Potter JL, et al：Acyclovir crystalluria. Pediatr Infect Dis, 5：710-712, 1986

（森本健幹，平田純生）

● memo ●

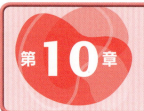

第10章 NSAIDsによる薬剤性腎障害
― CKD患者における疼痛コントロール―

この章のゴール

・薬剤性腎障害を発見できる
・CKD患者の疼痛コントロールの注意点について理解する
・CKD患者の鎮痛薬の使い方を説明できる
・CKD患者のオピオイドの使い方を説明できる

Keyword

血清クレアチニン（S-Cr），コデイン，非ステロイド性鎮痛消炎薬（NSAIDs），疼痛コントロール，アセトアミノフェン，モルヒネ，フェンタニル

症 例

患者情報

- **患者**：80歳代，女性，身長160cm，体重40kg
- **主訴**：食思不振
- **副作用・アレルギー歴**：なし
- **既往歴**：高血圧，狭心症，胃炎
- **家族歴**：特記すべき事項なし
- **嗜好**：喫煙なし，飲酒なし
- **職業**：無職
- **OTC・健康食品服用歴**：なし
- **入院時診断名**：十二指腸乳頭部がん疑い

現病歴

CTで十二指腸乳頭部がんが疑われていたが，高齢ということもあり，経過観察として外来でフォローされていた。腰痛，食欲不振，不眠を訴え来院し，入院となる。

薬歴

- ブロプレス®錠（8mg）　　　　1回1錠　　1日1回　朝食後
- アムロジピン錠（2.5mg）　　　1回1錠　　1日1回　朝食後
- アイトロール®錠（20mg）　　　1回1錠　　1日2回　朝・夕食後
- デパス®錠（0.5mg）　　　　　 1回1錠　　1日2回　朝・夕食後
- セロケン®錠（20mg）　　　　　1回1錠　　1日2回　朝・夕食後
- ネキシウム®カプセル（20mg）　1回1cap　1日1回　夕食後

臨床検査所見

【血算】

WBC	$3.2 \times 10^3/\mu L$	Hb	10.5g/dL	Ht	26.0%
PLT	$22.1 \times 10^4/\mu L$				

【生化学】

TP	6.5g/dL	ALB	3.2g/dL	AST	20IU/L
ALT	22IU/L	BUN	23mg/dL	S-Cr	0.9mg/dL
Ccr	47mL/min	Na	138.7mEq/L	K	3.59mEq/L

バイタルサイン（入院時）

BP	125/87mmHg	HR	51回/min	RR	18回/min
BT	36.7℃				

原疾患治療

入院3日目：疼痛コントロールのため，
- ロキソニン®（60mg）　　　　1回1錠　　1日3回　毎食後
- コデインリン酸塩散10%　　　1回0.3g　 1日3回　毎食後

を開始した。

入院時の血清クレアチニン（S-Cr）値が高めだったため，担当薬剤師よりS-Crの再検査を提案し，S-Cr1.2mg/dL（Ccr35mL/min）であった。

入院6日目：食事は摂取可能であったが，傾眠傾向と両下腿浮腫を認め，S-Cr3.7mg/dL（Ccr11mL/min）であった。

主治医と相談し，

● ロキソニン®中止→アセトアミノフェンに変更
● コデインリン酸塩散10% 0.9g/day→0.6g/dayに減量

で対応した。

入院7日目：呼吸抑制が出現（RR8〜10回/min）

　コデインによる呼吸抑制が疑われたため，ロルファン®の投与を提案し実施となる。ロルファン®投与後は呼吸数が上昇した。

第10章　NSAIDsによる薬剤性腎障害

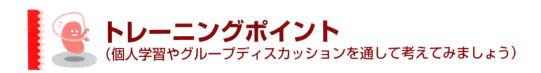

トレーニングポイント
（個人学習やグループディスカッションを通して考えてみましょう）

1. 本症例に対する介入ポイントはどこか？

2. 薬剤性腎障害の原因とそのリスクを評価してみよう。

3. CKD患者における鎮痛薬および鎮痛補助薬の選択を考えてみよう。

4. CKD患者におけるオピオイドの選択を考えてみよう。

専門薬剤師としての薬学的介入

本症例はS-Crの上昇傾向があった患者に対してロキソプロフェンが処方となり、その後もS-Crのさらなる上昇を認め、コデインが原因と考えられる呼吸抑制が出現した。薬剤性腎障害の予防のための介入方法および腎機能障害がある患者の疼痛コントロールにおける薬剤選択を考えてみよう。

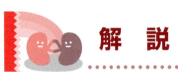
解説

本症例に対する介入ポイント（トレーニングポイント❶）

1. ロキソプロフェン開始時

　入院3日目のS-Crが1.2mg/dLと上昇傾向を認めていた。担当薬剤師（筆者）はS-Crの上昇を認識していたが、慎重な経過観察により対応することとした。結果的にはこの時点でロキソプロフェンを開始しなければ、S-Crの上昇を防止できた可能性もあるため、このようなケースでは主治医と十分協議のうえ、リスクとベネフィットを考慮した判断が重要である。

　また、併用薬としてARBを服用していたが、ACE阻害薬やARB、利尿薬などはNSAIDsと併用することで腎機能障害の副作用リスクが上昇することが示唆されている[1]。したがって、NSAIDsの開始時にはこのような腎障害を惹起する可能性のある併用薬を確認することも重要である[2]。

2. 傾眠傾向および両下腿浮腫の出現時

　入院6日目に傾眠傾向および両下腿浮腫の症状を認め、S-Crは3.7mg/dLとさらに上昇傾向を認めていた。傾眠はコデインによる副作用、両下腿浮腫およびS-Crの上昇はロキソプロフェンによる副作用を疑い、ロキソプロフェンの中止およびコデインを減量した。しかし、翌日には呼吸抑制の副作用が発現したため、コデインからフェンタニルへの変更を早期から検討することで副作用が回避できた可能性がある。

3. 呼吸抑制が出現した場合の対応

　麻薬性鎮痛薬による呼吸抑制の副作用が出現した場合、ナロキソンまたはレバロルファンが拮抗薬として選択される。麻薬性鎮痛薬は半減期が比較的長く、CKD患者ではさらに延長することがある。したがって、これらの拮抗薬の血中濃度が原因薬剤よりも早期に低下し、呼吸抑制が再出現することがある。拮抗薬の追加投与が必要となるケースもあるため、拮抗薬の投与後も呼吸数の慎重なモニタリングが重要である。

4. その後の疼痛コントロールのための薬剤選択

　アセトアミノフェンはCKD患者で最も安全な鎮痛薬と考えられており、さまざまな疾患の疼痛コントロールで第一選択薬とされている[3〜5]。また、CKD患者ではモルヒネの活性代謝物であるモルヒネ-6-グルクロニド（M6G）が蓄積し、傾眠や呼吸抑制などの副作用を起こすことが知られており、CKD患者ではモルヒネの減量により副作用が軽減することが報告されている[6]。このようにCKD患者ではNSAIDsやモルヒネ、コデインなどの副作用が起こりやすいため、各鎮痛薬の特徴を踏まえた薬剤の提案が重要である。

薬剤性腎障害の原因とそのリスク評価（トレーニングポイント❷）

　NSAIDsは薬剤性腎障害の主要な原因薬剤の一つである[7]。特にCKD患者では重篤な腎機能障害につながる可能性があるため注意したい。薬剤性腎障害診療ガイドライン2016では、発症機序

第 10 章　NSAIDs による薬剤性腎障害

を以下の4つに分類している[2]。なお，本ガイドラインはweb上でも閲覧可能である。

1．薬剤性腎障害の発生機序分類

①中毒性

　NSAIDs，アミノグリコシド系抗菌薬，バンコマイシン，シスプラチン，ヨード造影剤などは中毒性の副作用として腎機能障害の報告が多い。また，利尿薬なども薬剤性腎障害を起こすため，併用する場合は注意が必要である[8]。さらに，ピペラシリン / タゾバクタムとバンコマイシンの併用により腎機能障害のリスクが上昇することが報告されている[9]。

②アレルギー性

　アレルギー性で代表的な急性尿細管間質性腎炎は多くの薬剤で発症する可能性があるため予防法はないが，特に頻度が高い抗菌薬では不必要な長期投与を避けることが重要である。また，被疑薬の早期中止により予後が改善する可能性があるため，投与中のS-Cr モニタリングも重要である。副作用を起こす代表的な薬剤として，NSAIDs，抗菌薬，プロトンポンプ阻害薬，H_2受容体拮抗薬，メサラジン，利尿薬，アロプリノール，フェニトインなどが報告されている[10]。βラクタム系抗菌薬では1～2週間と早期に発症するが，NSAIDsでは6～12か月と発症までの期間が長い[10]。

③間接毒性

　NSAIDsやレニン-アンジオテンシン系阻害薬による腎血流量の低下が原因となることが多い。また，夏場の利尿薬による脱水，スタチンによる横紋筋融解症，ビタミンD製剤などによる高カルシウム血症などに続発する腎機能障害も該当する[2]。

④尿路閉塞性

　アシクロビルやバラシクロビルなどの抗ウイルス薬による尿細管内の結晶形成による閉塞が原因とされる。副作用頻度はこれらの薬剤間で違いはないと報告されている[11]。

2．NSAIDs による薬剤性腎障害の特徴

1）NSAIDsは腎虚血による間接毒性の頻度が多く，毒性は用量依存である[12]。

2）被疑薬中止により回復しない腎障害では腎生検の実施を考慮する[2]。

3）NSAIDsによるアレルギー性の間質性腎炎は発疹，発熱，好酸球増加症を伴うことが少なく，診断には腎生検が推奨される[10]。

4）NSAIDsによるアレルギー性の間質性腎炎は交差性を認めるため，同系統のNSAIDsの再投与は避ける[13]。

5）アレルギー性副作用の治療にはステロイドが考慮される[2]。

6）NSAIDsにアシクロビルおよびバラシクロビルが併用されると，腎機能障害の副作用リスクが高まる[14]。

3. 薬剤師の役割

薬剤性腎障害は腎機能障害の大きな原因の一つとされているが，それを特定するための基準や治療法は確立されていない。そのため，薬剤性腎障害が見逃されているケースも多いと考えられている[15]。一方，薬剤性腎障害の予防，早期発見および迅速な治療は，CKDの進行予防のためにも重要とされている[16]。したがって，薬剤師が積極的に薬剤性腎機能障害の早期発見に努めることで，CKDの重症化予防に寄与できると考えられる。

CKD患者における鎮痛薬の選択（●トレーニングポイント③）

1. CKD患者の痛み

CKD患者の疼痛は一般的に起こり，日常生活動作に影響を及ぼすため，その管理は重要である[3]。また，CKD患者では疾患特有の痛み（**表1**）も加わり，疼痛コントロールの重要性は高い。しかし，鎮痛薬の多くが腎機能低下により投与量を調節する必要があり，また投与量も残存腎機能に依存するため，CKD患者の疼痛コントロールを標準化することは難しく，鎮痛薬の投与には注意が必要である[4]。

2. CKD患者へのNSAIDs投与

薬剤性腎障害診療ガイドライン2016では，NSAIDsはCKD患者に対して慎重に投与し，漫然とした継続投与を避けるように記載されている[2]。したがって，アセトアミノフェンが基本的には第一選択となる。

一方，骨転移によるがん性疼痛に対してはランダム化比較試験によりオピオイドにNSAIDsを併用する有用性が示されており，CKD患者であってもNSAIDsが必要とされるケースもあると考えられる[17]。ただし，上記試験は4週間と評価期間が短期的であり，患者のリスクベネフィットを考慮した使用が推奨される[18]。また，NSAIDsの中でもセレコキシブはいくつかの試験で腎機能障害の副作用が少ない可能性が指摘されているが[7]，腎機能低下患者に対して積極的に投与を推奨できる状況にはない。

やむをえずNSAIDsを投与する場合は，患者の痛みの状態，浮腫の有無やS-Crなどをモニターしながら効果と副作用の評価を行い，定期服用から頓用への変更および中止を常に検討する必要がある。また，残存腎機能がある透析患者ではNSAIDsの投与は避けたほうがよいため，透析患者にNSAIDsを投与する場合は，尿量の有無などを確認し，リスクとベネフィットについて医師と十分に議論する必要がある。NSAIDsは腎機能が廃絶している透析患者でも消化器系や循環器系の副作用リスクを増加させるため，なるべく投与を避けることが望ましい[19]。

表1 CKD患者の痛みの原因

- 多発性嚢胞腎，痛風，糖尿病性神経障害，末梢血管障害
- 透析に伴う針やカテーテルの挿入，透析中の筋肉のけいれん
- calciphylaxis，腎硬化性線維症，透析関連アミロイド症，腎性骨ジストロフィー

〔Tawfic Q, et al：J Anaesthesiol Clin Pharmacol, 31：6-13, 2015 より改変〕

第 10 章　NSAIDs による薬剤性腎障害

3．CKD 患者へのアセトアミノフェン投与

　アセトアミノフェンはCKD患者で最も安全な鎮痛薬と考えられており，さまざまな疾患の疼痛コントロールで第一選択薬となっている[3~5]。鎮痛での投与量は糸球体濾過量が60mL/min以下でも1回500～600mgを1日3～4回まで投与可能で，透析患者でも投与量の調節は不要とされている[20]。剤形の種類も多く，バイオアベイラビリティも高いため剤形変更による投与量の調整は必要ない。アセトアミノフェンによる腎機能障害の副作用報告は多数あるが，アスピリンなどとの複合鎮痛薬の連日・長期投薬による場合が多く，アセトアミノフェン単剤で腎機能障害が起こる証拠はないとされている[21]。したがって，CKD患者の鎮痛薬は安全性の観点からアセトアミノフェンが第一選択と考えられる。

4．CKD 患者における鎮痛補助薬

　鎮痛補助薬には抗うつ薬，抗てんかん薬，抗不整脈薬，筋弛緩薬，ステロイドなどが選択されるが，これらの薬剤の効果についてはエビデンスが乏しく，投与方法も確立しておらず，適応外使用となる薬剤が多い[22]。また，CKD患者では投与量の調節が必要な薬剤も含まれるため注意が必要である[3]。抗うつ薬のうち三環系や四環系はCKD患者でも減量の必要はないが，SSRIやSNRI，NaSSAでは投与量の調節が必要となる場合がある。また，ガバペンチンやプレガバリン，メキシレチン，リドカイン，バクロフェンなども減量して投与することが推奨されている[20]。

CKD 患者におけるオピオイドの選択（トレーニングポイント4）

1．CKD 患者におけるオピオイドのエビデンス

　オピオイドはがん性疼痛治療における重要な薬剤であるため，腎不全の存在によりオピオイドの適切な使用を遅らせてはならない。しかし，CKD患者は臨床試験から除外されることが多く，オピオイドに関するCKD患者のデータは限られているため，すべてのオピオイドを注意深く使用すべきである[6]。

　表2にオピオイドの活性代謝物の有無を示した[6,23,24]。活性代謝物のないフェンタニルはCKD患者でも比較的安全に投与できる。一方，活性代謝物が腎臓から排泄されるモルヒネやコデインはCKD患者で蓄積傾向を示すため，投与に注意が必要である。日本腎臓病薬物療法学会が作成している腎機能別薬剤投与方法一覧では，腎機能が低下している場合の薬剤の減量基準としてCcrが60mL/min未満で投与量の調節を必要としている薬剤が多い[20]。また，Kingらはオピオイドの使用においてCcrが30mL/min未満の場合に最も注意すべきとしている[6]。

2．CKD 患者における腎機能に応じたオピオイドの選択

　CKD患者におけるがん性疼痛の研究は少ないが，WHOの鎮痛ラダーを用いることが現実的である。ただし，NSAIDsについては腎機能障害の副作用リスクを考慮して，なるべく避けることが望ましい。

　軽度から中等度の腎機能障害（Ccrが30～89mL/min）患者では，投与量を考慮すればすべてのオピオイドが使用可能とされている。オピオイドの効果，副作用，腎機能をモニターしながら，必要があれば腎機能の影響を受けにくい薬剤に変更する。また，がん悪液質，低蛋白，浮腫などが腎機能評価の誤差を大きくするため注意が必要である[6]。

127

表2 オピオイドの薬物動態とCKD患者への注意点

薬剤名	透析性	尿中未変化体排泄率	主な代謝物（鎮痛活性の有無）	CKD患者への投与
モルヒネ	あり	約8〜10%	M6G（活性あり）	可能なら避ける。
コデイン	あり	約3〜16%	モルヒネ（活性あり）	可能なら避ける。
フェンタニル	なし	約10%	ノルフェンタニル（活性なし）	比較的安全性が高い。
オキシコドン	不明	約5.5〜19%	ノルオキシコドン（活性なし）オキシモルフォン（活性あり）	モルヒネより安全性は高そうだが，エビデンスは不足している。
トラマドール	あり	約30%	O-デスメチルトラマドール（活性あり）N-デスメチルトラマドール（活性なし）	減量して投与可能。
ブプレノルフィン	なし	約1%	ノルブプレノルフィン（弱い活性あり）	比較的安全性が高いが，がん性疼痛に対するエビデンスは少ない。
メサドン	なし	約21%	EDDP（活性なし）	使用経験が豊富な専門家が使用する。
タペンタドール	不明	約3%	タペンタドールO-グルクロニド（活性なし）	FDA*ではCcr<30mL/minへの投与は推奨していない。
ヒドロモルフォン	あり（代謝物）	約3%	H3G（活性あり）	モルヒネより安全性は高そうだが，エビデンスは不足しており，積極的な推奨なし。

＊FDA：Food and Drug Administration.
〔King S, et al：Palliat Med, 25：525-552, 2011, Nagar VR, et al：Pain Med, 18：1416-1449, 2017, Hsu CH, et al：J Pain Symptom Manage, 47：801-805, 2014, 日本緩和医療学会 緩和医療ガイドライン作成委員会：がん疼痛の薬物療法に関するガイドライン2014年版. 金原出版, 2014を基に作成〕

表3 透析患者における鎮痛ラダー

痛みの強さ	薬剤
軽度の痛み	アセトアミノフェン神経因性疼痛のためにガバペンチン，アミトリプチリン±鎮痛補助薬
軽度から中等度の強さの痛み	軽度の痛みの薬剤に加えて，トラマドール，コデイン*
中等度から高度の強さの痛み	軽度の痛みの薬剤に加えて，オキシコドン，ブプレノルフィン，フェンタニル

＊コデインは他の報告では一般的に推奨されていない。
〔Salisbury EM, et al：Postgrad Med J, 85：30-33, 2009より改変〕

　重度腎機能障害（Ccrが30mL/min未満）患者ではフェンタニルを第一選択とする。また，データは十分ではないが，血液透析患者でも投与できるオキシコドン，トラマドール，ヒドロモルフォンの使用が推奨されている[6]。血液透析患者においてはSalisburyらがWHO鎮痛ラダーを改変（**表3**）して，良好な疼痛コントロールができたことを報告している[25]。ただし，この研究では軽度から中等度の痛みにコデインを選択しているが，コデインは透析患者への安全性は低いという報告も

第 10 章　NSAIDs による薬剤性腎障害

あるため[6]，透析患者へのコデインの投与は避けるべきである。

3. 各オピオイドの注意点

①モルヒネ，コデイン

　CKD患者ではモルヒネの活性代謝物であるモルヒネ-6-グルクロニド（M6G）が蓄積し，傾眠や呼吸抑制などの副作用を起こすことが知られており，CKD患者ではモルヒネを減量することで副作用が軽減することが報告されている[6]。しかし，オピオイドの投与量は個人差が大きいため，あらかじめCKD患者での投与量を設定することは難しい。したがって，現実的にはCcrが60mL/min未満の場合は初期投与量の減量を考慮すること，傾眠などの副作用が出現した場合に速やかに減量できるように慎重にモニタリングを行うことが重要である。また，Ccrが30mL/min未満の場合にはフェンタニルを考慮する。しかし，オピオイドの減量やローテーションは疼痛コントロールを悪化させるリスクもあるため，患者自身の痛みを評価しながら慎重に判断することが必要である。コデインは体内でモルヒネに変換され鎮痛効果を示すことから，モルヒネと同様の対応が必要である[26]。

②フェンタニル

　多くの施設でCKD患者の疼痛コントロールの第一選択とされており，CKD患者ではオピオイドの中で最も安全な選択肢とされている[3, 6]。具体的にはCcrが60mL/min未満で腎機能が不安定な患者や，あらかじめ腎機能低下が予想されている場合，またCcrが30mL/min未満の患者では第一選択を考慮する。投与量は腎機能正常者と同じでよい[20]。ただし，フェンタニル貼付剤は保険適用上，他剤からの切り替えが必要である。

③オキシコドン

　CKD患者ではオキシコドンとその活性代謝物が蓄積するが[6]，Ccrが60mL/min未満の患者でもモルヒネからオキシコドンへのオピオイドローテーションにより疼痛が軽減し，透析患者でも呼吸抑制の副作用はほとんどなかったと報告されている[27]。現状ではCKD患者に対してモルヒネよりも安全に使用できる可能性があるが，活性代謝物の蓄積も考慮しながら慎重に投与する必要がある。

④トラマドール

　CKD患者ではトラマドールと活性代謝物であるO-デスメチル-トラマドールのクリアランスが減少するため，Ccrが60mL/min未満の場合は投与量を50％減量する。一方，慎重に投与すればCKD患者でも比較的安全に投与できる[6, 20]。

⑤ブプレノルフィン，ペンタゾシン

　ブプレノルフィンはCKD患者でも血中濃度が蓄積しないことが示されており，投与量は腎機能正常者と同じでよい[6, 20]。しかし，がん性疼痛に対するエビデンスは少ないため，推奨レベルは高くない。また，ペンタゾシンもCKD患者への投与量は腎機能正常者と同じでよいとされているが[20]，離脱症状や精神症状の副作用があり注意が必要である。また，これらの薬剤は投与量を増やしても鎮痛効果が頭打ちとなる天井効果があることが知られている[22]。

129

⑥メサドン

　主に糞便中に排泄され，未変化体の20％は尿中から排泄されるが，腎機能により半減期は変動しないため，CKD患者でも減量の必要はない[6, 20]。しかし，腎機能の低下がなくても組織に蓄積傾向を示し，QT延長や呼吸抑制の副作用報告も多いため，経験豊富な専門家の監督下でのみ使用することが推奨されている[6, 22]。

⑦タペンタドール

　CKD患者では代謝物のAUCが上昇することが報告されているが，代謝物の薬理活性はないと考えられており，投与量を減量する必要はない[23]。一方，重度の腎機能障害（Ccr＜30mL/min）患者での臨床報告はないため，これらの患者への投与は推奨されていない[28]。

⑧ヒドロモルフォン

　主な代謝物はヒドロモルフォン-3-グルクロニド（H3G）で，モルヒネと異なりH6Gの生成は少ない。しかし，活性代謝物の蓄積によりCKD患者では中枢神経系の副作用が増加することが報告されている[6, 29]。一方，CKDや血液透析患者でも副作用は増加しなかったという報告もあり[30, 31]，モルヒネよりも安全性が高いと推測されるが，臨床報告が不足しているため積極的な投与は推奨されていない[6, 32]。

---

memo: CKD患者における呼吸困難の苦痛緩和に対するオピオイド

　がん患者の呼吸器症状の緩和に関するガイドライン（2016年版）では，呼吸困難の苦痛緩和に対してモルヒネの全身投与を推奨しており，フェンタニルの全身投与は「行わないこと」を推奨している[33]。しかし，国外の報告では呼吸器症状の苦痛緩和に対して，フェンタニルはモルヒネと同等に扱われていることが多い[34~36]。

　現状ではエビデンスが十分ではないため，特定のオピオイドが推奨される状況ではないと考えられるが，CKD患者にモルヒネが投与されるケースもあると考えられるため，効果や副作用を注意深くモニタリングしながら，その患者に最適な薬剤選択，投与量を検討していく必要がある。

専門薬剤師としての考え方

薬学的介入とその後の経過

> 本症例はS-Crが上昇傾向であった患者のがん性疼痛に対して、ロキソプロフェンおよびコデインリン酸塩が処方となった。その後、ロキソプロフェンによる腎機能障害が起こり、腎機能低下によりコデインおよびその代謝物が蓄積し、呼吸抑制の副作用が起こったと推測される。
>
> 初回のロキソプロフェン投与をアセトアミノフェンに変更提案する、またコデインの減量ではなく、フェンタニルへの変更を提案するなどの対応も考えられたが、結果的には副作用出現後の対応となってしまった。しかし、これらの対応については臨床経過、患者の希望および主治医の判断により治療方針が異なるため、患者ごとに慎重な判断が必要である。副作用リスクが大きいと考えられるケースでは医師や看護師、リハビリスタッフなどの医療チーム内で情報を共有し、副作用の初期から速やかに対応できる環境を整えておくことも重要である。

　本ケースでは、患者の呼吸数減少について看護師から薬剤師に速やかに相談があったため、すぐにコデインによる副作用の可能性に気づき、麻薬拮抗薬の投与を提案できた。また、その後の疼痛コントロールについても腎機能の影響が少ないフェンタニルを提案し実施された。

本症例におけるサマリー記載例

　日本腎臓病薬物療法学会における腎臓病薬物療法認定薬剤師の申請に必要な自験例の記載例を示す。

症例の通し番号	1	患者年齢	80歳代	患者性別	女性
症例タイトル		NSAIDsによる腎障害および続発したコデインによる呼吸抑制			
自ら関与した期間および回数 （開始年月日〜終了年月日・回数）	期間				
	回数				

【要約】

　十二指腸乳頭部がんによる食欲不振により入院。疼痛コントロールのため入院3日目にコデイン90mg/dayとロキソプロフェン180mg/dayが開始となった。入院時のS-Crは0.9mg/dLと高めであったことから，再検査を依頼したところ1.2mg/dLであった。その後、経過観察していたが入院6日目に傾眠傾向を認め，S-Crは3.7mg/dLと上昇していたため，コデインを60mg/dayに減量，ロキソプロフェンはアセトアミノフェンに変更するよう主治医に提案し実施された。入院7日目の11時頃に傾眠および呼吸数の低下傾向を認めたため，腎機能低下に伴うコデインの副作用と考え，主治医に連絡しレバロルファン1mgの投与を提案し実施された。レバロルファン投与後は意識状態と呼吸数の改善を認めた。さらに，15時頃に再度意識状態の悪化と呼吸数の低下を認めたためレバロルファン1mgを投与した。その後，意識状態は改善傾向であったが，疼痛の悪化を認めたため，コデインとアセトアミノフェンの中止およびフェンタニルの持続注射による疼痛コントロールを提案し実施された。

引用文献

1) Fukuda K, et al：Association between chronic kidney disease and synergistic, potentially nephrotoxic medication use in elderly hospitalized patients：A single-center cross-sectional study. Int J Clin Pharmacol Ther, 2019［Epub ahead of print］

2) 成田一衛, 他：薬剤性腎障害診療ガイドライン2016. 日腎会誌, 58：477-555, 2016

3) Wagner LA, et al：Patient Safety Issues in CKD：Core Curriculum 2015. Am J Kidney Dis, 66：159-169, 2015

4) Tawfic QA, et al：Postoperative pain management in patients with chronic kidney disease. J Anaesthesiol Clin Pharmacol, 31：6-13, 2015

5) O'Neil CK, et al：Adverse effects of analgesics commonly used by older adults with osteoarthritis：focus on non-opioid and opioid analgesics. Am J Geriatr Pharmacother, 10：331-342, 2012

6) King S, et al：A systematic review of the use of opioid medication for those with moderate to severe cancer pain and renal impairment：a European Palliative Care Research Collaborative opioid guidelines project. Palliat Med, 25：525-552, 2011

7) 平田純生, 他：NSAIDsによる腎障害 COX-2阻害薬およびアセトアミノフェンは腎障害を起こすか. 日腎会誌, 58：1059-1063, 2016

8) Awdishu L：Drug-induced kidney disease in the ICU：mechanisms, susceptibility, diagnosis and management strategies. Curr Opin Crit Care, 23：484-490, 2017

9) Luther MK, et al：Vancomycin Plus Piperacillin-Tazobactam and Acute Kidney Injury in Adults：A Systematic Review and Meta-Analysis. Crit Care Med, 46：12-20, 2018

10) Nast CC：Medication-Induced Interstitial Nephritis in the 21st Century. Adv Chronic Kidney Dis, 24：72-79, 2017

11) Lam NN, et al：Risk of acute kidney injury from oral acyclovir：a population-based study. Am J Kidney Dis, 61：723-729, 2013

12) Fine M：Quantifying the impact of NSAID-associated adverse events. Am J Manag Care, 19：s267-272, 2013

13) Raghavan R, et al：Mechanisms of Drug-Induced Interstitial Nephritis. Adv Chronic Kidney Dis, 24：64-71, 2017

14) Yue Z, et al：Association between Concomitant Use of Acyclovir or Valacyclovir with NSAIDs and an Increased Risk of Acute Kidney Injury：Data Mining of FDA Adverse Event Reporting System. Biol Pharm Bull, 41：158-162, 2018

15) Mehta RL, et al：Phenotype standardization for drug-induced kidney disease. Kidney Int, 88：226-234, 2015

16) Usui J, et al：Clinical practice guideline for drug-induced kidney injury in Japan 2016：digest version. Clin Exp Nephrol, 20：827-831, 2016

17) Liu Z, et al：Combined application of diclofenac and celecoxib with an opioid yields superior efficacy in metastatic bone cancer pain：a randomized controlled trial. Int J Clin Oncol, 22（5）：980-985, 2017

18) Strawson J：Nonsteroidal anti-inflammatory drugs and cancer pain. Curr Opin Support Palliat Care, 12（2）：102-107, 2018

19) Bailie GR, et al：Analgesic prescription patterns among hemodialysis patients in the DOPPS：potential for underprescription. Kidney Int, 65：2419-2425, 2004

20) 日本腎臓病薬物療法学会：腎機能別薬剤投与方法一覧. 2018

21) Feinstein AR, et al：Relationship between nonphenacetin combined analgesics and nephropathy：a review. Ad Hoc Committee of the International Study Group on Analgesics and Nephropathy. Kidney Int, 58：2259-2264, 2000

22) 日本緩和医療学会 緩和医療ガイドライン作成委員会：がん疼痛の薬物療法に関するガイドライン 2014年版. 金原出版, 2014

23) Nagar VR, et al：Opioid Use in Chronic Pain Patients with Chronic Kidney Disease：A Systematic Review. Pain Med, 18：1416-1449, 2017

24) Hsu CH, et al：Clearance of meperidine and its metabolite normeperidine in hemodialysis patients with chronic noncancer pain. J Pain Symptom Manage, 47：801-805, 2014

25) Salisbury EM, et al：Changing practice to improve pain control for renal patients. Postgrad Med J, 85：30-33, 2009

26) Gasche Y, et al：Codeine intoxication associated with ultrarapid CYP2D6 metabolism. N Engl J Med, 351：2827-2831, 2004

27) Narabayashi M, et al：Opioid rotation from oral morphine to oral oxycodone in cancer patients with intolerable adverse effects: an open-label trial. Jpn J Clin Oncol, 38：296-304, 2008

28) Vadivelu N, et al：Patient considerations in the use of tapentadol for moderate to severe pain. Drug Healthc Patient Saf, 5：151-159, 2013

29) Lee KA, et al：Evidence for Neurotoxicity Due to Morphine or Hydromorphone Use in Renal Impairment：A Systematic Review. J Palliat Med, 19：1179-1187, 2016

30) Lee MA, et al：Retrospective study of the use of hydromorphone in palliative care patients with normal and abnormal urea and creatinine. Palliat Med, 15：26-34, 2001

31) Davison SN, et al：Pain management in chronic kidney disease：the pharmacokinetics and pharmacodynamics of hydromorphone and hydromorphone-3-glucuronide in hemodialysis patients. J Opioid Manag, 4：335-336, 2008

32) Pham PC, et al：2017 update on pain management in patients with chronic kidney disease. Clin Kidney J, 10：688-697, 2017

33) 日本緩和医療学会 緩和医療ガイドライン作成委員会：がん患者の呼吸器症状の緩和に関するガイドライン 2016年版. 金原出版, 2016

34) Jennings AL, et al：A systematic review of the use of opioids in the management of dyspnea. Thorax, 57（11）：939-944, 2002

35) Douglas C, et al：Symptom management for the adult patient dying with advanced chronic

kidney disease : a review of the literature and development of evidence-based guidelines by a United Kingdom Expert Consensus Group. Palliat Med, 23 (2) : 103-110, 2009

36) Barnes H, et al : Opioids for the palliation of refractory breathlessness in adults with advanced disease and terminal illness. Cochrane Database Syst Rev, 2016

(三星 知)

● memo ●

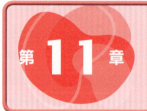

第11章 皮膚科受診後に生じた腹膜透析患者の中枢神経症状

この章のゴール

- 腎不全患者に副作用が出現しやすい薬物について入院時にチェックできる
- アシクロビル製剤の腎機能に応じた投与量と薬物中毒の可能性について評価できる
- アシクロビル中毒の代表的な症状を確認できる
- アシクロビル中毒時の治療法を提案できる

Keyword

バラシクロビル，アシクロビル，ファムシクロビル，帯状疱疹，腹膜透析（CAPD），薬物の透析性，ヘルペス脳炎

症 例

 患者情報

- **症例**：50歳代，女性，身長154cm，体重42.8kg
- **主訴**：呂律困難，ふらつき
- **腹膜透析歴**：3年，腎臓病原疾患不明（非DM）。
  CAPD：ダイアニール-N PD-4腹膜透析液1.5%1.5Lの4回交換（体重により2.5%液も使用）
- **主な既往歴**：15年前より　関節リウマチ（ステロイド療法は9年前より開始。現在プレドニゾロン2.5mg）
  13年前より　高血圧症
  7年前より　狭心症・慢性腎臓病
  3年前より　腹膜透析導入・二次性副甲状腺機能亢進症・不安神経症
- **職業**：会社員（事務職）
- **嗜好**：喫煙なし，飲酒なし

第11章 皮膚科受診後に生じた腹膜透析患者の中枢神経症状

 現病歴

20XX年7月1日（土）に，疼痛を伴う前胸部の発疹を主訴に近医皮膚科受診したところ帯状疱疹と診断され，同日より「バルトレックス®錠（バラシクロビル）1回500mg，1日2回，7日分」を処方された。薬局において透析患者であることが判明したため，薬剤師の疑義照会によりバルトレックス®錠の投与量が減量され，「1回500mgを1日おき4日分」に変更され調剤された。

7月3日（月）にふらつきを自覚。デパス®錠（エチゾラム）のせいかもしれないと思い，デパス®錠を半分に減らしていた。

7月4日（火）に仕事に出勤したところ，呂律が回っていないことを同僚から指摘され，ふらつきもひどくなっていた。

7月5日（水）に出勤しようとしたが，ふらつき，呂律困難がひどくなり自宅で休んでいた。お昼のテレビ番組で脳梗塞の特集を見ていたところ，その症状に似ていると感じて怖くなり，同日午後に外来受診した。医師の診察では，神経学的所見，頭部CT検査などにより脳梗塞は否定されたが，精査加療目的にて入院となった。

 薬歴（主な処方内容）

- バイアスピリン®錠（100mg）　　　1回1錠　　1日1回　朝食後
- プレドニン®錠（5mg）　　　　　　1回0.5錠　1日1回　朝食後
- ガスター®D錠（10mg）　　　　　　1回1錠　　1日1回　朝食後
- アルファロール®カプセル（0.25μg）1回1cap　1日1回　朝食後
- ブロプレス®錠（8mg）　　　　　　1回1錠　　1日1回　夕食後
- デパス®錠（0.5mg）　　　　　　　1回1錠　　1日2回　朝食後・就寝前
- シグマート®錠（5mg）　　　　　　1回1錠　　1日3回　毎食後
- カルタン®OD錠（500mg）　　　　　1回1錠　　1日3回　毎食直後

 臨床検査所見

【血算】

| WBC | 5.6×10³/μL | 白血球分画 | 正常 |

【生化学】

| CRP | 0.03mg/dL |

バイタルサイン・身体所見

| BP | 118/60mmHg | HR | 72回/min | BT | 36.7℃ |

【身体所見】

| 頭痛 | なし | 神経麻痺 | なし |

臨床経過

　バルトレックス®錠（500mg）1回1錠，1日おきに4日分の処方であったが，入院後の聴取により，図1のように服用していたことが明らかになった。

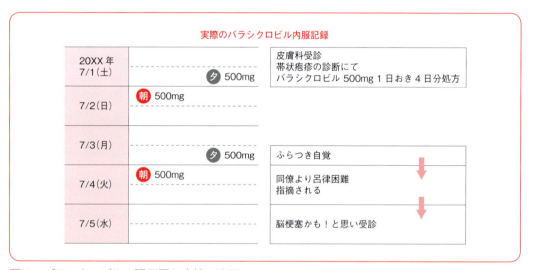

図1　バラシクロビルの服用歴と症状の確認
腹膜透析患者が前胸部の皮疹を主訴に皮膚科受診。帯状疱疹の診断で治療開始したが，1日おきの指示を間違えて解釈して図のように連日服用してしまった。
服用歴は患者への聞き取りとお薬手帳の記録より発覚し，診断のきっかけとなった。

第 11 章 皮膚科受診後に生じた腹膜透析患者の中枢神経症状

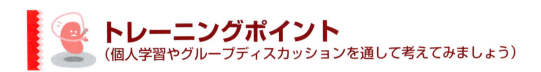

トレーニングポイント
（個人学習やグループディスカッションを通して考えてみましょう）

1. 腎不全患者に特に注意すべき薬物にはどのようなものがあるか？

2. アシクロビルの代表的な副作用は何か？

3. アシクロビル中毒の診断はどのように行われるのか？

4. アシクロビル中毒ではどのような症状が出現するか？

5. アシクロビル中毒の治療法にはどのようなものがあるか？

専門薬剤師としての薬学的介入

薬物による副作用の可能性がある患者が入院してきたケース。原因となる薬剤は何か？　薬歴の確認，病歴の聴取，症状などから原因を推定し，治療方針の決定にどのように関与すべきか考えてみよう。

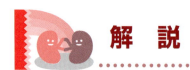
解　説

腎不全患者に特に注意すべき薬物（トレーニングポイント❶）

　薬物による有害作用が入院理由になっている可能性について評価する必要がある．これは腎機能障害の有無にかかわらず，いずれの症例においても必要なチェック項目である．腎不全患者では，一般的な特に安全面に配慮して投与すべき薬（ハイリスク薬）に加え，特有のハイリスク薬が存在する．その特徴を一部あげると，

　1）尿中活性体排泄率が高い薬物
　2）腎障害時に副作用が出現しやすい薬物
　3）それらのうち，他科投薬されやすい薬物

などであり，それらの薬物の使用状況について，入院時の情報収集により的確に把握することが重要である．当然，尿中活性体排泄率の高い薬物は，腎不全時には体内からの消失が障害されて血中濃度が高くなりやすいため，適切に減量することが必要である．安全域の狭い薬物（TDM対象薬に代表される），死亡やQOLの著しい低下など好ましくない転帰をもたらす症状を引き起こす薬物には要注意である．特に腎排泄性であり中枢移行しやすい薬物は，転倒による外傷や骨折から寝たきりにつながり，患者だけでなく家族のQOLを損なうことが予測され，特に注意した投薬管理が必要である．このような「転倒の原因になりやすい」薬物の代表的なものを**表1**に示す．実際に，透析室主治医が処方する場合には患者が腎不全であることがわかっているため，薬剤選択や用量設定に必要は配慮がなされていることが多い．しかし，腎不全患者におけるハイリスク薬を透析室主治医以外が処方する場合には，患者が腎不全であることを気づけずに処方されているケースが存在する．この場合には，ハイリスク薬の不適切な使用が入院の原因になることが十分に考えられる．

　アシクロビルは典型的な腎排泄性薬物であり[1]，剤形として点滴静注，普通錠，プロドラッグがあり，それぞれの常用量と腎機能に応じた減量方法は当然チェックすべきである．しかし，添付文書に記載されている腎機能に応じた投与量はあくまでも目安であり，実際には減量した用量でも中枢毒性を発現した症例が数多く報告されている．特に，腎不全患者で多いことはその減量法にはまだ問題があることを示唆している[2〜4]．また，アシクロビルの血中濃度推移には剤形により特徴があることを知っておくべきで，血中濃度を実測できなくても，腎機能低下時の薬物動態の変化と実際の服用歴からおおよその血中濃度を推測し，中毒との関連を疑うことができれば診療に役立つだろう（**図1**）．

　さらに，入院前の経過についても薬物との関連を中心に評価すべきである．薬物相互作用の関与はないか，免疫抑制による他の感染症の合併がないか，副作用の出現（腎不全，浮腫，全身の炎症など）により他の薬物の毒性が出現しやすい状態ではないかなどについて，多角的にチェックするスキルが求められる．

アシクロビルの代表的な副作用（トレーニングポイント❷）

　前述のように，ハイリスク薬はなぜハイリスクなのか？　特徴的な副作用は何か？　について知っ

第 11 章　皮膚科受診後に生じた腹膜透析患者の中枢神経症状

表1　転倒の原因になりやすい薬物の例

分類	商品名の例	備考
抗ヘルペスウイルス薬	ゾビラックス® バルトレックス®	脳症が有名。 皮膚科で投薬されることが多い。
睡眠導入薬	マイスリー®，ハルシオン®など	夢遊病症状の原因となる。
抗ヒスタミン薬	ポララミン®など	めまい，ふらつきを起こしやすい。
疼痛治療薬	リリカ®	めまいが高頻度に発現する（特に空腹時投与）。 帯状疱疹後神経痛治療に皮膚科で投薬されることがある。
抗てんかん薬	ガバペン®	むずむず脚症候群に適用されることもある。
精神・情動安定薬	ドグマチール®	消化管運動亢進を目的に使用されることがある。 錐体外路症状に注意。
	グラマリール®	過度の鎮静→誤嚥→肺炎の可能性も。
眼圧降下薬	ダイアモックス®	緑内障に適用。中枢毒性に関連。 眼科で処方されることが多い。
消化器機能異常治療薬	プリンペラン®	吐き気止めとして使用される。 錐体外路症状に注意。
α遮断薬	カルデナリン® ユリーフ®	（特に投与初期に）起立性低血圧を起こしやすい。 前立腺肥大症の治療に適用される薬物がある。
活性型ビタミンD製剤	アルファロール® エディロール®	骨粗鬆症治療に大量が用いられると，高カルシウム血症による症状として発現する。

腎排泄性ではない薬物であっても，血圧低下や失神などから転倒事故の原因となる場合があるため，
尿中活性体排泄率だけでは評価することはできない。
※色文字で示した薬剤は，透析患者で減量が必要な薬物であり，投与量にも注意。

ておく必要がある。中枢神経症状と急性腎障害（AKI）がアシクロビルの代表的な副作用である。

アシクロビルは腎排泄性薬物であり，脂溶性が低いにもかかわらず中枢移行して中枢毒性を発現しうる（中枢移行するためヘルペスウイルス脳症の治療にも用いることができ，中枢移行しにくいファムシクロビルの活性体ペンシクロビルはその治療に用いることができない）。中枢毒性とは，ぼーっとした感じから，呂律困難，倦怠感などは比較的軽微な症状として認められるが，高度になると不穏，幻覚，失見当識，昏睡，けいれんなども発生しうる。やっかいなことに，消化管吸収率の高いバラシクロビルでは，透析患者に1,000mgを1回投与しただけで，副作用としての中枢神経症状が発現することがある[5]。逆に，吸収率の低いアシクロビル錠では1回量が少量であっても，腎不全を合併している場合に継続服用していると徐々に血中濃度が上昇してきて，中毒症状を発現することがある。剤形により，血中濃度推移のパターンが異なるということは，副作用の出現しやすい時期も変わることを示している（**図2**）。

また，腎機能が残存している例でアシクロビルの過量投与が行われた場合には，尿細管閉塞によるAKIの原因となる。アシクロビルの溶解度の低さがその原因であり，糸球体濾過後に尿が濃縮される過程で，結晶が析出して尿細管を閉塞すると考えられている[6]。このAKIも腎機能正常者よりも腎機能低下患者で発現しやすいとされ，高い薬物血中濃度の他に，腎毒性薬物の併用や脱水などの合併がリスクを高めると考えられる[7]。もちろん他の副作用に対するモニターも必要で

141

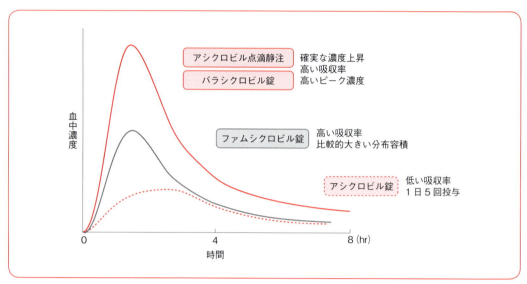

図2 抗ヘルペスウイルス薬の血中濃度推移パターン
腎機能正常者におけるパターンを模式化したもの．
点滴静注には吸収過程は存在しないが，便宜上バラシクロビルと同じグループとして提示している．

あるが，中枢毒性とAKIが2大副作用であると認識しておく．

アシクロビルによる中枢神経症状の診断（トレーニングポイント3）

　薬物による有害作用の場合には，薬剤師からも治療法・対応策について医師に助言すべきである．場合によっては，実際に血中濃度を測定して客観的データを得ることも診断の助けになる．本症例でも実測した血中濃度が高値であることを確認し，治療への反応を合わせて確定診断に至った．

　まず，ウイルス性脳炎を除外しておく．ヘルペスウイルス脳炎と異なり，CTなどの画像診断では特徴的な所見がなく，頭痛や発熱も少ないことが特徴的である[8]（図3）．中枢毒性に関しては，後述する血液透析による治療を行った場合に比較的速やかに症状が回復することも特徴とされる．しかし，一部の症例では血中濃度が低下してからも中枢神経症状が残存することも報告されており，代謝物の蓄積で説明がつくのではないかと考えられているが，その証明はなされていない[9,10]．

　以上のように，薬物の過量投与の評価だけでなく，ヘルペス脳炎との鑑別と，血液透析による治療への反応性は知っておくべきである．

アシクロビル中毒の症状と治療法（トレーニングポイント4, 5）

　治療は薬物だけで行われるわけではない．薬物中毒の場合は，体内からの原因薬の効率的な除去もしくは適切な対症療法を提案する必要がある．

　アシクロビルの中枢毒性に関して，血中濃度が低下すると後遺症を残すことなく回復するため可逆的であるとされる．問題は腎不全時には血中濃度が下がりにくいということである．半減期は通常2時間程度であるが，腎不全ではその10倍にも延長する．高齢の透析患者ではさらに延長する．このため，血中濃度が十分に低下するには数日を要する．

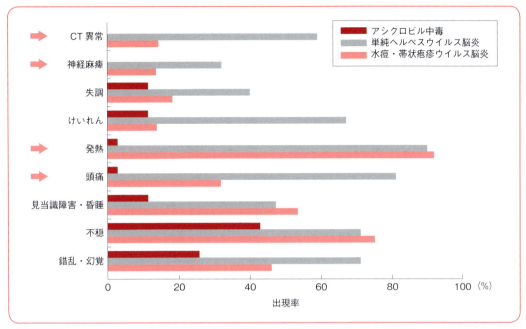

図3 アシクロビル中毒とウイルス性脳炎における症状の特徴
CT異常や神経麻痺がなく，頭痛や発熱が少ないことが特徴とされる．

〔Rashiq S, et al：J Inter Med, 234：507-511, 1993より改変〕

　一方，血液透析では効率よくアシクロビルを除去でき，4時間の血液透析により50％以上の血清濃度低下が見込めるため治療法として推奨される[11]．アシクロビルの分子量は225Daと小さく，蛋白結合率が20％前後と低く，分布容積が0.7L/kgとそれほど大きくないことから，透析性がある薬物と判定される．このように，薬物の何を評価すれば透析性がある程度推測できるかについて知っておく必要がある．血管アクセスがあれば血液透析をすべきで，なければ症状や累積服用量から血中濃度の高さを推測してその実施を検討する．また，透析によるアシクロビルの除去は主に拡散によって行われるため，濾過を付加する血液透析濾過までは不要である．ただし，循環動態の不良を合併している例では，血液透析以外のモード（持続的血液透析濾過など）での治療も選択肢となる．
　腹膜透析患者では，腹膜透析クリアランスは最大でも排液量（9L/day＝6.25mL/min）程度にしかならず，消失半減期は血液透析患者の非血液透析時よりもやや短い程度である[12]．このため，腹膜透析患者でもアシクロビル中毒時の緊急治療として，血液透析を選択することがある（図4）．
　本症例では，腹膜透析患者に出現したアシクロビル脳症に対して，治療として血液透析を選択するか？　という問題があった．幸い，症状が強くないこと，服用した量が明らかであり，腹膜透析患者の消失半減期データが報告されている（推測可能）ことから，血中濃度がどの程度上昇しており，どの程度の時間で低下するのかについて，ある程度推測することができる．さらに実際の報告から，どの程度に血中濃度が低下すると症状の回復が期待できるのかについて調査していれば，血液透析を実施せずに腹膜透析のまま経過をみることを，治療の選択肢とするための合理的な思考の助けになるだろう．このように，血中濃度実測は日常診療では困難であるが，場合によっては診断および治療経過の確認に有用である場合がある．

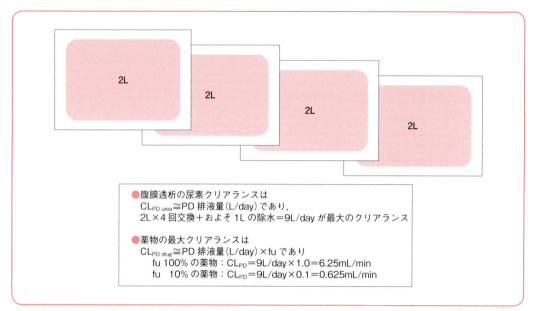

図4　腹膜透析クリアランス

尿素の場合，腹膜透析液を腹腔内に6時間貯留すると，ほぼ血中尿素濃度と等しい濃度のCAPD排液が得られるため，$CL_{PD} ≒ PD$ 排液量となる。
薬物に関しては，血漿中遊離型薬物のみがPD液中に移行するので，薬物の遊離型分率が100%のとき，（最大でも）尿素のCL_{PD}と等しくなると考えられる。
薬物の分子量，貯留時間，腹膜機能などの影響も受ける。

　AKIの場合は，尿量を増やして尿細管のアシクロビル結晶を除去するために輸液量法が中心で，一時的な血液透析を実施することもある。尿量が増加に転じればAKIは通常可逆的である。しかし，もともとの腎機能が悪い例では，腎臓へのダメージは残ることがあり，完全に可逆的とはいえない。

注）アシクロビルは特定薬剤治療管理料の対象薬剤ではない。

第 11 章　皮膚科受診後に生じた腹膜透析患者の中枢神経症状

 専門薬剤師としての考え方

薬学的介入とその後の経過

　数日前にバルトレックス®錠（バラシクロビル）が処方されていることをお薬手帳から確認できた。服薬指示の記録では現時点でまだ残薬が 1〜2 錠あるはずであったが，問診では前日にすべて飲み切ってしまったことを聴取した。どのように服用したのか尋ねると，「1 回 1 錠を 1 日おき 4 日分」の指示を間違えて解釈し，初日は夕食後，2 日目は朝食後，3 日目は夕食後，4 日目は朝食後に服用してしまっており，結局，500mg を 4 日間連続で服用していたことが判明した。お薬手帳の記載と実際の服用歴が異なっていたケースであり，どちらが重要な情報かというと実際の服用歴である。

　また，患者の使用薬剤から，薬物相互作用，高カルシウム血症，免疫抑制による感染，過度の血圧低下などをチェックした。さらに帯状疱疹の治療経過についても着目し，入院時の感染対策，治療への反応，神経痛の存在についても評価した。

　本症例では血管アクセスがなく，症状の重篤度が高くないことを考慮して，そのままの条件で腹膜透析を継続し，入院時から 3 日経過後に症状の回復を確認し退院となった。図 5 に，本症例の経過とアシクロビルの血中濃度推移を示す。

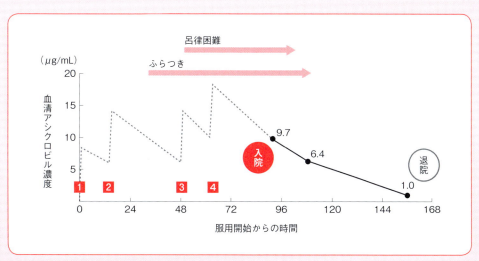

図 5　血清アシクロビル濃度の推移
バラシクロビル 1 回 500mg を計 4 回服用（■）。点線は，F=0.5，Vd=0.7L/kg（いずれも推測値），ke=0.026/hr（実測値）を用いて推測したもの。●は実測ポイント。便宜上，各ポイントは直線で結んでいる。

　腎不全患者におけるハイリスク薬と代表的な副作用についてのチェックを行うことで，診断や治療における有用な助言を提供できる。入院患者の持参薬確認では，持参した薬剤だけを確認（識別）

するのではなく，入院に至った病歴から推測して，その入院理由に薬剤が関与していないかについて評価することが重要である。また，既に服用してしまった薬剤が原因となることもありえるため，その情報収集も重要である。腎不全という背景があれば，副作用の原因になりやすい代表的な薬物をリストアップし，適正量とされている投与量からどの程度逸脱していたのかを評価する。また，たとえ血中薬物濃度が実測できなくても，それぞれの薬物の過量投与による典型的な症状を理解しておくことで，治療方針だけでなく対応の緊急性を判断することができる。透析療法は体内からの薬物除去に有用である場合と有用でない場合があり，症例の特徴を考慮して透析療法の適用について判断すべきである。

患者教育も重要である。腎不全患者にとって，薬物は怖いもので，定期薬以外を処方された場合には必ず専門の医師や薬剤師に確認するように教育しておくことが大切である。本症例でも退院時に教育を行い，理解を確かめたうえで退院させている。

本症例におけるサマリー記載例

日本腎臓病薬物療法学会における腎臓病薬物療法認定薬剤師の申請に必要な自験例の記載例を示す。

症例の通し番号	1	患者年齢	50歳	患者性別	女性
症例タイトル		皮膚科受診後に生じた腹膜透析患者の中枢神経症状			
自ら関与した期間および回数 （開始年月日〜終了年月日・回数）	期間				
	回数				

【要約】

50歳代女性，体重42.8kg。数日前に帯状疱疹でバラシクロビルを処方された際に調剤薬局で疑義照会され減量した用量で受け取ったが，勘違いで過量に服用した。アシクロビルの過量投与と思われる主訴（ふらつき，呂律困難）で入院。

問題点と関与：薬物の副作用の鑑別，薬歴の聞き取りと評価，他の原因薬の除外などを行い，アシクロビルによる中毒症状と矛盾しないことを確認。アシクロビルの血中濃度を測定し高値であることを確認。治療として血液透析が推奨されるが，全身状態と血管アクセスがないことを考慮して腹膜透析のまま治療を継続。患者には症状の原因が薬剤である可能性，治療の有効性の推測，治療効果の発現速度，転帰の予測などを客観的に説明し，最終的に症状の消失と血中濃度の低下を確認して退院となった。入院の原因の探索を薬学的見地から行い，原因が推測された後も治療方針の決定と患者への説明において医師に提案や助言を行った。

引用文献

1) Laskin OL：Clinical pharmacokinetics of acyclovir. Clin Pharmacokinet, 8：187-201, 1983
2) 古久保　拓，他：短期間経口投与でacyclovir中毒をきたした透析症例．臨床薬理，33：277-279，2002
3) 古久保　拓：透析患者のアシクロビル中毒はなぜなくならない？　透析会誌，41：175-176，2008
4) 古久保　拓：抗ヘルペスウイルス薬の上手な使い方．透析会誌，45：126-128，2012
5) 古久保　拓，他：血液透析患者の帯状疱疹に対する塩酸バラシクロビルの適正投与法に関する検討．医療薬学，30：547-552，2004

第11章　皮膚科受診後に生じた腹膜透析患者の中枢神経症状

6）Izzedine H, et al：Antiviral drug-induced nephrotoxicity. Am J Kidney Dis, 45：804-17, 2005

7）Yue Z, et al：Acute kidney injury during concomitant use of valacyclovir and loxoprofen：detecting drug-drug interactions in a spontaneous reporting system. Pharmacoepidemiol Drug Saf, 23：1154-1159, 2014

8）Rashiq S, et al：Distinguishing acyclovir neurotoxicity from encephalomyelitis. J Intern Med, 234：507-511, 1993

9）de Knegt RJ, et al：Acyclovir-associated encephalopathy, lack of relationship between acyclovir levels and symptoms. Nephrol Dial Transplant, 10：1775-7, 1995

10）東川竜也，他：透析患者におけるアシクロビル代謝物CMMGのアシクロビル脳症への関与．医療薬学，33：585-590，2007

11）Yang HH, et al：Acyclovir-induced neuropsychosis successfully recovered after immediate hemodialysis in an end-stage renal disease patient. Int J Dermatol, 46：883-884, 2007

12）Stathoulopoulou F, et al：Clinical pharmacokinetics of oral acyclovir in patients on continuous ambulatory peritoneal dialysis. Nephron, 74：337-341, 1996

（古久保　拓）

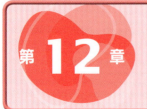

第12章 プレガバリンによる中枢神経症状

この章のゴール

- 帯状疱疹と帯状疱疹に関連した痛み，その治療ついて概説できる
- 腎機能に応じたプレガバリンとアシクロビルの用法・用量を説明できる
- プレガバリンの薬物動態の特徴を説明し，薬物動態パラメータから血中濃度を推測できる
- プレガバリンとアシクロビルによる中枢神経系の副作用の特徴について説明できる
- プレガバリンとアシクロビルの過量投与に対する対処法を説明できる

Keyword

帯状疱疹，プレガバリン，アシクロビル，腎機能予測，血中濃度予測，Japan Coma Scale，中枢毒性

症例

患者情報

- **患者**：78歳，女性，身長157.0cm，体重52.0kg
- **主訴**：構音障害，傾眠
- **副作用・アレルギー歴**：なし
- **既往歴**：20年前より高血圧症
- **家族歴**：特記すべき事項なし
- **嗜好**：喫煙なし，飲酒なし
- **職業**：無職
- **OTC・健康食品服用歴**：なし
- **入院時診断名**：薬剤性中枢神経障害疑い
- **その他**：右鼠径部帯状疱疹

現病歴

　8月5日に疼痛を伴う右鼠径部の発疹を主訴に近医を受診したところ帯状疱疹と診断され，同日よりバルトレックス®錠（バラシクロビル）1回1,000mg，1日3回，7日分が処方された。内服していたが痛みが治まらないため8月12日に再度受診したところ，リリカ®カプセル（プレガバリン）

1回75mg，1日2回，7日分が処方された。帰宅後すぐに内服したが，痛みは変わらなかった。8月13日15時頃より呂律が回らなくなり，その直後にいびきをかいて眠りだしたため，娘（54歳）に連れられ救急外来を受診した。今回，精査加療目的のため，神経内科に入院となった。

薬歴

（10年前より）
- アダラート®CR錠（20mg）　　　1回1錠　1日1回　朝食後
  （入院8日前の昼から7日分内服）
- バルトレックス®錠（500mg）　　1回2錠　1日3回　毎食後　　7日分
- ボルタレン®錠（25mg）　　　　　1回1錠　1日3回　毎食後　　7日分
- ビタノイリン®カプセル（50mg）　1回1cap　1日2回　朝・夕食後　7日分
  （入院前日の昼（12時）から入院日朝（8時）まで内服）
- リリカ®カプセル（75mg）　　　　1回1cap　1日2回　朝・夕食後　7日分

臨床検査所見（入院時）

【血算】

WBC	6.8×10³/μL	NEUT	4.1×10³/μL	RBC	390×10⁴/μL
Hb	11.2g/dL	Ht	38.2%	PLT	21.1×10⁴/μL

【生化学】

TP	6.1g/dL	ALB	3.5g/dL	AST	31IU/L
ALT	28IU/L	TT-bil	0.1mg/dL	LDH	120IU/L
CK	36IU/L	BUN	27.0mg/dL	S-Cr	1.22mg/dL
CRP	5.15mg/dL	血糖	121mg/dL	血清Na濃度	136mEq/L
血清K濃度	4.3mEq/L	血清Ca濃度	8.4mg/dL	ビタミンB₁	65ng/mL
NH₃	48μg/dL				

【内分泌学的検査】

FT₃	2.6pg/mL	FT₄	0.86ng/dL	TSH	0.397μIU/mL
トロポニンT	陰性				

【髄液検査】【動脈血ガス分析（ルームエアー）】

pH	7.423	PaO₂	95mmHg	PaCO₂	35.4mmHg
HCO₃⁻	22.6mEq/L				

【髄液検査】

| 細胞数 | 1/μL | 総蛋白質 | 40mg/dL | 糖濃度 | 45mg/dL |

バイタルサイン・身体所見（入院時）

| BP | 90/56mmHg | HR | 65回/min | BT | 36.8℃ |

【身体所見】

| 傾眠傾向 | あり | 結膜貧血黄疸 | なし | 頸動脈雑音 | なし |
| 舌 | 極めて乾燥 | 右鼠径部 | 帯状疱疹（一部痂皮化）あり | | |

臨床経過

　入院当日，意識障害（Japan Coma Scale 2）があり，本人から内服薬の服用状況について確認ができなかった。娘に問い合わせたが，同居していないため，正確には把握していなかった。娘の同意のもと近医に問い合わせ，処方薬に関する情報提供を受けた（**表1**）。引き続き，かかりつけ薬局からも，本人の服薬状況に関する情報提供を受けた（**表1**）。本人宅からすべての薬を持参するよう娘に依頼し，残薬を確認した。バルトレックス®錠の残薬は確認できなかった。リリカ®の残薬は11カプセルであるため，3回分を内服していることが推測された。

> **memo: Japan Coma Scale**
>
> 　救急外来での意識レベルの評価には，Japan Coma Scale（JCS）とGlasgow Coma Scale（GCS）が用いられている。意識レベルを評価する目的として頭蓋内の障害程度の把握があるが，適切に評価するためには，A（airway：気道），B（breathing：呼吸），C（circulation：循環）の安定化の後に評価する必要がある。JCSは覚醒の度合いで大きく3段階に分類されている。刺激しないで覚醒しているのが1桁，刺激すると覚醒するのが2桁，刺激しても覚醒しないのが3桁である。

表1　服用状況

	バルトレックス®錠			リリカ®カプセル	
8/5		昼1,000mg	夕1,000mg		
8/6	朝1,000mg	昼1,000mg	夕1,000mg		
8/7	朝1,000mg	昼1,000mg	夕1,000mg		
8/8	朝1,000mg	昼1,000mg	夕1,000mg		
8/9	朝1,000mg	昼1,000mg	夕1,000mg		
8/10	朝1,000mg	昼1,000mg	夕1,000mg		
8/11	朝1,000mg	昼1,000mg	夕1,000mg		
8/12	朝1,000mg			昼75mg	夜75mg
8/13				朝75mg	

15時 緊急入院（8/12）

第12章 プレガバリンによる中枢神経症状

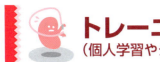

トレーニングポイント
（個人学習やグループディスカッションを通して考えてみましょう）

1. 帯状疱疹にはどのような症状があり，治療にはどのような薬が用いられるだろうか？

2. プレガバリンとアシクロビルは，腎機能に応じてどのように用法・用量を調節すればよいだろうか？

3. プレガバリンの薬物動態の特徴を説明し，薬物動態パラメータから血中濃度を推測してみよう。

4. プレガバリンとアシクロビルによる中枢神経系の副作用の特徴について説明してみよう。

5. プレガバリンとアシクロビルの過量投与に対してどのような対処法があるだろうか？

専門薬剤師としての薬学的介入

上記のトレーニングポイントを踏まえ，本症例における「入院までの経過，各種検査結果から判断すると，薬剤性の脳炎が否定できない。原因と考えられる薬に対する対応と代替薬の提案がほしい」という医師からの相談に対し，どのような薬学的介入をすべきか考えてみよう。

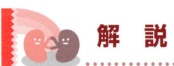
解　説

帯状疱疹と帯状疱疹に関連した痛みとその治療薬（トレーニングポイント❶）

　水痘帯状疱疹ウイルス（VZV）は，初感染後，脊髄後根神経節中に潜伏感染し，自己免疫が低下すると再活性化し，潜伏神経細胞の支配領域の知覚神経を伝って皮膚に症状を引き起こす。前駆症状として，発疹発生の数日から1週間前に，片側性の皮膚分節に沿って神経痛や知覚異常（前駆痛）が認められる。その後，同皮膚分節において，最初は紅斑，次いで丘疹，さらに小さい水疱が多発（疱疹）する。この頃より神経痛も強くなる（急性期痛）。疱疹は5日ほど新生を繰り返し，やがて糜爛を経て痂疲化し，2〜3週間で治癒する。急性期痛は，皮疹軽快に伴い3〜4週間で軽快する。帯状疱疹発症に引き続く，皮膚分節における神経の変性に伴う慢性の疼痛を帯状疱疹後神経痛という。

　帯状疱疹治療における第一選択薬は，抗ウイルス薬（アシクロビル，ビダラビン，バラシクロビル，ファムシクロビル，アメナメビル）である。前駆痛と急性期痛は，ウイルス感染性炎症による疼痛であり，その治療にはNSAIDsが用いられる。一方，帯状疱疹後神経痛はウイルス感染性炎症による神経変性に伴う神経障害痛であり，その治療には三環系抗うつ薬およびSNRI（保険適用外），プレガバリン，オピオイドが用いられる（表2）。なお，高度の腎機能障害（Ccr＜30mL/min）患者にデュロキセチンを投与すると，健康成人に比べ最高血漿中濃度と血中濃度時間曲線下面積（AUC）が，約2倍に増大することがインタビューフォームに記載されているため，腎障害のある患者に投与する場合には注意が必要である。また，NSAIDs，カルバマゼピンは，帯状疱疹後神経痛に無効である。帯状疱疹後神経痛に最初に使用するのは，三環系抗うつ薬あるいはプレガバリンのいずれか1剤である。いずれかの薬剤を増量しても痛みが軽減しないか，副作用で増量が困難な場合に，他剤に変更あるいは併用する。以上の治療でも帯状疱疹後神経痛が軽減しない患者に，オピオイドを考慮する。

memo: アメナメビル

　既存の抗ヘルペスウイルス薬と異なる作用機序を持つアメナメビルが2017年に承認された。アメナメビルは主として胆汁から糞便中へ排泄されるタイプの薬剤であるが，腎機能障害の程度に応じ，本剤投与時の曝露量が高くなることが示唆されている[1]。重度の腎機能障害被験者において安全性に特段の懸念が認められなかったことから，現時点で腎機能障害を有する患者に対する特別な注意喚起は不要とされている[1]。しかし，腎機能障害を有する患者に対する本剤の投与経験は限られており，腎機能障害を有する患者に対し本剤を投与する際には注意を要すると考えられている。本剤はCYP3Aで代謝され，またCYP3Aを誘導するため，CYP3A代謝と関連する薬剤は併用禁忌，併用注意となる。

第12章　プレガバリンによる中枢神経症状

表2　帯状疱疹後神経痛の治療薬

三環系抗うつ薬	アミトリプチリン，ノルトリプチリン
SNRI	デュロキセチン
神経障害性疼痛緩和薬	プレガバリン
オピオイド	トラマドール，フェンタニル

表3　プレガバリン用法・用量（神経障害性疼痛）

Ccr (mL/min)	≧60	≧30～＜60	≧15～＜30	＜15	血液透析後の 補充用量[注]
1日投与量	150～600mg	75～300mg	25～150mg	25～75mg	―
初期用量	1回75mg 1日2回	1回25mg 1日3回または 1回75mg 1日1回	1回25mg 1日1回 もしくは2回 または 1回50mg 1日1回	1回25mg 1日1回	25mgまたは 50mg
維持量	1回150mg 1日2回	1回50mg 1日3回または 1回75mg 1日2回	1回75mg 1日1回	1回25mg または50mg 1日1回	50mgまたは 75mg
最高投与量	1回300mg 1日2回	1回100mg 1日3回または 1回150mg 1日2回	1回75mg 1日2回または 1回150mg 1日1回	1回75mg 1日1回	100mgまたは 150mg

注) 2日に1回．本剤投与6時間後から4時間血液透析を実施した場合のシミュレーション結果に基づく．

腎機能に応じたプレガバリンとアシクロビルの用法・用量
（トレーニングポイント2）

1．プレガバリン

　主として未変化体が尿中に排泄されるため，腎機能が低下している患者では，血漿中濃度が高くなり副作用が発現しやすくなるおそれがあるため，患者の状態を十分に観察し，慎重に投与する必要がある．末梢性神経障害性疼痛に対しては，**表3**に示すCcr値を参考として本剤の投与量および投与間隔を調節する．また，血液透析を受けている患者では，Ccr値に応じた1日用量に加えて，本剤服用後に血液透析を実施した場合は，血液透析を実施した後に本剤の追加投与を行う．複数の用量が設定されている場合には低用量から開始し，忍容性が確認され，効果不十分な場合に増量する．なお，ここで示している用法・用量はシミュレーション結果に基づくものであることから，患者ごとに慎重に観察しながら，用法・用量を調節することとされている．

2．アシクロビル

●帯状疱疹（成人）

　通常，成人にはバラシクロビルとして1回1,000mgを1日3回経口投与する．Ccr値を参考として本剤の投与量および投与間隔を調節する（**表4**）．

153

表4 バルトレックス®用法・用量（帯状疱疹）

Ccr (mL/min)	≧50	30～49	10～29	＜10	血液透析
帯状疱疹	1,000mgを8時間毎	1,000mgを12時間毎	1,000mgを24時間毎	500mgを24時間毎	250mgを24時間毎を考慮

プレガバリンの薬物動態の特徴と薬物動態パラメータから血中濃度を推測（トレーニングポイント③）

1. プレガバリンの薬物動態の特徴

　プレガバリンの通常用量における生物学的利用率は良好（90%以上）で，線形性の薬物動態を示し，最高血漿中濃度とAUCは用量に比例して増加する[2]。プレガバリンは低分子量（159.23）で，分布容積はそれほど大きくなく（0.5L/kg），血漿中蛋白とはほとんど結合しないため，血液透析で除去されやすいタイプの薬物である。実際，血液透析を受けている被験者12例にプレガバリン50mgを単回経口投与した場合，4時間の血液透析（血流量200～500mL/min，透析液流量320～600mL/min，透析膜面積1.8m²）により血漿中プレガバリン濃度は約50%低下し，そのときの透析クリアランスは192mL/minであったことが報告されている[3]。

　プレガバリンは腎排泄性の薬剤であり，98%が未変化体のまま尿中に排泄されることから，Ccr値に基づいた投与量の調整が必要とされている[2, 4]。日本人健常成人に，プレガバリン50～300mgを絶食時に単回経口投与した場合，投与後約1時間で最高血漿中濃度（2.03～8.25μg/mL）に達し，半減期（$T_{1/2}$）は約6時間であった。反復投与後の最高血漿中濃度が，腎機能正常者の維持投与量の1回150mg1日2回服用で6.3μg/mLに，他にも，1日量600mgで治療を行ったときの定常状態の血漿中濃度は2.8～8.2μg/mLであったとする報告がある[5]。

2. プレガバリンの血漿中濃度予想

　日本人健康成人より得られた空腹時単回投与データ（表5）から，プレガバリン75mg内服後の最高血漿中濃度の値を予想してみる。予測に必要なパラメータは，50mgと100mg投与時の各最高血漿中濃度の平均値2.03μg/mL，3.56μg/mLとその標準偏差0.40μg/mL，0.67μg/mLおよび腎機能正常患者のプレガバリン$T_{1/2}$6時間である。腎不全患者の最高血漿中濃度は腎機能正常時より高くなる可能性があることを考慮する。今回の症例は，BMIが21.1とやや痩せ気味である。プレガバリンの体重当たりの分布容積は，0.5L/kgとそれほど大きくないことから，日本人健康成人の平均的な分布容積の値よりも小さくなることが予想される。そこで，初回投与時の最高血漿中濃度は一般に分布容積の影響を受ける可能性があること，また，腎不全患者の最高血漿中濃度は腎機能が低下すると高くなる可能性があることの2点を考慮し，添付文書上の最高血漿中濃度の平均値に標準偏差の値を加えた値を初回投与時の最高血漿中濃度と仮定した。添付文書より，50mg投与時の最高血漿中濃度は2.03 + 0.40 = 2.43μg/mL，100mg投与時は3.56 + 0.67 = 4.23μg/mLとなる。今回の投与量は75mgであることから，初回投与時の最高血漿中濃度は，$\frac{2.43 + 4.23}{2} = 3.33$μg/mLとなる。添付文書に示されている日本人データ（母集団薬物動態解析，1-コンパートメントモデル）によると，Ccr値が30mL/min以上で60mL/min未満の患者におけるプレガバリン

第12章　プレガバリンによる中枢神経症状

表5　日本人健康成人より得られた空腹時単回投与データ

投与量 (mg)	C_{max} (μg/mL)	T_{max} (h)	$AUC_{0-\infty}$ (μg・h/mL)	$T_{1/2}$ (h)	CL/F (L/h)	Vd/F (L)	Ae (%)
50	2.03 (0.40)	0.67 (0.26)	10.7 (1.1)	5.98 (0.65)	4.72 (0.44)	40.6 (4.9)	83.9 (5.4)
100	3.56 (0.67)	0.75 (0.27)	20.4 (1.3)	5.66 (0.59)	4.93 (0.35)	40.3 (6.4)	95.0 (2.7)
200	6.35 (0.73)	1.00 (0.32)	43.2 (3.0)	5.93 (0.32)	4.64 (0.32)	39.7 (2.7)	91.8 (2.6)
250	7.18 (1.43)	1.17 (0.52)	49.2 (6.1)	5.57 (0.72)	5.15 (0.61)	41.0 (3.8)	95.6 (4.4)
300	8.25 (1.36)	1.08 (0.38)	61.7 (6.3)	5.80 (0.62)	4.91 (0.52)	40.9 (4.3)	97.7 (7.3)

絶食時投与，各6例，平均値（標準偏差）
C_{max}：最高血漿中濃度
T_{max}：最高血漿中濃度到達時間
$AUC_{0-\infty}$：血漿中濃度─時間曲線下面積
$T_{1/2}$：血漿中濃度半減期
CL/F：見かけの分布容積
Ae（%）：単回投与後60時間までの未変化体の尿中排泄率

〔リリカ®カプセル添付文書より引用〕

のクリアランスは，Ccr値が60mL/min以上の患者の約半分となることが記載されている。また，外国人の腎障害者でも腎機能の低下に従って$T_{1/2}$が延長していることから，今回は$T_{1/2}$が2倍の12時間に延長したと仮定し，消失速度定数（Ke）は$\frac{0.693}{12} = 0.058$（hr^{-1}）を算出した。帰宅後すぐに服用（8月12日12時），その日の夜20時も服用，そして次の日の朝8時にも服用したと仮定して計算してみた。C_0から t 時間経過したときの血漿中濃度（C）は$C_0 \times e^{-Ke \times t}$より，初回内服8時間後の血漿中濃度を計算すると2.09μg/mL（3.33 × e$^{-0.058 \times 8}$）となった。以降，12時間おきにプレガバリン75mgの内服を繰り返した場合，2回目投与時最高血漿中濃度は5.42μg/mL（3.33 + 2.09），その12時間後の血漿中濃度は2.70μg/mL（5.42 × e$^{-0.058 \times 12}$），3回目投与時最高血漿中濃度は6.03μg/mL（3.33 + 2.7），その7時間後の血漿中濃度は4.02μg/mL（6.03 × e$^{-0.058 \times 7}$）となった（図1）。

　今回は，添付文書に記載してあるデータを用いて解析したが，この初回投与時の最高血中濃度のデータを1-コンパートメントモデル解析に用いることができない薬剤（例：ジゴキシンなど）では分布容積を用いた解析などを試みる必要がある。また，今回用いた計算手法は，腎不全の状態が安定していることが前提である。急性腎障害により，腎機能が安定していない場合は，予測精度が低下することに注意する。

プレガバリンとアシクロビルによる中枢神経系の副作用の特徴（トレーニングポイント4）

1．プレガバリン

　プレガバリンの中枢神経系の副作用で最も頻度が高いものは眠気，ふらつきであり，その多くは投与初期に発現することが知られている[4]。眠気やふらつきなど中枢神経系の副作用に関しては，濃度依存的に発現頻度が増加するとされている[2]。有害作用と血漿中濃度との関係は限られた報告でしかみられないが，有害作用が認められた症例における最高血漿中濃度は13〜60μg/mLであっ

155

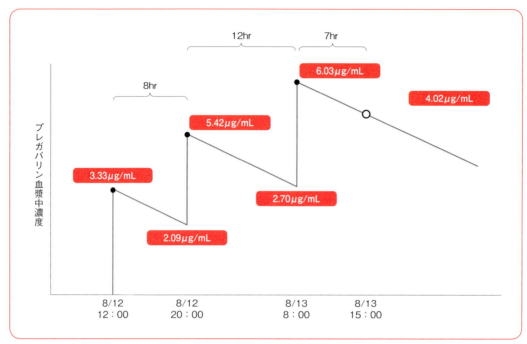

図1 プレガバリン血漿中濃度推移推測図

たとする報告がある[6]。また，66.5 μg/mLのときに神経症状を呈した症例もある[6]。

2. アシクロビル

アシクロビルは腎排泄性の薬剤で，高齢者や腎機能障害のある患者では血中濃度が上がりやすく副作用である中枢神経系の副作用（アシクロビル脳症）が出やすいとされている[7, 8]。しかし，血中アシクロビル濃度だけでは説明がつかない場合があることを念頭に置く必要がある[9]。中枢神経系の副作用としては，構音障害，異常言動，振戦，めまいおよび意識障害などがみられ，一般的には可逆性とされている[7, 8]。

プレガバリンとアシクロビルの過量投与に対する対処法（トレーニングポイント5）

1. プレガバリンの過量投与に対する対処法

本邦においても，血液透析患者にプレガバリンを過量使用し神経症状を呈した1例報告があるが，このときの血漿中濃度は17.4 μg/mLであった[10]。この症例では血液透析にてプレガバリンを除去したことで症状は軽減し改善したことから，神経症状は可逆性であると考えられている。以上のことから，いったん神経症状が発現した場合には，プレガバリンの投与を中止，状況によっては血液透析を施行し，血漿中濃度を低下させる対応が求められる。

注）アシクロビルおよびプレガバリンは特定薬剤治療管理料の対象薬剤ではない。

第12章 プレガバリンによる中枢神経症状

2. アシクロビル

添付文書には，4時間の血液透析により，血漿中のアシクロビルの約70%が除去されたと記載されている。また，本邦においても，アシクロビルは血液透析により，効率よく除去されることが報告されている。

専門薬剤師としての考え方

薬学的介入とその後の経過

　入院時の血清クレアチニン（S-Cr）1.22mg/dLの値から，Cockcroft-Gault式では31.2mL/min，体表面積補正を外したeGFRは28.7mL/minであった。加齢による腎機能の低下，もしくは，薬剤性（ジクロフェナクナトリウム）による腎臓機能障害の可能性を考慮した。

　バルトレックス®錠（バラシクロビル）の最終内服日である8月12日の時点では，意識障害は発現していないことから，アシクロビルによる神経症状は考えにくかった。

　プレガバリンは，主として未変化体が尿中に排泄される。腎機能が低下している患者では，血漿中濃度が高くなり副作用が発現しやすくなるおそれがあるため，Ccr値が15mL/min以上で30mL/min未満の場合には，初回に1回25mgを1日1回もしくは2回，または1回50mgを1日1回投与する方法が示されている。今回，腎機能正常患者におけるプレガバリン初期用量である1回75mg，1日2回にて投与が開始されたために，血漿中濃度が急激に上昇し，プレガバリンによる中枢性の副作用（いびきをかいて眠りだした）が発現したと考えた。8月13日15時のプレガバリンの予測血漿中濃度4.02μg/mLは，血液透析を施行する程の値には到達していないと判断し，リリカ®カプセル（プレガバリン）投与の中止と，プレガバリンとアシクロビルの血漿中濃度の測定を医師に依頼した。また，ジクロフェナクナトリウムによる腎機能障害も考えられることからボルタレン®錠の投与中止を依頼し，痛みに対してはアセトアミノフェンの頓用を提案した。

　入院翌日（8月14日）より意識障害は改善傾向を示したが，完全に回復するには7日間を要した。8月16日のS-Cr値は0.69mg/dLと腎機能も改善した。プレガバリンとアシクロビルの血漿中濃度の測定結果を表6に示した。入院時点（8月13日15時30分）のプレガバリン血漿中濃度は4.60μg/mLであり，予測値とほぼ一致した。しかし，今回予測に用いた手法は，急性腎障害により腎機能が

表6　プレガバリンとアシクロビルの血漿中濃度の測定結果

	プレガバリン		アシクロビル	
	血漿中濃度 （μg/mL）	髄液中濃度 （μg/mL）	血漿中濃度 （μg/mL）	髄液中濃度 （μg/mL）
8/13 15：30	4.60	—	1.48	—
8/13 16：00	—	0.86	—	1.25
8/16 6：00	0.03	—	0.18	—

不安定な場合には当てはまらないことを理解しておく必要がある。プレガバリン血漿中濃度は4.60μg/mLは，有害作用を考慮しなければならないほどの高い値ではなかったが，投与初期に眠気やめまいなどの神経症状が出現しやすいことから，低用量である初期用量から開始し，忍容性が確認され，効果が不十分な場合に増量するべきであろう。

今回，入院直前までの情報からアシクロビルによる神経障害の可能性は低いと考えた。後日，アシクロビル血漿中濃度のデータが得られたことから，アシクロビル最終服用時（8月12日朝8時）の最高血漿中濃度の予測を試みた。入院時Ccr値は28.7～31.2mL/minであった。そこで，腎機能正常時のアシクロビル半減期を2.5時間，尿中排泄率を90％と仮定し，Giusti-Hayton法や報告されているCL算出法（式）[11]を用いて，半減期の延長度を推測してみた。アシクロビルの半減期がどの程度延長したか予測したところ6.8時間（2.5/0.37）となった。そこで，アシクロビル半減期が7時間に延長したときのKe（0.693/7 = 0.099）から入院31時間前のアシクロビル濃度（最終服用時の最高血漿中濃度）を計算したところ31.9μg/mL（$1.48/e^{-0.1155 \times 31}$）となった。入院3日目にはS-Cr値が0.69μg/mLまで低下していたこと，食欲が低下していたこと，入院時身体所見で舌は極めて乾燥していたこと，入院時BUN/Cr比が22であったこと，ボルタレン®錠が処方されていたことを総合的に考慮すると，図2にあげた事象が相互に影響しあう中でアシクロビルによる脳症が発現した可能性も否定できない。思考プロセスを図2に示す。

以上のことから，食欲不振や水分の摂取が不十分であることが疑われる高齢者がジクロフェナクナトリウムなどのNSAIDsとアシクロビル製剤を服用している場合には，急速な腎機能悪化に伴うアシクロビル脳症の可能性も想定しておく必要がある。

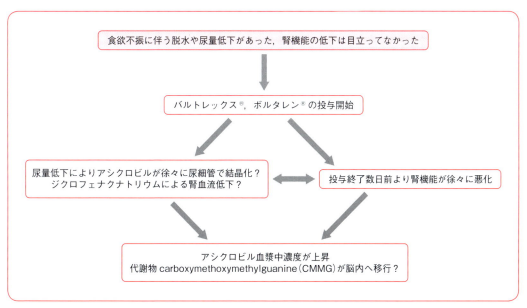

図2 脳症発症機序：思考プロセスの1例

本症例におけるサマリー記載例

日本腎臓病薬物療法学会における腎臓病薬物療法認定薬剤師の申請に必要な自験例の記載例を示す。

症例の通し番号	1	患者年齢	78歳	患者性別	女性
症例タイトル		プレガバリンによる中枢神経症状を疑った高齢患者			
自ら関与した期間および回数 （開始年月日～終了年月日・回数）	期間				
	回数				

【要約】

　入院当日，意識障害と中等度腎機能障害があり，薬歴と残薬状況から，バラシクロビルとプレガバリンによる中枢神経症状とバラシクロビルとジクロフェナクナトリウムによる腎機能障害を疑った。

　バラシクロビルの最終内服日（入院前日）時点では，意識障害は発現していないことから，アシクロビルによる神経症状は考えにくかった。プレガバリンの残薬数から，3回分を内服していることが推測された。プレガバリンの予測血中濃度4.02μg/mLは，血液透析を施行する程の値には到達していないと判断し，プレガバリンの内服中止とプレガバリンとアシクロビルの入院時の血中濃度の測定を医師に依頼した。また，ジクロフェナクナトリウムの代替としてアセトアミノフェンの頓用を提案した。

　入院翌日より意識障害は改善傾向を示し，7日間で回復した。入院4日目の血清クレアチニン濃度の値は0.69mg/dLと腎機能も改善した。プレガバリン血中濃度は4.60μg/mLであり，予測値とほぼ一致した。アシクロビル血中濃度は1.48μg/mLであった。

　今回，薬学的介入後の経過からプレガバリンによる中枢神経症状として矛盾しなかった。しかし，アシクロビルの半減期が2倍の7時間に延長したと仮定し，入院31時間前のアシクロビル濃度を計算したところ31.9μg/mLと高値であることから，アシクロビル（主代謝物を含む）による中枢神経症状も否定できなかった。

引用文献

1）Kusawake T, et al：The Influence of Hepatic and Renal Impairment on the Pharmacokinetics of a Treatment for Herpes Zoster, Amenamevir（ASP2151）：Phase 1, Open-Label, Single-Dose, Parallel-Group Studies. Adv Ther, 34：2612-2624, 2017

2）Cappuzzo KA：Treatment of postherpetic neuralgia：focus on pregabalin. Clin Interv Aging, 4：17-23, 2009

3）Randinitis EJ, et al：Pharmacokinetics of pregabalin in subjects with various degrees of renal function, 43：277-283, 2003

4）小川節郎，他：帯状疱疹後神経痛に対するプレガバリンの有効性および安全性の検討：多施設共同無作為化プラセボ対照二重盲検比較試験．日ペインクリニック会誌，17：141-152，2010

5）Berry D, et al：Analysis of pregabalin at therapeutic concentrations in human plasma/serum by reversed-phase HPLC. Ther Drug Monit, 27：451-456, 2005

6）Wood DM, et al：Significant pregabalin toxicity managed with supportive care alone. J Med Toxicol, 6：435-437, 2010

7）Adir JC, et al：Acyclovir neurotoxicity：clinical experience and review of the literature. South Med J, 87：1227-1231, 1994

8）Almond MK, et al：Avoiding acyclovir neurotoxicity in patients with chronic renal failure undergoing haemodialysis. Nephrol Dial Transplant, 69：428-432, 1995

9）de Knegt RJ, et al：Acyclovir-associated encephalopathy, lack of relationship between acyclovir

levels and symptoms. Nephrol Dial Transplant, 10：1775-1777, 1995
10）福島　栄，他：糖尿病性神経障害による疼痛に対してプレガバリンを過量使用し神経症状を呈した血液透析患者の1例．透析会誌，44：637-641，2011
11）Blum MR, et al：Overview of acyclovir pharmacokineticdisposition in adults and children. Am J Med, 73（1A）：186-192, 1982

（林　雅彦，八重徹司）

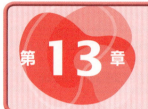

第13章 CKD患者への抗MRSA薬の選択

この章のゴール

・抗MRSA薬の適応疾患について説明できる
・抗MRSA薬の薬物動態，組織移行性，副作用，相互作用などの特徴について説明できる
・CKD患者における抗MRSA薬の注意点が説明できる

Keyword

治療薬物モニタリング，pharmacokinetics/pharmacodynamics（PK/PD），尿中未変化体排泄率，腎障害，血小板減少，セロトニン症候群，横紋筋融解症，高カリウム血症

症 例

患者情報

- **患者**：56歳，男性，身長175cm，体重78.0kg
- **主訴**：発熱，疼痛
- **副作用・アレルギー歴**：なし
- **既往歴**：糖尿病，糖尿病性腎臓病，高血圧，脂質異常症
- **家族歴**：父（糖尿病）
- **嗜好**：喫煙あり（1日10本），飲酒あり（1日ビール中瓶1本）
- **職業**：大工
- **OTC・健康食品服用歴**：なし
- **診断名**：化膿性骨髄炎疑い

現病歴

仕事中に受傷し，右下腿開放性骨折の診断で緊急入院となった。第3病日に骨折観血的術により骨髄内釘を挿入された。第10病日に発熱と創部の発赤および滲出液があり，滲出液のグラム染色では白血球の貪食像を伴うグラム陽性球菌が検出された（後に培養検査にてMRSAと判明した）。

薬歴

- アテレック®錠（10mg）　　　　1回1錠　　1日1回　朝食後
- アジルバ®錠（20mg）　　　　　1回1錠　　1日1回　朝食後
- クレストール®錠（2.5mg）　　　1回2錠　　1日1回　朝食後
- アクトス®OD錠（15mg）　　　　1回1錠　　1日1回　朝食後
- ベイスン®OD錠（0.3mg）　　　 1回1錠　　1日3回　毎食直前
- グルファスト®錠（5mg）　　　　1回1錠　　1日3回　毎食直前
- サインバルタ®カプセル（20mg）1回2cap　1日1回　朝食後
- ガスター®D錠（20mg）　　　　 1回1錠　　1日1回　就寝前
- マイスリー®錠（10mg）　　　　 1回1錠　　1日1回　就寝前

臨床検査所見

【血算】

WBC	$12.0 \times 10^3/\mu L$	NEUT	89%	LYMPH	7.9%
MONO	2.5%	EOSINO	0.5%	BASO	0.1%
RBC	$380 \times 10^4/\mu L$	Hb	13.9g/dL	Ht	40.5%
PLT	$22.0 \times 10^4/\mu L$				

【生化学】

TP	6.5g/dL	ALB	4.2g/dL	AST	28U/L
ALT	32U/L	ALP	178U/L	BUN	27.0mg/dL
Cr	1.7mg/dL	eGFR	33.8mL/min/1.73m²	UA	6.5mg/dL
Na	140mEq/L	K	4.8mEq/L	Cl	106mEq/L
CRP	21.3mg/dL	TG	152mg/dL	HDL-C	48mg/dL
LDL-C	150mg/dL	Glu	178mg/dL	HbA1c	7.2%

バイタルサイン

BP	152/84mmHg	HR	78回/min	BT	38.3℃

臨床経過

　第10病日，本症例に関して医師より「術後感染による化膿性骨髄炎を疑い，起因菌としてMRSAの可能性が高いので，バンコマイシンの投与を考えているが，腎機能低下があるので投与量はどうしたらよいか？」との相談があった。
　一刻を争う状況であれば，腎機能からバンコマイシンの初回投与ノモグラムに従い投与量を伝え，後日，TDMにより維持投与量を調整するが，今回は少し考える時間がある。

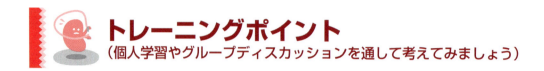
トレーニングポイント
（個人学習やグループディスカッションを通して考えてみましょう）

1. 抗MRSA薬として用いられるものにはどのようなものがあり，感染症に応じてどのように選択すべきだろうか？

2. 抗MRSA薬には薬物動態，組織移行性，副作用，相互作用にどのような特徴があるだろうか？

3. CKD患者における抗MRSA薬の注意点にはどのようなものがあるだろうか？

専門薬剤師としての薬学的介入

本症例は医師からバンコマイシンの初回投与量，広く解釈するとTDMの依頼であったが，そもそもバンコマイシンの選択は最適なのだろうか。抗MRSA薬の特徴，患者情報，薬歴などを総合的に勘案し，どのような処方提案をすべきか考えてみよう。

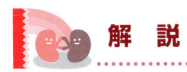

抗MRSA薬の適応と選択（トレーニングポイント1, 2）

　MRSAを保菌している患者は多く，培養検査によりMRSAが検出されても必ずしも感染症とは限らない。検体の種類や質（例えば自己にて排出された喀痰と，気管支鏡による気管内採痰からの検出では意味が異なる），菌量（例えば細菌尿は 10^5 cfu/mL以上が目安とされる）などを確認するとともに，感染症を疑わせる局所症状（呼吸苦，尿混濁，発赤など）の有無についても観察し，MRSA感染症の可能性を探ることが大切である。本症例は，依頼時には培養結果が出ていないが，

表1 疾患別抗MRSA薬の選択

疾患		第一選択薬	代替薬
呼吸器感染症	（肺炎，肺膿瘍，膿胸）	リネゾリド バンコマイシン テイコプラニン	アルベカシン
	（気道感染症）	テイコプラニン リネゾリド	バンコマイシン
菌血症		ダプトマイシン バンコマイシン	アルベカシン テイコプラニン リネゾリド
感染性心内膜炎		ダプトマイシン バンコマイシン	テイコプラニン アルベカシン リネゾリド
皮膚・軟部組織感染症	（深在性皮膚感染症，慢性膿皮症）	ダプトマイシン リネゾリド デジゾリド バンコマイシン	テイコプラニン アルベカシン
	（外傷・熱傷および手術創の二次感染）	バンコマイシン リネゾリド デジゾリド ダプトマイシン	テイコプラニン アルベカシン
	（びらん・潰瘍の二次感染）	ダプトマイシン デジゾリド バンコマイシン リネゾリド	テイコプラニン アルベカシン
骨・関節感染症（化膿性骨髄炎・関節炎）		バンコマイシン ダプトマイシン	リネゾリド テイコプラニン
腹腔内感染症		バンコマイシン	テイコプラニン リネゾリド ダプトマイシン アルベカシン
中枢神経系感染症（髄膜炎）		バンコマイシン リネゾリド	テイコプラニン ダプトマイシン
尿路感染症		バンコマイシン	テイコプラニン ダプトマイシン アルベカシン リネゾリド
好中球減少症患者の経験的治療		バンコマイシン	リネゾリド ダプトマイシン

〔MRSA感染症の治療ガイドライン作成委員会：MRSA感染症の治療ガイドライン改訂版2019. 日本化学療法学会，2019を基に作成〕

表2　抗MRSA薬の特徴

薬剤	組織移行性	PK-PDの指標	TDMの目標値	
バンコマイシン	各臓器への移行性があり，髄液にも移行する。ただし，筋肉など皮下組織への移行は劣る。	AUC/MIC	$C_{trough}=10\sim20\mu g/mL$ 骨髄炎，重症皮膚軟部組織感染などでは$C_{trough}=15\sim20\mu g/mL$	
テイコプラニン	心臓・肺組織・骨への移行が良好であり，特に筋肉など皮下組織への移行は高い。ただし，髄液への移行は乏しい。	定められていない	$C_{trough}=15\sim30\mu g/mL$ 重症例や複雑性感染症においては$C_{trough}=20\sim30\mu g/mL$	
アルベカシン	胸水，腹水，心嚢液，滑膜液への移行は良好であるが，髄液，皮下組織，骨への移行は乏しい。	C_{peak}/MIC	$C_{peak}=9\sim20\mu g/mL$ $C_{trough}<2\mu g/mL$	
リネゾリド	髄液，筋肉などの皮下組織，骨，肺への移行が特に良好である。	AUC/MIC	対象とならない	
ダプトマイシン	皮下組織への移行が良好であるが，肺サーファクタントに結合し，不活化される。	AUC/MIC C_{peak}/MIC	対象とならない	
テジゾリド	皮下組織への移行が良好である。	AUC/MIC	対象とならない	

C_{peak}：peak concentration, C_{trough}：trough concentration, MIC：minimum inhibitory concentration

グラム染色によりグラム陽性球菌が検出され，術後であることを考えるとMRSAの可能性は否定できない。さらに，発熱や創部の発赤および滲出液など局所症状があること，グラム染色において白血球の貪食像が観察されたことから，感染症の可能性は高いと考えられる。以上より，エンピリックセラピーとして抗MRSA薬の使用は薬剤師の視点から考えても妥当であろう。もちろん後に培養結果でメチシリン感受性黄色ブドウ球菌など他のグラム陽性球菌と判明すれば，その段階で抗MRSA薬を変更すればよい。

　今回，医師はバンコマイシン（VCM）を選択したが，この選択は本症例において最適だろうか。本邦のMRSA感染症の治療ガイドライン[1]において，骨・関節感染症の第一選択薬としてVCMのほかにダプトマイシン（DAP）が，代替薬としてリネゾリド（LZD），テイコプラニン（TEIC）が推奨されている（**表1**）。加えて，本邦では適応を持たないが，ST合剤（ST），ミノサイクリン（MINO），リファンピシン（RFP），クリンダマイシンと抗MRSA薬の併用も提言されている。推奨薬ではないが，アルベカシン（ABK）もMRSA感染症に適応が認められている薬剤である。そして，2018年にはテジゾリド（TZD）が上市され，皮膚軟部組織感染症の選択肢が増えた。薬剤師としては投与量のみならず，感染部位，感受性，患者情報などから最適と考えられる抗MRSA薬を選択し，医師に提案することも必要である。

　抗MRSA薬の特徴とCKD患者における注意点を**表2**に示す。

1. バンコマイシン（VCM）

　グリコペプチド系の抗MRSA薬で，使用実績が豊富なため，ゴールドスタンダードとされる薬剤である。VCMはarea under the time-concentration curve（AUC）/minimum inhibitory concentration（MIC）が効果に相関するパラメータであり，目標値は400以上とされるが，実臨床

第 13 章　CKD 患者への抗 MRSA 薬の選択

尿中未変化体排泄率	特に注意すべき副作用	腎機能低下患者での注意点
90％以上	腎障害，レッドマン症候群	腎障害を起こすことがある薬剤との併用では腎障害が惹起されやすい。
40～60％	高い血中濃度の持続で腎障害，肝障害	低アルブミン血症では，蛋白結合率の低下により血中濃度が上昇しにくいことがある。
約80％	腎障害	腎障害を起こすことがある薬剤との併用では腎障害が惹起されやすい。顕著な浮腫がある場合，分布容積が増加するため想定より血中濃度が低下し，半減期が延長することがある。
約30％	骨髄抑制（特に血小板減少），セロトニン症候群	血小板減少が発生しやすい。
約52％	筋骨格系の障害	クレアチンキナーゼが上昇しやすい。
1％未満	骨髄抑制（特に血小板減少），代謝性アシドーシス，視神経症	腎機能正常者と変わりなし。

においてはトラフ値がAUCの代替指標とされる。抗菌薬のTDMガイドラインにおいてトラフ値は10～15μg/mLを目標とされるが，組織により移行性が異なるため，骨髄炎，重症皮膚軟部組織感染などでは15～20μg/mLが推奨されている[2]。さらに，腎障害は20μg/mL以上で高率に発現するとされている。近年では，ピペラシリン・タゾバクタムとの併用により急性腎障害のリスクが上昇することが多数報告され，血中濃度が管理目標内でも腎障害が惹起されやすいことも示唆されている[3]。レッドマン症候群を回避するために，1gでは点滴時間は1時間を超える必要があり，それ以上の使用時には500mgあたり30分以上を目安に投与時間を延長する。VCMの尿中未変化体排泄率は90％以上であるため，腎機能に応じた減量が不可欠である。

2. テイコプラニン(TEIC)

　VCM同様にグリコペプチド系の抗MRSA薬である。心臓・肺組織・骨への移行が良好で，特に筋肉など皮下組織への移行はLZDと並んで高い。ただし，髄液への移行は乏しい。TEICの効果に関係するPK/PDパラメータは定められていないが，一般的にトラフ値が指標とされる。抗菌薬TDMガイドラインにおいて目標トラフ値は15μg/mLを目安に，重症例や複雑性感染症においては20～30μg/mLが推奨されている[2]。VCMに比べ腎障害を起こしにくいとされるため[4]，腎機能低下患者においても選択しやすい薬剤である。しかしながら，尿中未変化体排泄率が40～60％と腎排泄性の薬剤であるため，腎機能低下患者において血中濃度は上昇しやすい。半減期は腎機能正常患者でも約90時間と非常に長いため，必ず初日，2日目に1回6.7mg/kgを1日2回，3日目に1回6.7mg/kgを1日1回のように負荷投与を行う必要がある。さらに高用量の負荷投与法も提案されている[2]。腎機能低下患者であっても腎機能正常患者と同じ負荷投与量を行い，維持投与量を腎機能に応じて減量する。また，CKD患者では低アルブミン血症が多く，蛋白結合率の

167

低下により血中濃度が上昇しにくいことがあるが，遊離型濃度にはほとんど変化がないと考えられている[5]。

3. アルベカシン(ABK)

アミノ配糖体系抗菌薬の抗MRSA薬である。分布容積が細胞外液とほぼ同じ0.2～0.3L/kgであるため，胸水，腹水，心嚢液，滑膜液への移行は良好であるが，髄液，皮下組織，骨への移行は乏しい。Peak concentration（C_{peak}）/MICが効果に相関するパラメータであり，抗菌薬TDMガイドラインにおいてC_{peak}として9～20μg/mLが推奨され，腎障害はトラフ値が2μg/mL以上で発現しやすいとされる[2]。フロセミドなど腎障害の原因となる薬剤との併用では腎障害が惹起されやすいと考えられるので，より注意が必要である。尿中未変化体排泄率が約80%であり腎機能に応じた減量の必要があるが，有効性と安全性を担保するため，基本的に投与量を減量するのではなく，投与間隔を延長することで対応する。ほとんどが細胞外液に分布するため，顕著な浮腫がある場合は分布容積が増加することで想定より血中濃度が低下し，半減期が延長することがあるので注意する。

4. リネゾリド(LZD)

オキサゾリジノン系の抗MRSA薬である。筋肉などの皮下組織，骨，肺への移行が特に良好である。VCM同様にAUC/MICが効果に相関するパラメータであるが，添付文書に記載される1,200mg/dayの投与で多くの患者が目標値とされるAUC/MIC値100以上を達成できるためTDMの対象とはされていない。しかしながら，近年，有効トラフ濃度に関する複数の報告がなされ，TDMの必要性が示唆されている[6, 7]。尿中未変化体排泄率は約30%で，腎機能による投与量の調整は必要ないとされるが，腎機能低下患者で血小板数減少が発生しやすいこと[8]やクレアチニンクリアランス（Ccr）の低下に伴いLZDのクリアランスが低下すること[9]が報告されており，血小板数の推移にはより注意が必要と考えられる。さらに，Ccrが30mL/min以下の患者では600mg/dayでも効果が期待されるとされ，血小板減少の発生を考慮し減量の必要性も報告されている[7, 9]。LZDは弱いながらも非選択的，可逆的なモノアミンオキシダーゼ阻害作用を有するため，SSRIやSNRIなどセロトニン系に作用する薬剤と併用すると，セロトニン症候群を発現する可能性が報告されている[10]。

5. ダプトマイシン(DAP)

環状リポペプチド系の抗MRSA薬であり，敗血症，感染性心内膜炎，皮膚軟部組織感染症に使用される。一方，肺サーファクタントに結合し，不活化されるため肺炎には使用しない。DAPはAUC/MICおよびC_{peak}/MICに効果が相関し，AUC/MIC値666以上が必要とされている[11]。現在，TDMの対象とはされていないが，添付文書に記載されている4～6mg/kgの投与量では不十分であり，8mg/kg以上の高用量投与の必要性が報告されている[12]。尿中未変化体排泄率は約52%のためCcrが30mL/min未満の患者では投与間隔を2倍の48時間毎にする。腎機能低下患者においても，添付文書に記載されている4～6mg/kgの投与量では24時間以降にAUCが目標域に到達していないとされ，さらなる高用量投与の必要性が示唆されている[13]。腎機能低下患者ではクレアチンキナーゼが上昇しやすく横紋筋融解症の報告もあるため[14]，頻回にクレアチンキナーゼを観察する必要がある。

第 13 章　CKD 患者への抗 MRSA 薬の選択

6. テジゾリド(TZD)

LZD同様にオキサゾリジノン系の抗MRSA薬であり，皮膚軟部組織感染症のみに適応を有する。TZDはAUC/MICが効果に相関するパラメータであり，半減期が約11時間と長く1日1回の投与が可能である。TZDは尿中未変化体排泄率が低く，腎機能低下患者でも薬物動態パラメータが変化しないことが報告されている[15]。さらに，TZDは血小板減少やモノアミンオキシダーゼ阻害作用がLZDに比べ少ないことが報告されている[16, 17]。これらのことから，TZDは腎機能低下患者においても使用しやすいと考えられるが，本邦での使用報告は限られており，適応症にも留意が必要である。また，TZDは，乳がん耐性蛋白（BCRP）を濃度依存的に阻害する。添付文書において，TZDの経口製剤によりBCRPの基質であるロスバスタチンの血中濃度が上昇することが示されており，経口製剤投与時の併用には注意が必要である。

7. ST 合剤

効果に関係するPK/PDパラメータについてのデータは乏しい。スルファメトキサゾール，トリメトプリムの尿中未変化体排泄率はそれぞれ約78.6，64.1%であり，腎機能に応じた減量が必要である。トリメトプリムは尿細管からのクレアチニンの分泌を阻害するため，ST合剤の開始後に見かけ上，血清クレアチニン値が上昇することがあるので，腎機能評価において留意する。さらに，トリメトプリムは遠位尿細管からのカリウムの排泄を阻害するため高カリウム血症の副作用があるが，レニン・アンジオテンシン系阻害薬やスピロノラクトンを使用している高齢者においてST合剤が高カリウム血症における入院リスクを明らかに増加させることが報告されており[18, 19]，カリウム上昇作用のある薬剤との併用にはより注意する。

8. ミノサイクリン(MINO)

AUC/MICが効果に相関するパラメータである。尿中未変化体排泄率は約10%であり，腎機能低下患者でも減量の必要はない。内服薬の場合，炭酸カルシウムや鉄剤などとキレートを形成し，吸収が低下する可能性があるため服用時間をずらす工夫が必要になる。

9. リファンピシン(RFP)

抗結核薬であるが，抗バイオフィルム効果などからしばしば併用して用いられる。耐性を起こしやすいため単剤での使用は必ず避ける。尿中未変化体排泄率は15〜30%であり，腎機能低下患者でも減量の必要はない。RFPは薬物代謝酵素のシトクロムP450（CYP）や輸送蛋白のP糖蛋白を誘導するため，薬物相互作用には注意する。

本症例における選択と投与量（🫘トレーニングポイント❸）

1. バンコマイシンの投与量

まず，医師から相談のあったVCMについて考えてみる。抗菌薬TDMガイドライン2016では，eGFR（mL/min/1.73m²）に応じて，体重換算（mg/kg/day）による投与量ノモグラムが示されている。なお，eGFR30mL/min/1.73m²への投与は推奨されていない[2]。本症例のeGFRは33.8mL/min/1.73m²であり，投与量ノモグラムに記載されている1日1回12.5mg/kgに体重78kgを当てはめると1日1回975mgとなり，臨床における煩雑性を考慮すると1日1回1,000mgが妥当となる。

169

一般的に，腎機能低下があるとVCMの半減期は延長するため，維持投与量を初回から投与すると定常状態に達するまでに時間を要する。また，重症感染症や組織移行が悪い部位の感染症では早期に目標濃度に達する必要があるため，初回に負荷投与を考慮する必要がある。抗菌薬TDMガイドライン2016では，腎機能低下患者への負荷投与量についてルーチンの使用は推奨されていない[2]。本症例において負荷投与を行うかは判断が難しいところであるが，行うのであれば1回20mg/kgを適応すると1,560mgとなり，臨床における煩雑性を考慮すると1,500mgが妥当となる。以上をまとめると，初回1,500mgを90分点滴，以後24時間毎に1,000mgを60分点滴となる。本投与法は，初回目標トラフ濃度10～15μg/mLを目指した投与法であるが，本症例において目標トラフ値は感染部位より15～20μg/mLが適当である。効果や有害事象を評価しながら，より積極的な投与方法が必要なことが想定される。しかしながら，腎機能低下があることからトラフ値が20μg/mLを超えることは避けたいところである。より安全な選択があるならばそれを選択するべきである。選択肢がないのならば，腎機能低下に十分留意しながら，TDMによって投与量を調整していく。

2．その他の選択

　本症例が骨髄炎を呈しているとすると，ABKは積極的な選択肢にはなりにくく，TZDは適応外である。TEIC，LZD，DAPが候補にあげられるが，有害事象の危険性を考えた場合にTEICがより安全な選択と考えられる。TEICの目標トラフ濃度は20～30μg/mLが適当と考えられる。抗菌薬TDMガイドライン2016において，eGFR10～40mL/min/1.73m^{2}では，初日，2日目に1回6.7mg/kgを1日2回，3日目に1回6.7mg/kgを1日1回，5日目以後に1回5.0mg/kgを2日に1回が提唱されている[2]。本症例の体重78kgを当てはめ，臨床における煩雑性を考慮すると，初日，2日目に1回500mgを1日2回，3日目に1回500mgを1日1回，5日目以後に1回400mgを2日に1回が妥当と考えられる。念のため腎機能の変化に注意しながら，TDMにより投与量を調整する。LZDは減量の必要性はないが，感染部位から長期投与となることが考えられ，腎機能低下もあることから血小板の低下にはより注意が必要となる。加えて，本症例はSNRIであるサインバルタ®（デュロキセチン）を服用している。FDAではLZDを投与する場合に，非緊急時にはセロトニン系に作用する薬剤は2週間前までに中止することを注意喚起している。MRSA感染症の治療ガイドライン[1]においても代替薬とされていることを考慮すると第二選択とし，サインバルタ®を他剤への変更が可能か提案することが妥当と考えられる。DAPはCcrが53mL/minであるため減量の必要はないが，やはりクレアチンキナーゼの上昇にはより注意が必要であると考える。さらに，本症例はスタチンであるクレストール®（ロスバスタチン）を服用しており，スタチンとDAPとの相互作用については明確に示されていないが，ともに横紋筋融解症を起こす薬剤であるためより注意が必要であると考える。

　後に投与が予想されるST，MINO，RFPについても考えておく。STは，ARBのアジルバ®（アジルサルタン）を服用しており腎機能低下があることから，カリウムの上昇には注意がより必要と考えられる。また，血清クレアチニン値の上昇の可能性についても情報提供を行う必要がある。MINOは本症例において特別に注意すべき点はない。RFPのCYP誘導作用を受け，アテレック®（シルニジピン）など作用が減弱する可能性のある薬剤がある。使用時には他剤への変更などを考慮する必要がある。

170

血糖管理

　敗血症では血糖値を180mg/dL以下に管理することで死亡率が減少する（ただし，81～108mg/dLに維持する強化療法では死亡率が上昇する）ことが報告されている[20]。また，術後の高血糖が手術部位感染の危険因子であることが報告されている[21]。このように血糖管理は感染症においても重要な要素の一つである。

　本症例の血糖管理は不十分であり，感染症の治療に影響を及ぼす可能性がある。加えて，アクトス®（ピオグリタゾン）は低血糖リスクが増加することから重篤な腎機能障害のある患者に禁忌とされており，本症例においても慎重な投与が望まれる。CKD患者の血糖管理における薬剤の使用方法の詳細は紙幅の都合上割愛するが，本症例ではインスリンを用いた積極的な血糖コントロールが必要と考えられる。

専門薬剤師としての考え方

薬学的介入とその後の経過(図1)

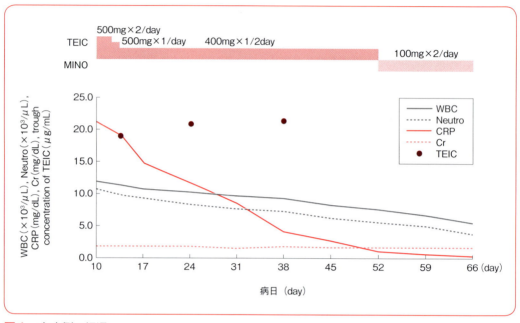

図1　本症例の経過

開始時の介入

> **薬剤師**「感染部位を考えますと，VCMのトラフ濃度15〜20μg/mLを目指した積極的な投与法が必要と思います。その場合，もともと腎機能低下があるため腎障害の発現がやはり危惧されます。腎機能低下患者でも比較的安全に使用でき，感染部位への組織移行も期待できるTEICの選択はいかがでしょうか？」
>
> **医　師**「VCMが駄目ならLZDやDAPを考えていたけど，どうかな？」
>
> **薬剤師**「患者の腎機能を考えますと，LZDやDAPは減量なく使用することができますが，少し注意が必要です。LZDは長期投与が予想されることや腎機能低下があることを考えますと，血小板の減少にはより注意が必要と考えます。さらに，サインバルタ®を服用されているのでセロトニン症候群の発現も危惧されます。DAPは腎機能低下があると横紋筋融解症が起こりやすく，同じく横紋筋融解症を起こすことのあるクレストール®を服用していますので，頻回にクレアチンキナーゼを観察することをお勧めします」
>
> **医　師**「そうか，横紋筋融解症で腎機能が悪化するのも困るからLZDを第二選択

第 13 章　CKD 患者への抗 MRSA 薬の選択

として，まずは TEIC を試してみよう。あまり使ったことがないので，投与法はどうしたらいいかな。それとサインバルタ®はいまから中止しておけば大丈夫なのかな」

薬剤師「TEIC は必ず負荷投与が必要となりますので，初日，2 日目に 1 回 500mg を 1 日 2 回，3 日目に 1 回 500mg を 1 日 1 回，5 日目以後に 1 回 400mg を 2 日に 1 回になります。それから，TDM を行うために 5 日目の投与前にあたるトラフ濃度の採血をお願いします。サインバルタ®ですが，FDA は LZD の投与 2 週間前に中止することを推奨しています」

医　師「わかった。糖尿病内科の医師にサインバルタ®が変更できないかコンサルトしてみるよ」

薬剤師「それから，腎機能低下患者にアクトス®は注意が必要ですし，感染症の治療のためにもインスリンに置き換えるなど血糖管理をもう少し強化されてはいかがでしょうか」

医　師「少し気にはなっていたのだけれど，あわせて糖尿病内科の医師にコンサルトしてみるよ」

　提案したとおり，TEIC が採用となった。投与 5 日目（第 15 病日）のトラフ濃度は 19.4μg/mL と少し低めだったが，このまま継続となった。

テイコプラニン投与 6 週目（第 52 病日）の介入

　その後，CRP は低下し，滲出液も減少しており TEIC の効果が認められた。そこで，次に，内服薬への変更について医師から問い合わせがあった。

医　師「TEIC は効果があったよ。内服薬に切り替えてもう少し投与しようと思うのだけれど，MINO も ST も感受性があるし，どうしようかな」

薬剤師「ST はクレアチニンの上昇作用があるので腎機能評価に留意する必要があります。加えて，アジルバ®を服用されており，血清カリウム値が上昇しやすいので注意が必要です。MINO は吸収を低下させるような薬剤も服用されていませんので，特別に注意する点はないと思います」

医　師「ありがとう。MINO に切り替えることにするよ」

　MINO に変更になり，MINO 投与 2 週目（第 66 病日）にリハビリ目的で転院となった。

　CKD 患者への抗 MRSA 薬の選択においては，腎機能のみに注目するのではなく，感染部位，服用薬との相互作用，感受性，アレルギー歴などを総合的に判断することが重要である。また，起こりうる副作用をあらかじめ想定し，事前に情報を伝えることで，必要な準備ができるとともに，副作用が発生した場合でも早急な対応が可能であると考える。

173

本症例におけるサマリー記載例

　日本腎臓病薬物療法学会における腎臓病薬物療法認定薬剤師の申請に必要な自験例の記載例を示す。

症例の通し番号	1	患者年齢	56歳	患者性別	男性
症例タイトル		CKD患者への抗MRSA薬の選択			
自ら関与した期間および回数 **（開始年月日〜終了年月日・回数）**	期間				
	回数				

【要約】

　糖尿病，糖尿病性腎臓病，高血圧，脂質異常症にて近医通院中であった。仕事中に受傷し，右下腿開放性骨折の診断で緊急入院となった。第3病日目に骨折観血的術により骨髄内釘を挿入された。第10病日目に発熱と創部の発赤および滲出液があり，滲出液のグラム染色では白血球の貪食像を伴うグラム陽性球菌が検出された。後に培養検査にてMRSAと判明した。医師より，バンコマイシン（VCM）の開始にあたり投与量の相談を受けた。VCMは感染部位からトラフ濃度15〜20μg/mLを目指した投与法が必要であったが，eGFRは33.8mL/min/1.73m^{2}であったため腎障害の発現を危惧し，テイコプラニン（TEIC）の提案を行った。抗菌薬TDMガイドライン2016を参照し，TEICは初日，2日目に1回500mgを1日2回，3日目に1回500mgを1日1回，5日目以後に1回400mgを2日に1回の投与方法を提案し，採用された。TEIC投与5日目（第15病日）のトラフ濃度は19.4μg/mLと少し低値であったが，解熱および滲出液の減少が認められていたため，このままの投与方法での継続を提案した。TEIC投与6週目（第52病日）に，医師より内服薬であるST合剤，ミノサイクリン（MINO）への変更について相談を受けた。アジルサルタンを併用していたことよりST合剤との相互作用による高カリウム血症について説明し，MINOへの変更となった。その後，感染症は軽快し，MINO投与2週目（第66病日）にリハビリ継続目的で転院となった。

引用文献

1) MRSA感染症の治療ガイドライン作成委員会：MRSA感染症の治療ガイドライン改訂版2019. 日本化学療法学会, 2019

2) 日本化学療法学会抗菌薬TDMガイドライン作成委員会, 日本TDM学会TDMガイドライン策定員会−抗菌薬領域：抗菌薬TDMガイドライン2016. 日化療会誌, 64：1-48, 2016

3) Navalkele B, et al：Risk of Acute Kidney Injury in Patients on Concomitant Vancomycin and Piperacillin-Tazobactam Compared to Those on Vancomycin and Cefepime. Clin Infect Dis, 64：116-123, 2017

4) Svetitsky S, et al：Comparative efficacy and safety of vancomycin versus teicoplanin：systematic review and metaanalysis. Antimicrob Agents Chemother, 53：4069-4079, 2009

5) Ulldemolins M, et al：The effects of hypoalbuminaemia on optimizing antibacterial dosing in critically ill patients. Clin Pharmacokinet, 50：99-110, 2011

6) Dong HY, et al：Therapeutic drug monitoring and receiver operating characteristic curve prediction may reduce the development of linezolid-associated thrombocytopenia in critically ill patients. Eur J Clin Microbiol Infect Dis, 33：1029-1035, 2014

7) Matsumoto K, et al：Analysis of thrombocytopenic effects and population pharmacokinetics of linezolid：a dosage strategy according to the trough concentration target and renal function in adult patients. Int J Antimicrob Agents, 44：242-247, 2014

8) Matsumoto K, et al : Renal function as a predictor of linezolid-induced thrombocytopenia. Int J Antimicrob Agents, 33 : 98-99, 2009

9) Sasaki T, et al : Population pharmacokinetic and pharmacodynamic analysis of linezolid and a hematologic side effect, thrombocytopenia, in Japanese patients. Antimicrob Agents Chemother, 55 : 1867-1873, 2011

10) Clark DB, et al : Drug interactions between linezolid and selective serotonin reuptake inhibitors : case report involving sertraline and review of the literature. Pharmacotherapy, 26 : 269-276, 2006

11) Falcone M, et al : Variability of pharmacokinetic parameters in patients receiving different dosages of daptomycin : is therapeutic drug monitoring necessary?. J Infect Chemother, 19 : 732-739, 2011

12) Bassetti M, et al : High-dose daptomycin in documented Staphylococcus aureus infections. Int J Antimicrob Agents, 36 : 459-461, 2010

13) Chaves RL, et al : Clinical and pharmacokinetic considerations for the use of daptomycin in patients with Staphylococcus aureus bacteraemia and severe renal impairment. J Antimicrob Chemother, 36 : 200-210, 2014

14) Kazory A, et al : Rhabdomyolysis and acute renal failure in a patient treated with daptomycin. J Antimicrob Chemother, 69 : 578-579, 2006

15) Flanagan S, et al : Pharmacokinetics of tedizolid in subjects with renal or hepatic impairment. Antimicrob Agents Chemother, 58 : 6471-6476, 2014

16) Lee EY, et al : Thrombocytopenia with Tedizolid and Linezolid. Antimicrob Agents Chemother, 62 : e01453-17, 2017

17) Flanagan S, et al : In vitro, in vivo, and clinical studies of tedizolid to assess the potential for peripheral or central monoamine oxidase interactions. Antimicrob Agents Chemother, 57 : 3060-3066, 2013

18) Antoniou T, et al : Trimethoprim-sulfamethoxazole-induced hyperkalemia in patients receiving inhibitors of the reninangiotensin system : a population-based study. Arch Intern Med, 170 : 1045-1049, 2010

19) Antoniou T, et al : Trimethoprim-sulfamethoxazole induced hyperkalaemia in elderly patients receiving spironolactone : nested case-control study. BMJ, 343 : d5228, 2011

20) NICE-SUGAR Study Investigators : Finfer S, et al : Intensive versus conventional glucose control in critically ill patients. N Engl J Med, 360 : 1283-1297, 2009

21) Alexander JW, et al : Updated recommendations for control of surgical site infections. Ann Surg, 253 : 1082-1093, 2011

（浦田元樹）

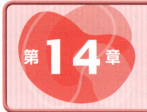

第14章 腹膜透析患者の感染症治療への関わり

この章のゴール

・患者の全体像を把握した感染症治療について説明できる
・尿路感染症の症状や推定される原因菌について説明できる
・尿路感染症の治療について説明できる
・抗菌薬の種類とPK/PDパラメータについて説明できる
・腎機能に応じた薬剤の投与設計ができる

Keyword

連続携行式腹膜透析，解離性大動脈瘤手術後，臓器別鑑別，創部感染症，人工血管感染症，尿路感染症，PK/PDパラメータ

症例

患者情報

- **患者**：60歳代，女性，身長約150cm，体重約40kg
- **主訴**：腰背部痛
- **副作用・アレルギー歴**：ヤマシン（現在製造中止のペニシリン系抗菌薬；薬疹）
- **既往歴**：連続携行式腹膜透析（CAPD）導入，高血圧，胃潰瘍
- **家族歴**：特記すべき事項なし
- **OTC・健康食品服用歴**：なし
- **診断名**：解離性大動脈瘤（上行大動脈～弓部大動脈人工血管置換術後）

現病歴

CAPD導入後，定期受診中の患者。腰背部痛を自覚し，救急受診した。CT検査の結果，解離性大動脈瘤の診断にて緊急手術（上行大動脈～弓部大動脈人工血管置換術）が施行された。

第14章 腹膜透析患者の感染症治療への関わり

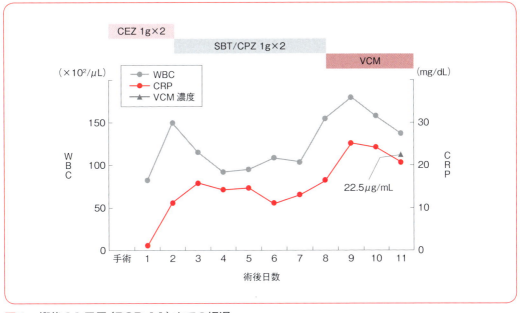

図1 術後11日目（POD 11）までの経過

薬歴

- アルファロール®カプセル（0.25μg）　　1回1cap　　1日1回　朝食後
- フルイトラン®錠（2mg）　　　　　　　　1回2錠　　1日1回　朝食後
- ラシックス®錠（40mg）　　　　　　　　1回3錠　　1日1回　朝食後
- ラシックス®錠（40mg）　　　　　　　　1回2錠　　1日1回　昼食後
- パリエット®錠（10mg）　　　　　　　　1回1錠　　1日1回　夕食後
- 沈降炭酸カルシウム錠（500mg）　　　　1回1錠　　1日3回　毎食直後
- アーチスト®錠（10mg）　　　　　　　　1回0.5錠　1日2回　朝・夕食後
- アダラート®CR錠（40mg）　　　　　　　1回1錠　　1日2回　朝・夕食後
- ディオバン®錠（80mg）　　　　　　　　1回1錠　　1日2回　朝・夕食後

抗菌薬治療および経過

　術後11日目（postoperative day；POD 11）に病棟薬剤業務を担当している病棟へ転棟となり，薬歴および臨床検査値を確認した。POD 2よりスルバクタム・セフォペラゾン（SBT/CPZ）が開始されていたが，臨床検査値の推移などによりPOD 8にSBT/CPZが中止となり，創部感染症・人工血管感染症を念頭に置いた治療目的でバンコマイシン（VCM）がPOD 8から投与されていた。POD 11の血中VCM濃度（トラフ値）は22.5μg/mLであった（図1）。

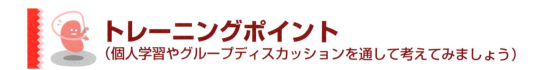

トレーニングポイント
（個人学習やグループディスカッションを通して考えてみましょう）

1. 感染症治療の基本に基づいた治療計画とはどのようなものだろうか？

2. 尿路感染症にはどのような症状が出現し，推定される原因菌にはどのようなものが考えられるだろうか？

3. 尿路感染症の種類や患者背景により，薬剤選択をどのように行うべきだろうか？

4. PK/PDパラメータの種類にはどのようなものがあるだろうか？
また抗菌薬の種類によりパラメータや目標値をどう考えていくか？

5. 抗菌薬の排泄経路に基づき，腎機能に応じた薬剤の投与設計をどのように行うべきか？

専門薬剤師としての薬学的介入

上記のトレーニングポイントやガイドラインを踏まえ，本症例における「スルバクタム・セフォペラゾン（SBT/CPZ）治療中で臨床検査値などの改善がみられず，人工血管感染症を念頭に置いた治療目的でバンコマイシンが投与され，その血中濃度（トラフ値）が22.5μg/dLであった」との状況をどのように考え，どのような処方提案をすべきか考えてみよう。

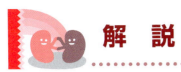

解　説

手術後感染症（トレーニングポイント❶）

　心臓大血管手術後に発症する感染症の一つに，創部感染症がある．その原因として開心術の多くは胸骨正中切開で行われ，縦隔の血行が小さいことや，人工心肺装置使用による体内への病原微生物進入の確率の増加があげられる．手術後感染症の危険因子の検討について報告[1〜3]があり，手術後感染症には注意が払われている．

　手術開始前から感染予防抗菌薬を投与するが，手術後のWBC・CRPなど臨床検査値の推移，発熱や創部の状態などにより，感染治療抗菌薬に変更する場合がある．その基準はさまざまであるが，変更する感染治療抗菌薬は感染予防抗菌薬に対する耐性菌を考慮し選択する．その耐性菌は$1/10^{6-7}$の確率で出現し，原因菌の70％程度が術前から投与された感染予防抗菌薬に耐性があること[4]，そして耐性緑膿菌の問題点[5]に注意する．

人工血管感染症（トレーニングポイント❶）

　一般的に人工物が留置された手術で術後感染症が発症した場合，難治化しやすく，その人工物を除去しなければ感染症が治癒しない症例もある．心臓大血管手術では人工弁置換手術や人工血管置換術症例が相当する．感染制御が困難となる理由の一つは，人工物の周囲に存在する壊死組織や肉芽などの組織が抗菌薬の透過性を減弱させ，抗菌薬の効果が低下するためである．人工弁や人工血管を除去する場合は再手術に伴うリスクが上昇し，人工血管感染症などが発症した場合，抗菌薬による治療が長期間となることが多い．

連続携行式腹膜透析（CAPD）腹膜炎（トレーニングポイント❶）

　CAPDに伴う腹膜炎であり，腹膜透析患者で特に注意すべき合併症である．その他のCAPD関連感染症には出口部感染，トンネル感染などがある．腹痛や排液の混濁，発熱などの症状がみられる[6]．

　推定される原因菌として，グラム陽性球菌が6〜8割であり，その中でも*Staphylococcus epidermidis*, *Staphylococcus aureus*：MRSAが比較的高率でみられる．グラム陰性桿菌は2割弱〜3割であり，その他の菌種として*Acinetobacter*属，*Candida albicans*，嫌気性菌なども推定される．empiric therapyの場合，推定原因菌としてグラム陽性菌とグラム陰性菌両者を考え，グラム陽性菌に対してはセファゾリンなどの第一世代セフェム系薬，グラム陰性菌に対してはセフタジジムなどを透析液に混注し腹腔内に貯留，または点滴静注する．メチシリン耐性菌の比率が高い施設では，VCMを使用せざるをえない症例も存在する．このとき，VCMとセフタジジムは1L以上の透析液に添加したときは問題ないが，同じシリンジ内で混ざった場合などには失効するため注意する．

尿路感染症（トレーニングポイント❷, ❸）

　尿路感染症は，基礎疾患の有無から単純性と複雑性，臨床経過から急性と慢性，感染部位から

> ### memo: 連続携行式腹膜透析（CAPD）の利点・欠点
>
> 腹膜透析は腹腔内へカテーテルにより透析液を注入し，腹膜を透析膜として血液を浄化する方法である。通常，1回1.5〜2.5Lの透析液を1日4〜5回交換する。CAPDの利点は体外循環の必要がなく，24時間連続の透析であるため，体液や血圧の変動が少なく，また残存腎機能が比較的長期間保持されることである。一方，欠点は腹膜炎やカテーテル感染症を起こしやすいことや，CAPDの長期化により致命的な被嚢性腹膜硬化症になる危険性が高いことである。被嚢性腹膜硬化症とは，びまん性に肥厚した広範囲な腹膜の癒着により，嘔気・嘔吐，腹痛などのイレウス症状が出現する症候群である。

上部尿路（腎盂腎炎）と下部尿路（膀胱炎）に分類され，その組み合わせで疾患名となる。単純性と複雑性では，治療の考え方が大きく異なる。各疾患での症状や検査，推定される原因菌やその治療について以下に述べる[7]。

1. 膀胱炎

膀胱炎の症状は頻尿，排尿痛，尿混濁，残尿感，膀胱部不快感などであり，通常発熱は伴わない。尿混濁は細菌が尿に多く存在するためではなく，炎症のために出現した白血球が多く存在するためで，炎症が非常に強く，膀胱のただれが強いとき，尿に血液が混じることもある。

①急性単純性膀胱炎（閉経前）

急性単純性膀胱炎（閉経前）を発症する患者の多くは性的活動期の女性であり，男性の場合は複雑性尿路感染症を考慮する。急性単純性膀胱炎で閉経前女性での分離菌はグラム陰性菌が約8割，グラム陽性菌が約2割を占める。グラム陽性菌の分離頻度は閉経後の女性より高率である。

治療に関して，グラム陽性菌の分離頻度が高率である閉経前女性の場合，単純性膀胱炎のempiric therapyで用いる薬剤はキノロン系薬，セフェム系薬となる。グラム陰性菌が原因菌として強く疑われる症例ではセフェム系薬またはファロペネム（FRPM），ホスホマイシン（FOM）などを選択する。グラム陰性菌のキノロン耐性やESBL産生の誘導を防ぐ意味でも，常にキノロン系薬や第三世代セフェム系薬を第一選択薬とすることは避けるべきである。

②高齢女性（閉経後）

高齢女性（閉経後）での膀胱炎の治癒率は低く，再発率は高い。高齢女性での分離菌はグラム陰性菌が約9割を占め，グラム陽性菌の分離頻度は閉経前の女性より低率である。

empiric therapyで用いる薬剤はキノロン系薬，セフェム系薬となる。原因菌が*E. coli*の場合，閉経前女性と比べ，キノロン系薬に対する耐性率が高いため，第一選択薬はセフェム系薬とする。同時に尿培養を考慮する。

③複雑性膀胱炎（カテーテル非留置例）

全身や尿路に基礎疾患がある場合，膀胱炎の発症率が高く，再発や再燃を繰り返しやすい。複雑性膀胱炎の原因菌はさまざまであり，グラム陰性菌では*E.coli*, *Klebsiella*属，*Citrobacter*属，

*Enterobacter*属，*Serratia*属，*Proteus*属，*Pseudomonas aeruginosa*など，グラム陽性菌では*Enterococcus*属，*Staphylococcus*属などが分離される。過去の抗菌薬治療歴から，抗菌薬に耐性を示す菌が分離される場合があり，ESBL産生菌，メタロ-β-ラクタマーゼ産生菌，MRSA，キノロン系薬耐性菌などに注意する。

複雑性膀胱炎では，全身や尿路の基礎疾患の把握や適切な尿路管理が大切である。抗菌薬による治療は補助的な位置付けとなる。薬剤による治療では，キノロン系薬やセフェム系薬など抗菌スペクトルが広く抗菌力が強い薬剤を選択する。その後，薬剤感受性試験の結果を参考にし，狭域スペクトルの抗菌薬にde-escalationする。難治性の感染症では入院での注射薬治療を考慮する。

2. 腎盂腎炎

全身や尿路に基礎疾患がない，急性単純性腎盂腎炎を発症する患者として性的活動期の女性が多い。全身倦怠感や発熱などの全身所見があり，発熱は38℃以上となる場合が多い。また腰背部痛，腎部圧痛などの症状が出現する。

血液検査でWBC・CRP上昇，血沈亢進などの炎症所見がみられる。検尿では膿尿や細菌尿が認められる。

①急性単純性腎盂腎炎

推定される原因菌の約7割が*E.coli*であり，その他のグラム陰性桿菌として*Klebsiella pneumoniae*や*P.mirabilis*なども考えられる。まれにグラム陽性球菌（*S.saprophyticus*，*Enterococcus faecalis*）も関与する。

治療に用いられる薬剤としてβラクタム系薬やキノロン系薬が推奨されるが，目安として治療開始3日後にempiric therapyの効果判定を行い，培養結果や薬剤感受性試験結果に基づきdefinitive therapyを行う。*E.coli*や*K. pneumoniae*に対するセフェム薬やキノロン系薬，アミノグリコシド系薬などの感受性はよいが，ESBL産生菌やキノロン系薬耐性*E.coli*が漸増していることに注意する。閉経後の女性は思春期から閉経期までの女性と比較し，薬剤の投与期間が長くなる傾向がある。

②複雑性腎盂腎炎（カテーテル非留置例）

複雑性腎盂腎炎は尿路や全身性基礎疾患のある患者の腎盂腎炎であり，基礎疾患の存在のため再発や再燃を繰り返す。検尿では膿尿や細菌尿，血液検査ではWBC・CRP上昇などの炎症所見がみられる。敗血症や菌血症の可能性がある場合，血液培養検査を実施する。

原因菌は種々存在し，推定困難である。また，過去の抗菌薬治療歴から，抗菌薬に耐性を示す菌が分離される場合がある。グラム陰性菌では*E.coli*や*Klebsiella*属，*Citrobacter*属，*Enterobacter*属，*Serratia*属，*Proteus*属，*P. aeruginosa*などが分離される。グラム陽性菌では*Enterococcus*属が多く，*Staphylococcus*属も分離される。そのため治療は各施設や地域での薬剤感受性パターンを把握し，薬剤選択を行う。目安として治療開始3日後にempiric therapyの効果判定を行い，培養結果や薬剤感受性試験結果に基づきdefinitive therapyを行う。治療効果が認められる症例でも薬剤感受性試験結果に基づき，狭域スペクトルの抗菌薬にde-escalationすることを考慮する。

複雑性尿路感染症の原因菌では，ESBL産生菌やキノロン系薬耐性菌，メタロ-β-ラクタマーゼ

産生菌が増加している。症状が出現していない症例では抗菌薬の適用とはならないが，症状が出現し増悪時には抗菌薬治療が行われる。複雑性尿路感染症では基礎疾患の把握や適切な尿路管理が大切である。抗菌薬による治療は補助的な位置付けとなる。

透析患者での膀胱炎（トレーニングポイント❷，❸）

　透析患者では膿尿が3～5割弱，細菌尿が約1/4でみられ，尿路は細菌感染の供給源となる。しかし尿検体採取が困難な場合もあり，膀胱刺激症状の改善度を治療効果の判定指標とする場合が多い。透析患者での膀胱炎治療においては，尿培養で原因菌や薬剤感受性を把握することが大切となる。

　透析患者での感染症の原因菌はグラム陽性菌からグラム陰性菌まで多岐にわたる。そのため，empiric therapyで用いる薬剤は抗菌スペクトルが広く，抗菌力が高いキノロン系薬，セフェム系薬を選択する。薬剤感受性試験結果に基づき，definitive therapyを行う。投与期間は易感染状態を考慮し，7～14日間と長期間となる場合もある。透析患者での薬剤の投与方法は，薬剤の排泄経路や蛋白結合率，透析による除去率を基に，1回投与量や投与間隔を設定する。

カテーテル関連尿路感染症（トレーニングポイント❷，❸）

　症状が出現しないことがほとんどであるが，発熱や悪寒，倦怠感，意識変容などの全身症状や，腰痛，血尿，肋骨・脊椎角部叩打痛などの局所症状が出現する。検査所見として，カテーテル尿やカテーテル抜去後48時間以内の尿培養では細菌尿がみられる。*E.coli*，*Klebsiella*属，*Citrobacter*属，*Enterobacter*属，*Serratia*属などの腸内細菌科や*P. aeruginosa*などが推定される。また*Enterococcus*属，*Staphylococcus aureus*や*Candida*属も原因菌として考慮する。

　推定される原因菌として，グラム陰性桿菌の確率が高いため，empiric therapyで使用する薬剤は抗緑膿菌作用を有する広域抗菌薬を選択する。この際，自施設の感受性パターンを考慮し，培養結果や薬剤感受性試験結果に基づきde-escalationする。

PK/PD理論（トレーニングポイント❹）

　PK/PDとは抗菌薬を投与した時の薬物動態（PK）と，薬剤の有効性，安全性などの薬力学（PD）を関連させ解析することで，抗菌薬の作用を理論的または合理的に解釈する概念である。PDパラメータとして，最小発育阻止濃度（MIC）や耐性菌発育阻止濃度（MPC）が用いられる。PK/PDパラメータにはC_{max}/MIC，AUC/MIC，time above MIC（%TAM）などがあり（**図2**），有効性の指標として用いられる。抗菌薬の種類によりパラメータや目標値が異なる（**表1**）。

　%TAMは24時間の中で抗菌薬の血中濃度がMICを超えている時間の割合を示す。%TAMを延長する方法は，1回投与量を増やすことよりも，投与回数を増やすことである。C_{max}/MICは1回投与量に相関する。キノロン系薬やアミノ配糖体系薬などの濃度依存性抗菌薬はPAE（post-antibiotic effect）があるため，抗菌薬がMIC以上の濃度で細菌と接触した場合に，抗菌薬の血中薬物濃度がMIC以下になっても持続して細菌の増殖が抑制される。

　耐性菌出現を防ぐ抗菌薬の投与方法を設定する際，抗菌活性の指標としてMICの他に，MPC（mutant prevention concentration）という考え方も必要である。抗菌薬の血清濃度がMIC以上になると，感受性のある菌株の発育は阻止されるが，混在している耐性変異株は増殖できる。MPC

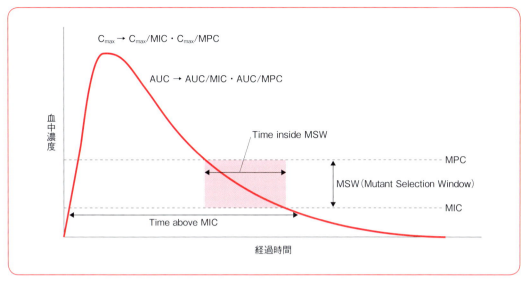

図2 PK/PDパラメータ
Time inside MSW：MSW通過時間

表1 抗菌薬のPK/PDパラメータ目標値

抗菌薬の種類	PK/PDパラメータ	一般的な PK/PDパラメータ目標値
ペニシリン系薬	%TAM	≧30%（増殖抑制作用） ≧40%（最大殺菌作用）
セフェム系薬	%TAM	≧60〜70%（最大殺菌作用）
カルバペネム系薬	%TAM	≧20〜30%（増殖抑制作用） ≧40〜50%（最大殺菌作用）
ピリミジン系薬	%TAM	25%[a]
キノロン系薬	AUC/MIC	≧30（*S. pneumoniae*） ≧100（*Staphylococcus*, グラム陰性菌）
アゾール系薬	AUC/MIC	25[b]
アミノグリコシド系薬	C_{max}/MIC	（C_{peak}/MIC）≧8〜10
キノロン系薬	C_{max}/MIC	≧8〜10
ポリエン系薬	C_{max}/MIC	4[a]（10[b]）
キャンディン系薬	C_{max}/MIC	3[a]（10[b]）

a）動物実験で最大効果の50%有効性を示す
b）最大効果

〔日本感染症学会・日本化学療法学会：JAID/JSC感染症治療ガイド2014．JAID/JSC感染症治療ガイド・ガイドライン作成委員会・編，ライフサイエンス出版，p306, 2014より引用〕

とは耐性変異株の発育阻止も可能となる濃度で，耐性菌の発現阻止濃度と呼ばれている．また，MICとMPCの間の濃度域は，耐性変異株選択濃度域（MSW）といわれている．

専門薬剤師としての考え方

薬学的介入とその後の経過

　本症例は解離性大動脈瘤手術後であり，人工心肺装置使用による術後感染症のリスクは上昇する。術後11日目までの経過により腹膜炎など他の疾患を視野に入れた臓器別鑑別を行った。患者から腹痛などの訴えはなかったが，直近の尿定性の結果，尿の混濁や潜血の存在などにより尿路感染症も考慮した。そのため，術後感染症と尿路感染症両者を考慮した感染症治療を医師と協議した。

　尿路感染症の場合，透析患者での感染症の原因菌はグラム陽性菌からグラム陰性菌まで多岐にわたる。そのため，empiric therapyで用いる薬剤は抗菌スペクトルが広く，抗菌力が高い薬剤を選択し，薬剤感受性試験結果に基づきdefinitive therapyを行うことを協議した。タゾバクタム・ピペラシリンへの変更を提案し，CAPD患者であるため，その投与量・投与方法は1回2.25g，1日2回とした。図3に示すとおり，薬剤変更後，良好な経過をたどり退院となった。

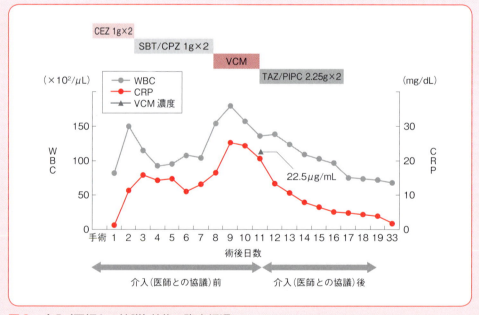

図3　介入（医師との協議）前後の臨床経過

　患者の薬学的管理を行ううえで重要なことは，患者の背景を知ることである。臨床検査値をはじめ，患者の状態や訴えなどにより，問題点を立案していくことが大切である。患者の全体像を把握した感染症治療の経過を表2に示す。表2の①〜③について，各々Problemを立案し，Objectに基づきAssessmentした。

第14章　腹膜透析患者の感染症治療への関わり

表2　患者の全体像を把握した感染症治療の経過

Problem	Object	Assessment
①この症例のポイントはどこか ⇒ 病歴の聴取や患者の身体的な状況		
血中VCM濃度が治療域であるにもかかわらず，CRPがほぼ横ばい	WBC＝136×10²/μL CRP＝20.6mg/dL AST/ALT＝14/3IU/L 体温＝36.1〜37.1℃	血中VCM濃度はトラフ値が22.5μg/mL。しかしVCM開始後もCRPがほぼ横ばいである。CAPD患者であり，VCMの今後の投与量はどのようにすべきか。また，VCMを継続していくべきか否か。
	血中VCM濃度（トラフ値）＝22.5μg/mL	CAPD患者であることを踏まえ，感染源を再検索すべきか。
②どのような介入（薬学的管理）が求められるか ⇒ 感染症治療の基本に基づいた治療計画		
感染治療の基本に基づいた治療計画	1．創部の観察を実施	創部の発赤なし，滲出液なし。
	2．直近のCT確認	肺炎所見なし。
	3．CAPD排液の観察を実施	排液混濁・浮遊物なし。
	4．直近の尿定性を確認	直近の尿定性を確認。 【尿定性】色調：黄白色，混濁：3＋，潜血：1＋，蛋白：3＋，白血球：3＋ 尿が混濁しているため，尿路感染症を考慮。
③介入にあたって押さえておきたい基本的知識 ⇒ 介入するためのポイントとして 　a．患者の背景を知る（①参照），b．臓器別鑑別を行う，c．抗菌薬を選択する，d．抗菌薬の投与方法や用量設定を行う		
感染源となりうる臓器別鑑別	1．創部感染症	創部を確認し，臨床上問題なし。
	2．人工血管感染症	人工血管感染症を想定したVCMの投与も，炎症データはほぼ横ばい。
	3．肺炎	CTの確認にて肺炎所見なし。
	4．尿路感染症	炎症データも高値持続し，腹膜炎などの他の疾患も考慮。 → 尿培養・CAPD排液細胞診の検査オーダーへ。
ターゲットとすべき微生物		1．緑膿菌などのグラム陰性菌も考慮し，VCMからタゾバクタム・ピペラシリン（TAZ/PIPC）への変更を提案。 2．CAPD患者での投与方法・投与量の提案。

　介入ポイントは，a．患者の背景を知る，b．臓器別鑑別を行う，c．抗菌薬を選択する，d．抗菌薬の投与方法や用量設定を行うことである。この症例の患者背景は，①CAPDを受けている，②上行大動脈〜弓部大動脈人工血管置換術を受けている，③人工血管感染症をターゲットとしたVCMが投与されている，ということである。次に感染症を引き起こしているであろうと推察される臓器を特定する。どの臓器で，どのような微生物により感染症が惹起され，臨床的有効性が確認されている抗菌薬の選択を協議する。そして腎機能低下患者である場合，腎機能に応じた適正な抗菌薬の投与量・投与方法を設定する。このとき大切なことはPK/PDパラメータに基づき，抗菌薬の効果が最大限に発揮できるよう投与設計する。その後，医師とともに患者の状態（倦怠感，食欲，疲労感の有無など）や体温などのバイタルサイン，WBC・CRP，血液培養などの臨床検査所見を確認することである。

　本症例の場合，創部感染症・人工血管感染症を念頭にVCMの投与が行われ，治療域濃度でコ

185

表3 腎機能障害患者におけるTAZ/PIPCの推奨1日用量

Ccr (mL/min)	肺炎（重症）	敗血症／肺炎／ 尿路感染症（重症）	尿路感染症 （複雑性膀胱炎， 腎盂腎炎）
＞40	4.5g×4	4.5g×3	4.5g×2
10～40	4.5g×3または2.25g×4	4.5g×2または2.25g×3	2.25g×2
＜10	4.5g×2または2.25g×4	2.25g×2	
血液透析（HD）			
CAPD			

〔大鵬薬品工業株式会社：ゾシン®インタビューフォーム（改訂第21版，2019年4月）より引用〕

表4 正常腎機能・血液透析・腹膜透析患者での薬物動態パラメータ

測定薬剤	Ccrの範囲 (mL/min)	$T_{1/2}$ (hr)	C_{max} （μg/mL）	$AUC_{0-\infty}$ （μg・hr/mL）
TAZ	＞90	0.89	23.6	29.0
	血液透析[a]	7.36	38.0	269.0
	腹膜透析	6.36	28.6	248.6
PIPC	＞90	0.95	209	228
	血液透析[a]	2.12	309	822
	腹膜透析	2.03	270	825

a）非透析時の値

〔大鵬薬品工業株式会社：ゾシン®インタビューフォーム（改訂第21版，2019年4月）より引用〕

ントロールされていた。にもかかわらず炎症を示す臨床検査値はほぼ横ばいであり，感染源となっている臓器を再検討した。CAPD排液に臨床上問題がないか確認し，腹膜炎などの感染症を否定するに至った。直近の尿定性で尿の混濁や潜血の存在などにより，感染源となっている臓器が尿路であることを推定した。そして，POD 11までの経過を考慮し，創部感染症，人工血管感染症の可能性を考えつつ，尿路感染症も含めた治療目的にて薬剤の変更を行うこととなった。グラム陰性菌の可能性も考え，タゾバクタム・ピペラシリン（TAZ/PIPC）の変更を提案し，CAPD患者での1回投与量・投与方法を設定した。

TAZ/PIPCは広域抗菌スペクトルを有するペニシリン系抗菌薬であるピペラシリンと，β-ラクタマーゼ阻害薬であるタゾバクタムを1：8（タゾバクタム：ピペラシリン）の力価比で配合した注射用抗菌薬である。ペニシリン系抗菌薬のPK/PDパラメータは％TAMであり，時間依存的な殺菌作用を有する。％TAMが30％を超えると増殖抑制作用が，50％を超えると最大殺菌作用が得られるとされている[8]。TAZ/PIPCの投与は，成人の腎盂腎炎および複雑性膀胱炎の場合は5日間を目安とする。腎機能障害患者にTAZ/PIPCを点滴静注し，薬物動態パラメータを比較した結果，腎機能障害の程度が大きくなるに従って，タゾバクタムとピペラシリンのAUCの増加，腎排泄率の低下が認められている。そのため，腎機能に応じた投与量，投与間隔の調節が必要である（**表3**）。血液透析と腹膜透析のAUCと血漿半減期を比較した場合，タゾバクタムとピペラシリンともにほ

ぼ同等（**表4**）である[9]ことも情報提供し，本症例においては1回2.25g，1日2回とした（**トレーニングポイント⑤**）。

　患者へ抗菌薬が変更となる点について説明し，以前，ペニシリン系抗菌薬による薬疹を経験していたため，点滴中または点滴後は注意深い観察を実施した。介入（医師との協議）前後の臨床経過を**図3**に示しているが，TAZ/PIPC開始後，炎症所見を示す臨床検査値も低下していた。術後11日目の時点では，創部感染症や人工血管感染症を完全に否定できなかったが，尿路感染症も含めた感染症治療を行った後，患者の経過は良好であり退院となった。

本症例におけるサマリー記載例

　日本腎臓病薬物療法学会における腎臓病薬物療法認定薬剤師の申請に必要な自験例の記載例を示す。

症例の通し番号	1	患者年齢	60歳代	患者性別	女性
症例タイトル		腹膜透析患者の感染症治療への関わり			
自ら関与した期間および回数 **（開始年月日〜終了年月日・回数）**		期間			
		回数			

【要約】

　腹膜透析（CAPD）を施行している患者。解離性大動脈瘤手術後，術後感染予防目的にてセファゾリン（CEZ）が投与され，臨床検査値の推移よりスルバクタム・セフォペラゾン（SBT/CPZ）へ変更された。しかし，臨床検査値などの改善がみられず，術後8日目にSBT/CPZが中止，創部感染症・人工血管感染症の治療目的でバンコマイシン（VCM）が開始となった。定常状態での血中VCM濃度（トラフ値）は22.5μg/mLであったが，炎症所見を示す臨床検査値はほぼ横ばいであり，感染源となっている臓器を再検討した。

　CAPD排液に臨床上問題がなく，直近の尿定性で尿の混濁や潜血の存在などにより，感染源となっている臓器が尿路であることも推定した。術後11日目では術後感染症を完全に否定できないため，尿路感染症も含めた感染症治療を医師と協議した。尿路感染症の場合，透析患者で推定される原因菌はグラム陽性菌からグラム陰性菌まで多岐にわたる。そのため，empiric therapyで用いる薬剤として抗菌スペクトルが広く，抗菌力が高いタゾバクタム・ピペラシリン（TAZ/PIPC）への変更を提案した。患者がCAPDを受けていることから投与量・投与方法は1回2.25g，1日2回とした。患者の状態や炎症所見を示す臨床検査値の変化に注意し，TAZ/PIPCは7日間投与し，尿路関連を含め良好な経過をたどり退院となった。

引用文献

1) Rebollo MH, et al：Nosocomial infections in patients having cardiovascular operations：a multivariate analysis of risk factors. J Thorac Cardiovasc Surg, 112 (4)：908-913, 1996

2) Murphy PJ, et al：Homologous blood transfusion as a risk factor for postoperative infection after coronary artery bypass graft operations. J Thorac Cardiovasc Surg, 104 (4)：1092-1099, 1992

3) 町田聖治，他：心臓手術における術後感染への予防的抗生剤Cefazolinの適正使用についての検討―心臓手術の危険因子との関連及びCefazolin術後投与日数短縮の実施―．医療薬学，30 (5)：335-343，2004

4) 横山　隆，他："創傷・炎症・疼痛管理のてびき"．小川道雄・編，医歯薬出版，pp22-27，1996

5) 平汚洋一：耐性菌感染症の理論と実践. 平松啓一・編, 医薬ジャーナル社, pp252-259, 2002
6) ISPD GUIDELINES/RECOMMENDATIONS
7) 日本感染症学会・日本化学療法学会：JAID/JSC感染症治療ガイド2014. JAID/JSC感染症治療ガイド・ガイドライン作成委員会・編, ライフサイエンス出版, p306, 2014
8) Drusano GL：Prevention of resistance：a goal for dose selection for antimicrobial agents. Clin Infect Dis, 36 (Suppl 1)：S42-S50, 2003
9) 大鵬薬品工業株式会社：ゾシン®静注用インタビューフォーム

(町田聖治, 入江利行)

● memo ●

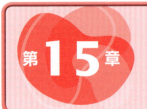

第15章 血液透析から持続血液濾過透析に移行した患者へのバンコマイシンの投与設計

この章のゴール

- 血液浄化療法による薬物除去のメカニズムを説明できる
- 血液浄化療法により除去されやすい薬物やその特徴を列挙できる
- 血液透析(HD)導入患者に対する投与設計について説明できる
- 持続血液濾過透析(CHDF)導入患者に対する投与設計について説明できる
- 血液浄化療法の種類の差による投与設計の考え方の違いを説明できる

Keyword

血液透析,持続血液濾過透析,透析条件,クリアランス,透析除去率,投与設計

症例

患者情報

- **患者**:58歳,男性,身長171.5cm,体重74.3kg,BMI 25.3
- **入院目的**:右下肢閉塞性動脈硬化症(ASO)に対する手術目的
- **既往歴**:慢性糸球体腎炎(28歳よりHD導入),腎移植生着不全,左下肢ASO

現病歴

　入院の約1か月前,右足趾間に潰瘍が出現し,近医にて右下肢ASOと診断されるも保存的加療で経過観察となる。潰瘍部疼痛はロキソニン®錠(ロキソプロフェンナトリウム),トラマセット®配合錠(トラマドール/アセトアミノフェン配合錠)でコントロール良好であったが,右足趾間潰瘍部の疼痛悪化および感染所見の増悪を認め,手術による治療目的で入院となる。入院時の体温は38℃台,CRPは28.62mg/dL,WBCは$11.5 \times 10^3/\mu L$と感染所見が著明であった。また,右第4

趾に黒色壊死を認めるが，第3趾では比較的良好な肉芽増生が確認された。

薬歴

【内服薬】

- ワーファリン®錠（1mg） 1回2錠 1日1回 朝食後
- ワーファリン®錠（0.5mg） 1回1錠 1日1回 朝食後
- リポクリン®錠（200mg） 1回1錠 1日3回 毎食後
- サロベール®錠（100mg） 1回1錠 1日1回 朝食後
- パナルジン®錠（100mg） 1回1錠 1日2回 朝・夕食後
- プロレナール®錠（5µg） 1回1錠 1日3回 毎食後
- ロカルトロール®カプセル（0.25µg） 1回1cap 非透析日
- メチコバール®錠（500µg） 1回1錠 1日3回 毎食後
- ロキソニン®錠（60mg） 1回1錠 疼痛時
- ムコスタ®錠（100mg） 1回1錠 疼痛時
- ハルシオン®錠（0.25mg） 1回1錠 1日1回 就寝前
- ガスター®錠（10mg） 1回1錠 1日1回 就寝前
- トラムセット®配合錠 1回1錠 1日2回 朝・夕食後
- 沈降炭酸カルシウム分包（500mg） 1回朝2包，昼3包，夜3包 1日3回 毎食直後
- ツムラ芍薬甘草湯エキス顆粒分包（2.5g） 1回1包 1日3回 毎食後

【外用薬】

- ウレパール®ローション10%
- キンダベート®軟膏0.05%
- プレドニン眼軟膏
- リドメックスコーワ®ローション0.3%
- ヒルロイドソフト®軟膏0.3%
- 強力レスタミンコーチゾンコーワ®軟膏

臨床経過

入院時（第1病日）よりクラビット®注（レボフロキサシン）の投与が開始され，炎症反応は低下傾向となるも第8病日には再度上昇を認めた。第1病日の血液培養は陰性であるが，右第4趾の黒色壊死部組織より *Corynebacterium striatum* が検出されたことから，右足趾骨髄炎として第9病日よりバンコマイシン注が投与開始となり，第13病日にはマキシピーム®注（セフェピム）とダラシン®注（クリンダマイシンリン酸エステル）が追加された。しかし，感染コントロールは不良であり敗血症性ショックをきたしたため，第16病日よりICUに転室となり，持続血液濾過透析（CHDF）導入となった。

本症例では，第9病日に血液透析（HD）導入下でのバンコマイシン（VCM）投与開始時，および第16病日のHDからCHDFへの切り替え時にVCMの投与量設計について薬剤部に問い合わせがあった。

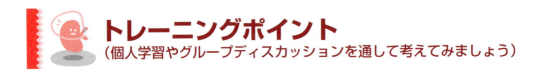
トレーニングポイント
（個人学習やグループディスカッションを通して考えてみましょう）

1 血液浄化療法による薬物除去はどのようなメカニズムによるのだろうか？

2 抗菌薬はどうして血液浄化療法により除去されやすいのだろうか？

3 血液透析（HD）導入時の投与設計はどのように考えるべきか？

4 持続血液濾過透析（CHDF）導入時の投与設計はどのように考えるべきか？また，HDとは何が違うのか？

専門薬剤師としての薬学的介入

上述のトレーニングポイントを踏まえ，本症例では①HD導入患者に対するVCMの投与量をどのように設定すべきか，②血液浄化療法がHDからCHDFへ変更された場合にVCMの投与量をどのように調整すべきか，の2点について考えてみよう。

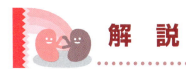
解 説

バンコマイシンの治療濃度域に関する基礎知識

　抗MRSA (methicillin resistant *Staphylococcus aureus*) 薬であるVCMは，その効果がAUCに依存することが報告されており，AUC/MIC (minimum inhibitory concentration) ≧400が治療域の目安とされている[1]。しかし，AUCの算出には頻回の濃度測定が必要となり，患者の負担や測定の手間・コストを考慮すると日常的に実施することは現実的ではないため，通常はトラフ濃度（トラフ値）が代替マーカーとして利用されている[2]。現在では，目標トラフ値は10～20μg/mLと考えられており，トラフ値が20μg/mL以上では薬剤性腎障害のリスクが，10μg/mL以下では薬剤耐性菌発生のリスクが上昇するとされている[3, 4]。また，菌血症，心内膜炎，骨髄炎などの重症感染症では15～20μg/mLと高めの濃度が推奨されている[4, 5]。

　本稿執筆時点でのバンコマイシン注の添付文書上の適応菌種は，VCM感受性のMRSA，MRCNS (methicillin resistant coagulase negative staphylococci)，および他剤が使用できないVCM感受性のPRSP (penicillin resistant *Streptococcus pneumoniae*) に限られており，*C. striatum* は記載されていない。しかし，*C. striatum* 感染症に対してはVCMが治療薬として選択されることが多く，感染性心内膜炎などにおいてVCMの有効性を示す文献報告もある[6, 7]。そのため，本症例ではVCMが選択されたと考えられるが，抗菌薬選択の妥当性そのものに関する議論は本稿では割愛し，VCMの投与量設計に焦点を当てて解説する。

　なお，投与量設計を行うには目標トラフ値を設定する必要があるが，本症例では骨髄炎が強く疑われる状況に鑑み15～20μg/mLに設定する。また，HD導入患者のように腎機能がほぼ廃絶したケースにおいてVCMによる薬剤性腎障害のリスクを考慮する必要があるかは議論があるところだが，HD患者においてトラフ値を20μg/mL以上としたときの安全性は未確立であることから，本症例ではトラフ値の上限値を20μg/mLに設定している。さらに，後述するようにVCMはHDにより除去されやすいため，HD前後で濃度は大きく変化するが，通常はHD直前の濃度をトラフ値として評価することが推奨されており，今回のケースもそれに準じることにする[2]。

血液浄化療法実施時のバンコマイシンの投与量設定を行ううえでの問題点

　VCMは腎排泄性薬剤であり，分布容積，蛋白結合率ともに小さいことから，HDやCHDFといった血液浄化療法により除去されやすく，投与量設計には十分な配慮が必要である（理由は後述）。実際，サンフォードガイド2018[8]や抗菌薬TDMガイドライン改訂版[2]にも血液浄化療法実施時のVCM投与量についての記載があるが（**表1**），資料により記載は微妙に異なるうえに同一資料内でも2倍程度の幅がある。そのため，個々の患者に対してどの程度の投与量を選択するかは中々に難しい問題であり，基本的には投与開始後にTDMによる評価と投与量調整が必要である。とは言え，投与量設計に関する問い合わせを受けた薬剤師としては「初回投与設計の時点で"大ハズレ"は避けたい」のが本音と思われる。そのためには，血液浄化療法による薬物除去メカニズムを考慮した薬物動態学的なアプローチが必須となる。

表1 各種ガイドラインに記載された血液浄化療法時のVCM投与量

血液浄化法	サンフォードガイド2018	抗菌薬TDMガイドライン改訂版
血液透析（HD）	次の透析が1日後なら15mg/kg， 2日後なら25mg/kg， 3日後なら35mg/kgを追加投与	初回20～25mg/kg 以降HD毎に7.5～10mg/kg
持続血液濾過透析 （CHDF）	24～48時間毎に500mg	初回20～25mg/kg 以降24時間毎に7.5～10mg/kg

血液浄化療法による薬物除去の基本原則（🫘トレーニングポイント**1**, **2**）

血液浄化療法による物質除去の基本的なメカニズムは，一部薬剤にみられる透析膜への吸着を除外すれば，限外濾過，および透析液への受動拡散に依存している。このことは，血液浄化療法が薬物動態学的にみれば腎排泄，特に糸球体濾過に近いメカニズムで薬物除去に関わっていることを意味している。したがって，一部例外はあるものの，腎排泄性薬物に分類される薬物は血液浄化療法により除去されやすく，薬物動態が変動しやすいと考えられる。加えて，血液浄化療法ではアルブミンに結合した薬物は除去できず，また血中に存在する薬物のみが直接的な除去の対象となるため，蛋白非結合型分率（f_U）が大きく，分布容積（V_d）が小さい薬物ほど血液浄化療法による除去効率は高くなる（実際，透析による除去効率が低い薬物の性質としてf_Uが0.1未満，V_dが2L/kg以上，V_dが1～2L/kgかつf_Uが0.2未満といった特徴があげられている）[9, 10]。本稿で対象とするVCMも含め一般に抗菌薬はV_dが小さく，f_Uが大きい薬物が多く，血液浄化療法導入時の投与設計が問題となりやすい。

さらに，血液浄化療法による薬物除去を考えるうえでは「血液浄化療法による薬物のクリアランスは，流入血液（血漿）流量あるいは透析液流量（＋濾過量）と，薬物のf_Uの積を超えることはない」ことも重要である[11, 12]。本邦における一般的なHDでは透析液流量が500mL/minに対し流入血液流量は200mL/min程度（血漿流量として140mL/min程度）に設定され[13]，一方でCHDFでは透析液流量（＋濾過量）が15～20mL/min程度に対し，流入血流量は80mL/min程度に設定されることが多い[14]。そのため，HDでは流入血漿流量，CHDFでは透析液流量（＋濾過量）がわかれば，血液浄化療法によるクリアランスを大まかに見積もることが可能である。

血液透析実施時の投与量設計（🫘トレーニングポイント**3**）

本邦のTDMガイドラインではHD導入患者に対する投与量として「初回に20～25mg/kgを投与し，以降はHD終了後に7.5～10mg/kgの投与を行う」とされている。この記述は薬物動態学的にどのように説明されるのか，本症例を例に考えてみたい。

本症例では，ダイアライザーへの流入血流量が200mL/min，ヘマトクリット（Hct）は0.3であった。また，透析患者におけるVCMのf_Uは約0.8，V_dは0.9L/kg程度と報告されている。本症例のBMIは25.3と極端な肥満患者ではないことから，これらの文献値が適応できるとして計算すると，**図1**に示すように4時間のHDによるVCMの除去率（f_d）は33～34%程度と算出されるが，実際に文献報告としてhigh performance膜でのf_dが30～40%となっており[9]，大きな乖離はない。そこで，算出されたf_dからHD前のトラフ値を$20\mu g$/mLとした場合のHDによる除去量を計算すると約455mgとなる（**図1**）。そのため，定常状態到達後の維持投与量としては500mg（バンコマイシ

第 15 章　血液透析から持続血液濾過透析に移行した患者へのバンコマイシンの投与設計

HD 導入中の VCM の薬物動態パラメーターを算出する

$$CL_{HD,VCM} = \underline{200}[mL/min] \times (1-0.3) \times (1-0.2) = 112[mL/min] = 6.72[L/h]$$

ダイアライザーへの流入血流量　1－Hct　1－蛋白結合率（＝非結合型分率）
透析器への流入血漿流量

$$分布容積(V_d) = 74.3[kg] \times 0.9[L/kg] = 67[L/body]$$

透析患者の文献値

消失速度定数$(k_e) = CL_{HD,VCM} / V_d = 0.10[h^{-1}]$
消失半減期$(T_{1/2}) = 0.693 / k_e = 6.9[h]$

4 時間の HD により VCM はどの程度除去されるか

4 時間後の残存率が $e^{-0.10 \times 4}$ で表されるので，HD による VCM の除去率(f_d)は
$f_d = 1-e^{-0.10 \times 4} = 1-0.665 = 0.335 \approx 34[\%]$ と計算される。

VCM の投与量はどの程度に設定するか

HD 前のトラフ値を 20[μg/mL（＝mg/L）]に設定したときの HD による除去量を計算する。
HD による VCM 除去量[mg] $= 20[mg/L] \times 0.34 \times 67[L/body] = 455[mg]$

HD 毎に 500mg 投与することで HD 前のトラフ値が 20μg/mL 程度を達成できると予測できる。

図 1　本症例の HD 実施時における投与量設計フローチャート

薬物動態理論に基づいた HD 実施時の維持投与量の計算過程をフローチャートにまとめた。計算を簡単にするために，一部のパラメーターに対しては科学的な妥当性に影響しない範囲で概算値を利用している。
$CL_{HD,VCM}$：HD 実施中の VCM クリアランス，Hct：ヘマトクリット

ン注で 1 バイアル）を HD 毎に投与すればよいと考えられる。なお，本症例の体重は 74.3kg であるため，500mg は 6.73mg/kg に相当するが，（若干少な目ではあるが）TDM ガイドラインの推奨量と大きな矛盾はない。

　一方で，TDM ガイドラインでは「初回のみ 20～25mg/kg を投与する」と記載されているが，これは初回負荷投与（ローディングドーズ）に相当する。すなわち，初回投与時は体内に VCM が全く存在していない（すなわち濃度が"ゼロ"である）状態であるため，ローディングドーズを確実に投与し，体内を定常状態と同等の濃度の VCM で速やかに満たすことが重要となる。これは VCM に限らず腎排泄性薬物一般に言えることであり，維持投与量は腎機能に応じて減量するが，初回投与量は減量しないことが重要となるのである。

　さて，一般にローディングドーズは「血中濃度目標値×分布容積」で算出することが可能であり，定常状態の目標トラフ値（HD 直前値）を 20μg/mL に設定した場合は，20μg/mL × 0.9L/kg = 18mg/kg と計算され，TDM ガイドラインに記載された初回投与量（20～25mg/kg）とほぼ一致している。本症例の体重（74.3kg）を当てはめれば，ローディングドーズは計算上 1,337mg，ガイドラインの記述に従えば 1,486～1,862mg と算出されるが，担当医との議論のうえで本症例では慎重を期して 1g を選択することとなった。

195

血液透析から持続血液濾過透析への切り替え時の投与量設計
（🐾トレーニングポイント**4**）

次に，第16病日に血液浄化療法をHDからCHDFに切り替えた際の投与量設計について考えてみよう。本邦のTDMガイドラインではCHDF実施時のVCM投与量として「初回20〜25mg/kg，以降24時間毎に7.5〜10mg/kg」と記載されている。

CHDFは通常のHDとは異なり，急性期の循環動態が不安定な患者に対して実施される血液浄化療法であり，患者の循環動態への影響を軽減するため低流速で持続的に実施されることが特徴である。また，CHDFでは患者の状態に応じて血流量，透析液流量，濾過量，補液流量を細かく調節可能であるため，結果的に実施条件，特にクリアランスの決定要因である透析液流量と濾過量が患者毎に大きく異なることも特徴としてあげられる。薬物動態学的な観点からみた場合，前者は「HDではHD実施時のみ薬物が高効率で除去される」のに対し「CHDFでは24時間持続的に一定効率で薬物が除去される」ことを意味し，後者は「CHDFでは患者毎に血液浄化療法によるクリアランスが大きく異なる」ことを意味している。

まず，前者の違いは薬物投与タイミングに影響を与える。すなわち，HD導入患者では，HD導入時のみ高効率で薬物が除去されることから，HD直前に薬物を投与すると投与された薬物の大部分が除去されてしまい，血中濃度の維持が困難となる。そのため，（特にf_dの大きい薬物では）HD後の投与とするのが原則である。一方で，CHDFでは常に一定効率の薬物除去が行われており，薬物動態学的には腎機能低下患者と大差はない。そのため，投与タイミングに特段の注意は不要であり，病棟での投与のしやすさなどを優先して差し障りない。

一方で，後者の違いはCHDF実施条件によって投与量調整を行う必要があることを意味している。そのため**表1**に示すような，CHDF患者全体を対象とした（それ故に幅のある）推奨投与量よりも，CHDF実施条件も考慮した投与量一覧表が欲しいところだが，著者らは正にそのニーズに合った一覧表を作成し，報告している（**表2**）[11, 15]。

表2　CHDF実施時のVCM投与量一覧表

BW (kg)	MIC = 1μg/mL 透析液流量＋濾過流量＋残存CL_{cr} (mL/h)			MIC = 2μg/mL 透析液流量＋濾過流量＋残存CL_{cr} (mL/h)		
	1,000	1,500	2,000	1,000	1,500	2,000
31〜40	250mg 24時間毎	500mg 24時間毎	500mg 24時間毎	1,000mg 48時間毎	750mg 24時間毎	1,000mg 24時間毎
41〜50	250mg 24時間毎	500mg 24時間毎	500mg 24時間毎	1,000mg 48時間毎	1,500mg 48時間毎	1,000mg 24時間毎
51〜60	250mg 24時間毎	500mg 24時間毎	500mg 24時間毎	1,500mg 72時間毎	1,500mg 48時間毎	2,000mg 48時間毎
61〜70	250mg 24時間毎	500mg 24時間毎	500mg 24時間毎	1,500mg 72時間毎	1,500mg 48時間毎	2,000mg 48時間毎
71〜80	250mg 24時間毎	500mg 24時間毎	500mg 24時間毎	2,000mg 96時間毎	2,250mg 72時間毎	2,000mg 48時間毎

目標濃度域としてAUC/MIC≧400およびトラフ値15〜20μg/mLを設定した。

〔Yamamoto T, et al：Antimicrob Agents Chemother, 55：5804-5812, 2011 より改変〕

第 15 章　血液透析から持続血液濾過透析に移行した患者へのバンコマイシンの投与設計

　本症例では透析液流量1,600mL/hr，濾過量40mL/hrであり，**表2**から500mg（すなわち6.73mg/kg）を24時間毎での投与でトラフ値を15〜20μg/mLに維持できることが予測される。なお，本症例では元々HDを週3回実施しているため残存腎機能（残存クレアチニンクリアランス）は“ゼロ”と仮定している。若干の違いはあるが，サンフォードガイド2018や抗菌薬TDMガイドライン改訂版の記述と大きな矛盾はない投与量設定になっていることが理解できる。また，本症例ではCHDF導入前よりVCMは投与されており，すでに定常状態に入っていると考えられたことから，抗菌薬TDMガイドラインに記載のあるローディングドーズは行っていないことにも注意いただきたい。

---

memo: CHDF実施条件について

　本稿ではCHDF実施条件を指定する際に血液流量，透析液流量，濾過流量という用語を使用している。しかし，実際にCHDF装置の流量設定を行う場合には，「濾過流量」という用語が薬物動態学の感覚とは異なることに注意が必要である。

　薬物動態学的には「濾過流量」という表現は“ダイアライザーを通して血漿から限外濾過される濾液流量”，すなわち「限外濾過流量」を指すと考えがちであるが（実際，本稿でもこの定義で用いている），CHDF装置の設定において「濾過流量」は“ダイアライザーから排出される液体の総流量”という意味で使用され，「透析液流量」と「限外濾過流量」の合計を示すことに注意が必要である。

　薬物動態学の感覚では“透析”と“限外濾過”という物質除去メカニズムの違いに焦点を合わせて解析を行うため，「濾過流量」を「限外濾過流量」と捉える。一方で，CHDF装置を設定する立場としては，患者に対しどの程度の水分を出し入れしているのかも重要なポイントであり，その観点からは「透析液流量」（＋「補液流量」）を流入する液体量として考える。そのため，「濾過流量」は体内から除去された水分の「見かけの総量」に対応せねばならず「透析液流量」と「限外濾過流量」の合計として捉えるのである。

専門薬剤師としての考え方

薬学的介入とその後の経過

本症例では，VCM投与開始時（第9病日），およびCHDF導入開始時（第16病日）にVCMの投与量設計を行った。第9病日にはHD導入時のVCM投与量として初回投与量1g，維持投与量0.5g HD毎を提案した。検査や処置のタイミングがうまく合わず，TDMは3回目投与後のHD後であったが測定値は11.6μg/mL（予測されるHD前のトラフ値は17μg/mL前後）であり，ほぼ予測通りの濃度推移であった。また，第16病日のCHDF導入開始時には，**表2**に基づき0.5g 24時間毎を提案した。その結果，VCMのトラフ値は概ね15〜20μg/mLを推移し，コントロール良好であった。また，炎症マーカーの低下，全身状態の改善を認め，右下肢ASOに対する手術が可能な状態まで回復した。その後，第63病日に右下肢切断術を実施し，退院となった（**図2**）。

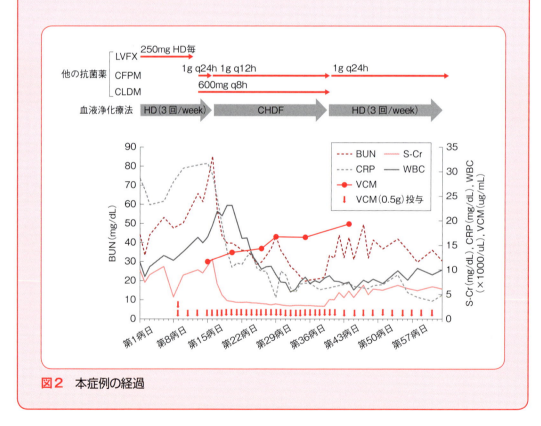

図2 本症例の経過

血液浄化療法は，HD，腹膜透析に代表される維持透析療法と，CHDFなどに代表される急性血液浄化療法に大別される。解説で述べたように，維持透析療法と急性血液浄化療法ではクリアランスの決定要因や投与タイミングの考え方に違いがあり，それぞれの特徴に応じた投与量設計が必

要である．本症例では，VCM投与中にHDからCHDFへの切り替えが必要となったが，薬剤師が介入し，HDとCHDFの特徴の違いに基づき投与量設計を行うことでVCMの血中濃度を適正に維持することができた症例である．

　腎臓病薬物療法専門・設定薬剤師にとって，血液浄化療法導入患者への投与量設計は腕の見せ所と言っても過言ではない．単にガイドラインに記載された投与量を遵守するだけではなく，血液浄化療法によって生じる薬物動態変化をクリアランスの変化として定量的に捉えることが重要である．

本症例におけるサマリー記載例

　日本腎臓病薬物療法学会における腎臓病薬物療法認定薬剤師の申請に必要な自験例の記載例を示す．

症例の通し番号	1	患者年齢	58歳	患者性別	男性
症例タイトル		HDからCHDFへの切り替え症例に対する投与設計			
自ら関与した期間および回数 （開始年月日〜終了年月日・回数）	期間				
	回数				

【要約】

　58歳男性，身長171.5cm，体重74.3kg．慢性糸球体腎炎のためHD導入中．右下肢閉塞性動脈硬化症の手術目的で入院．入院時の右第4趾黒色壊死部組織培養から*Corynebacterium striatum*が検出され，骨髄炎として第9病日よりHD導入下にバンコマイシン（VCM）が開始された．しかし，感染コントロール不良であり，第16病日よりICUに転室，持続血液濾過透析導入（CHDF）となった．

　本症例では，投与開始後速やかにVCM濃度を治療域に上昇させること，血液浄化法切り替え時のVCM濃度の変動を最小限とすることが重要と考えられたため，第8病日および第16病日にVCMの投与設計を行った．第8病日には1gの初回負荷を行った上で，必要トラフ値からHD毎の除去量を算出し，その値を基に維持投与量は0.5gをHD毎に設定した．また，CHDF実施時はVCMのクリアランスがCHDF実施条件に依存するため，予定されているCHDF実施条件を確認の上，文献（Antimicrob Agents Chemother 55：5804, 2011）を参照して0.5gを1日1回に設定した．投与設計通りに投与が行われた結果，VCMのトラフ値は15〜20μg/mLを維持し，感染所見は改善傾向となった．その後，第63病日に右下肢切断術を実施，経過良好で退院となった．

📖 引用文献

1）Moise-Broder PA, et al：Pharmacodynamics of vancomycin and other antimicrobials in patients with Staphylococcus aureus lower respiratory tract infections. Clin Pharmacokinet, 43：925-942, 2004

2）日本化学療法学会抗菌薬TDMガイドライン作成委員会・日本TDM学会TDMガイドライン策定委員会—抗菌薬領域：抗菌薬TDMガイドライン改訂版．日本化学療法学会，2016

3）Lodise TP, et al：Relationship between initial vancomycin concentration-time profile and nephrotoxicity among hospitalized patients. Clin Infect Dis, 49：507-514, 2009

4）Rybak MJ, et al：Vancomycin therapeutic guidelines：a summary of consensus recommendations from the infectious diseases Society of America, the American Society of Health-System Pharmacists, and the Society of Infectious Diseases Pharmacists. Clin Infect Dis, 49：325-327, 2009

5）Liu C, et al：Clinical practice guidelines by the infectious diseases society of america for the treatment of methicillin-resistant Staphylococcus aureus infections in adults and children. Clin Infect Dis, 52：e18-e55, 2011

6) Nhan TX, et al：Microbiological investigation and clinical significance of Corynebacterium spp. in respiratory specimens. Diagn Microbiol Infect Dis, 74：236-241, 2012

7) Olender A, et al：Wound infections due to opportunistic corynebacterium species. Med Dosw Mikrobiol, 62：135-140, 2010

8) Gilbert DN, 他・編, 菊池　賢, 他・監訳：日本語版サンフォード感染症治療ガイド2018（第48版）. ライフサイエンス出版, 2018

9) 平田純生, 他・編：透析患者への投薬ガイドブック —慢性腎臓病（CKD）の薬物治療（改訂2版）. じほう, 2009

10) 平田純生・編：腎不全と薬の使い方Q&A. じほう, 2005

11) 山本武人, 他：CRRT中の薬物投与量—抗菌薬の投与量設計を中心として—. Intensivist, 2：329-345, 2010

12) 山本武人, 他：血液透析, 腹膜透析, 持続血液濾過透析における薬物動態の変化. 腎機能低下時の薬剤ポケットマニュアル（第3版）, 南学正臣・編, 中外医学社, pp332-346, 2015

13) 日本透析医学会 統計調査委員会：図説 我が国の慢性透析療法の現況 2017年12月31日現在. 2018

14) Uchino S, et al：Continuous renal replacement therapy：a worldwide practice survey. The beginning and ending supportive therapy for the kidney（B.E.S.T. kidney）investigators. Intensive Care Med, 33：1563-1570, 2007

15) Yamamoto T, et al：Proposal of a pharmacokinetically optimized dosage regimen of antibiotics in patients receiving continuous hemodiafiltration. Antimicrob Agents Chemother, 55：5804-5812, 2011

（山本武人）

● memo ●

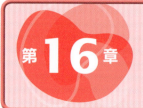

第16章 電解質異常に対するアプローチ

この章のゴール

- 電解質異常の原因となる薬剤について説明できる
- 緊急を要する電解質異常の対応について説明できる
- ナトリウム異常に対する有効で安全な薬物療法を提案できる
- カリウム異常に対する有効で安全な薬物療法を提案できる

Keyword

ナトリウム，カリウム，マグネシウム，電解質異常，利尿薬，SIADH，細胞外液，脱水，安全性

症 例（本症例はトレーニングのための仮想症例である）

患者情報（入院時）

- **患者**：70歳代，女性，身長153cm，体重50kg
- **主訴**：意識障害，吐き気
- **入副作用・アレルギー歴**：なし
- **既往歴**：高血圧，腰痛症
- **家族歴**：特記すべき事項なし
- **嗜好**：喫煙なし，飲酒なし
- **職業**：農業
- **OTC・健康食品服用歴**：なし
- **入院時診断名**：熱中症，急性腎障害

現病歴

A病院循環器内科外来通院中の患者。日常的に農作業を行うくらいADLは高かった。

8月に農作業に出て，帰りが遅かったため，家族が見に行くと，炎天下にうずくまっているのを発見し，救急車要請。A病院の救急外来へ搬送となった。

薬歴

- ロキソプロフェンNa錠（60mg）　　　1回1錠　1日3回　毎食後
- カンデサルタン錠（12mg）　　　　　1回1錠　1日1回　朝食後

臨床検査所見

【血算】

WBC	8,800/μL	RBC	$4×10^6/μL$	Hb	13.2g/dL
Ht	43%				

【生化学】

TP	7.5g/dL	T-bil	0.5mg/dL	AST	16IU/L
ALT	15IU/L	γGTP	23IU/L	BUN	49.2mg/dL
S-Cr	1.4mg/dL	eGFR	28.85mL/min/1.73m²	Na	150mEq/L
K	5.5mEq/L	Cl	112mEq/L	ALB	4.1g/dL
CK	442IU/L	Mb	101ng/mL	尿中Na	27mEq/L
尿中K	52.1mEq/L	尿中Cl	20mEq/L	尿中UN	557mg/dL
尿中Cr	56mg/dL				

バイタルサイン

BP	98/56mmHg	HR	112回/min	BT	38.2℃
RR	28回/min	呼吸音	正常	尿量	乏しい
口腔内・腋窩	乾燥著明				

診断名

熱中症，腎前性急性腎障害（AKI），高ナトリウム血症，高カリウム血症。

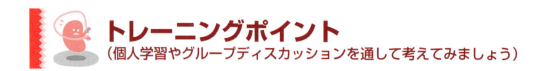
トレーニングポイント
（個人学習やグループディスカッションを通して考えてみましょう）

1. 電解質異常の原因となる薬剤には何があるだろうか？

2. 緊急を要する電解質異常の対応とその薬物療法には何があるだろうか？

3. ナトリウム異常に対する薬物療法は？

4. カリウム異常に対する薬物療法は？

専門薬剤師としての薬学的介入

上記のトレーニングポイントを踏まえ，本症例における電解質異常の原因となった病態について考えてみよう。また，電解質異常に対する適切な薬物療法や，今後の基礎疾患治療への薬学的介入について考えてみよう。

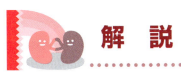

解 説

電解質異常の原因となる薬剤（トレーニングポイント❶）

　2019年5月，独立行政法人医薬品医療機器総合機構（PMDA）の医療用医薬品添付文書情報検索サイトにおいてキーワード検索を行った．項目内検索—副作用—低ナトリウム血症→1,099件，低カリウム血症→1,071件，高ナトリウム血症→99件，高カリウム血症→1,028件．電解質異常がいかに実臨床において遭遇する機会が多い副作用であるかを裏付ける結果である．もう少し情報を絞ってみる．項目内検索—重大な副作用で同項目を再検索した結果を表1にまとめた．このように，さまざまな薬剤において，電解質異常は注意喚起が行われている．腎臓は，電解質を調整する重要な役割を担う臓器であり，腎臓病薬物療法を学ぶうえで，電解質異常は避けて通れない．エキスパートを目指して電解質異常へ積極的に介入していきたい．

緊急を要する電解質異常の病態とその薬物療法（トレーニングポイント❷）

　ナトリウム異常に対する緊急性の判断は，臨床症状の有無と進行の速度である．低ナトリウム血症の臨床症状としては，軽症でめまいや歩行障害，中等症で傾眠傾向や混乱，重症で意識障害，昏睡，けいれんなど脳ヘルニアを示唆する臨床症状を呈し，重症の場合は緊急を要する．さまざ

表1　重大な副作用に電解質異常が記載されている薬剤

	検索該当件数	薬剤
低ナトリウム血症	585	アセタゾラミド，ループ系利尿薬，サイアザイド系（類似）利尿薬，スピロノラクトン，カンレノ酸，マンニトール，プラチナ系抗がん薬，ソラフェニブ，PPI，ロサルタン，ST合剤，ピモジド，ナファモスタット，バソプレシン，経口腸管洗浄剤 （SIADHとして）ACE阻害薬，アミオダロン，リネゾリド，三環系・四環系抗うつ薬，D_2ブロッカー，SSRI，SNRI，リスペリドン，パリペリドン，プラミペキソール，カルバマゼピン，バルプロ酸，タキサン系抗がん薬，ビンカアルカロイド系抗がん薬，シクロホスファミド
高ナトリウム血症	3	トルバプタン，カンレノ酸
低カリウム血症	649	アセタゾラミド，ループ系利尿薬，サイアザイド系（類似）利尿薬，アビラテロン，アムホテリシンB，甘草含有漢方製剤，グリチルリチン酸製剤 （QT延長の増悪因子として）クラリスロマイシン・イマチニブ （腎障害として）ストレプトゾシン・ゾレドロン酸
高カリウム血症	727	ACE阻害薬，ARB，抗アルドステロン薬，クエン酸カリウム・クエン酸ナトリウム水和物配合製剤，直接レニン阻害薬，ガベキサートメシル酸塩，カモスタットメシル酸塩，カルシニューリン阻害薬，ST合剤，フルコナゾール （悪性高熱類似症状として）プロポフォール，ハロゲン化麻酔薬，スキサメトニウム，リドカイン （横紋筋融解症として）ファモチジン （腫瘍崩壊症候群として）フルダラビン （腎障害として）NSAIDs （乳児血管腫に対して使用した場合）プロプラノロール

PMDAホームページ　添付文書検索を使用し作成した．

な疾患で起こりうる臨床症状と重複しているため，ナトリウム異常は常に念頭に置いておく必要がある。事実，低ナトリウム血症は入院患者の42.6%にみられたという報告がある[1]。高ナトリウム血症でも脱力，昏睡，けいれんなどの症状がみられるが，通常強い口渇感を伴う。適切に水分摂取ができていたら高ナトリウム血症にはなりにくいため，高ナトリウム血症は，高齢やフレイルなどで口渇感が乏しい，もしくは人工呼吸器管理中など口渇感を伝えることができない場合に起こりやすい。

　ナトリウムの補正を行うにあたり，最も注意しなければいけないことは浸透圧性脱髄症候群（osmotic demyelination syndrome：ODS）である。低ナトリウム血症の場合，脳細胞は周囲の細胞外液が低浸透圧となるため，ミオイノシトールやソルビトールなどの浸透圧物質を細胞外に放出し，細胞内容積を正常に保持しようとする。一方，高ナトリウム血症では細胞が委縮している細胞内脱水の状態であるが，脳細胞には細胞委縮に対するさまざまな防御機構がある。血清ナトリウム濃度が上昇すると，細胞内から細胞外へ水分の移動が生じるが，それと同時にナトリウムやカリウムなどの電解質が細胞内に移動し細胞内脱水を防ぐ。さらに脳脊髄液の産生が増加し，脳の間質に移動することで細胞委縮を防ぐように働く。次いで，脳細胞がミオイノシトールやアミノ酸，トリメチルアミンなどの浸透圧物質を産生し始める。この一連の防御機構の成立には2日程度かかるため，それよりも急激な細胞外液浸透圧の変化はODSのリスクとなる。ODSは，24時間以内に10mEq/L程度，もしくは48時間以内に18mEq/L以上の血清ナトリウム値の変化によって生じやすいため[2]，安全性を考慮し，1日の補正として重症の場合は9mEq/L未満，中等症の場合は5mEq/L未満とし，治療開始から2時間ごとに血清ナトリウム値のフォローアップが望ましい。低ナトリウム血症の補正には3%塩化ナトリウム液が使用される。筆者はルーチンとして生理食塩液500mLから100mL捨て，10%塩化ナトリウム液120mL加えて合計520mLとなるように提案している。高ナトリウム血症は自由水の投与が基本となるため，5%ブドウ糖液の持続投与を行うことが多いが，患者の循環動態が破綻している場合，循環の安定化が最優先となるため，リンゲル液などの細胞外液が投与される場合がある。この場合でも，リンゲル液のナトリウム濃度は高ナトリウム血症患者の血清ナトリウム濃度と比較して低いため，高ナトリウム血症を悪化させることは少ない。

　カリウムの異常は，低・高カリウム血症ともに緊急性を要する。QT延長を伴う低カリウム血症は特に注意が必要で，QTcのフォローアップは必要である。詳しい解説は省略するが，R-R間隔の中心にT波が重なるような心電図変化は読み取れるようになりたい。高カリウム血症を誘発する悪性高熱類似症状，腫瘍崩壊症候群，横紋筋融解症，消化管出血はいずれも緊急性を要する疾患である。高カリウム血症によるテント状T波などの心電図変化（メルクマニュアルなど参照）を読み取れることも重要である。

　低カリウム血症の補正にはカリウム製剤の投与が必要となるが，緊急を要する場合は静脈投与が優先される。その場合，静脈炎のリスクを回避するため，中心静脈からの投与が安全である。さらに，ワンショットしてしまうリスクを回避するため，希釈専用のプレフィルドミックスシリンジ製剤の使用が推奨されている（一般社団法人医療安全全国共同行動ホームページ参照）。当院では，末梢静脈からは40mEq/L以内，中心静脈からは100mEq/L以内の濃度で，投与速度はいずれも20mEq/hrを基準とし，これを超える濃度での投与は集中治療室に限定し，希釈方法は院内マニュアルにて統一されている。また，実際に投与する看護師にはカリウム製剤に関する講習を必須と

第16章 電解質異常に対するアプローチ

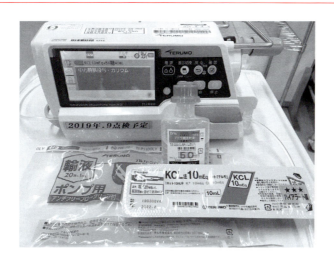

図1 安全にカリウムを投与するためのセット

し，薬剤ライブラリ機能付きの輸液ポンプとアンチフローフリー機能付きの輸液ラインを用いて中心静脈から投与すること，投与終了と同時に血液ガス分析などで血清カリウム値の再評価を行うことで安全管理に取り組んでいる（**図1**）。そして随時，内服や食事でのカリウム補正へのシフトをカンファレンスなどで検討している。

また，低マグネシウム血症がある場合，低カリウム血症の補正に難渋する場合があるため，低カリウム血症の場合は血清マグネシウム値を同時に測定することが望ましい[3]。

高カリウム血症の緊急対応は，①心筋膜電位の安定化，②細胞内へのカリウム移動，③体外へのカリウム排泄，がポイントである。心筋膜電位の安定化は一番初めに行う必要があり，臨床ではグルコン酸カルシウムが用いられることが多い。細胞内へのカリウム移動にはグルコース・インスリン療法や炭酸水素ナトリウムの投与などが行われる。細胞内へのカリウム移動は一時的であるため，同時に利尿薬や陽イオン交換樹脂の投与，透析などを用いてカリウムを体外へ排泄させる治療を行う必要がある。治療の一覧を**表2**にまとめた。高カリウム血症の重症度および治療に対する効果発現・持続時間を考慮して，治療を選択していただきたい。

ナトリウム異常に対する有効で安全な薬物療法（トレーニングポイント3）

低ナトリウム血症はナトリウム不足とイコールではない。低ナトリウム血症は体液量の評価が必要であり，腎不全のみならず，心不全や肝不全時において，相対的に体液量が増加し，体内のナトリウム量が不足していない，あるいは過剰の場合でも低ナトリウム血症となりうる。この場合，塩化ナトリウムの投与はむしろ有害となる。低ナトリウム血症は特殊病態を除外し，細胞外液量を評価し減少している場合のみ，ナトリウム補充療法が適応となる（**図2**）。細胞外液量の評価は，ヘマトクリット値やBUN/Cre比などが参考になるが，バイタルサインやフィジカルアセスメントも有効である（**表3**）[4]。

また，薬剤性低ナトリウム血症として，抗利尿ホルモン不適合分泌症候群（syndrome of inappropriate secretion of antidiuretic hormone：SIADH）がある。近年，必ずしもADHの分泌

表2 高カリウム血症に対する緊急時の治療

薬剤	作用機序	効果発現時間	効果持続時間	投与例	備考
グルコン酸カルシウム	心筋膜電位の安定化	3分弱	1時間弱	10mLを3〜6分かけて静脈注射	直接カリウムを下げる効果はない。
グルコース・インスリン(GI)療法	細胞内へのカリウム移動	30分	4〜6時間	10%ブドウ糖500mL＋即効型インスリン10単位1時間かけて投与	インスリンがカリウムの細胞内移動を誘導する。ブドウ糖は低血糖予防。
炭酸水素ナトリウム	細胞内へのカリウム移動	30分	2時間	8.4%製剤40mLを緩徐に静注	代謝性アシドーシスがある場合に有効。アルカレミアでカリウムの細胞内移動を誘導。
β_2受容体刺激薬	細胞内へのカリウム移動	30分	2時間	ネブライザーで投与	単独での使用は推奨されない。日本ではほぼ使用されていない。
フロセミド	尿中へのカリウム排泄	1時間	6時間	40mgを静脈注射	
陽イオン交換樹脂	便中へのカリウム排泄	1〜2時間	4〜6時間	経口もしくは注腸投与	
透析	体外へのカリウム排泄	開始直後	終了まで	血液透析など	

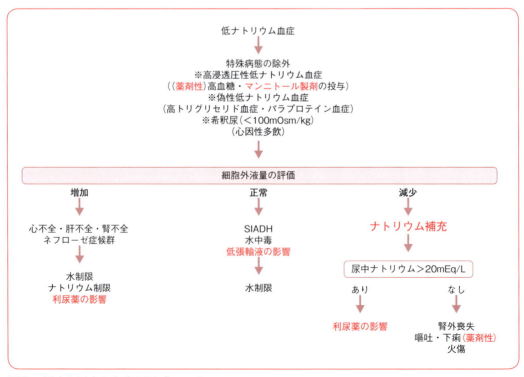

図2 低ナトリウム血症のアプローチ

第16章 電解質異常に対するアプローチ

表3 細胞外液量の評価に有用なバイタルサイン・フィジカルアセスメント

バイタルサイン	感度	特異度
口腔内乾燥	85%	58%
眼球陥没	62%	82%
舌乾燥（縦にしわが入る）	59%	73%
意識混濁	57%	73%
言語不明瞭	56%	82%
腋下乾燥	50%	82%
上下肢の脱力	43%	82%
立位による脈拍上昇	43%	75%
立位による血圧上昇	29%	81%
毛細血管再充満時間の延長	34%	95%

〔McGee S, et al：JAMA, 281（11）：1022-1029, 1999 より引用〕

表4 SIADHの基準

必須項目
● 血清浸透圧＜275mOsm/kg ● 尿浸透圧＞100mOsm/kg ● 臨床的に体液量減少や増加の兆候がない。 ● 通常の塩分・水分摂取量であるが尿中ナトリウム＞30mEq/L ● 甲状腺機能低下症がない。 ● グルココルチコイド欠乏がない。 ● 腎性ナトリウム喪失がない。 ● 利尿薬の使用歴がない。

参考所見
● 血清尿酸値＜4mg/dL ● 血清BUN＜21.6mg/dL ● FENa＞0.5％, FEUN＞55％, FEUA＞12％ ● 生理食塩液で改善しない。 ● 水制限で改善する。

異常のみが原因とならないことからSIADとも呼ばれるが，ここでは添付文書の記載に従った。SIADHの基準を**表4**に示す[5]。SIADHの診断は除外診断となることが多い。SIADHの治療は原疾患の治療，被疑薬の中止，水制限が主体となり，モザバプタンの投与が検討される場合がある。

　高ナトリウム血症は低ナトリウム血症と比較して遭遇する機会は少ない。体液は日常生活で常に失われているにもかかわらず，高ナトリウム血症を発症しないのは口渇感という生体防御機構が働くために他ならない。つまり，高ナトリウム血症は生体において異例な状態であると認識する必要がある。高ナトリウム血症の治療はシンプルで，自由水の補充である。患者が食事を摂れる状態であれば飲水の励行，経鼻胃管が使用されている患者は経腸栄養と併せて投与することが可能である。消化管からの吸収が期待できない場合，また緊急度が高い場合や治療初期には5%ブドウ糖液（自由水）の経静脈投与を行う。前述したように，患者の循環動態が安定していない場合はリンゲ

209

ル液などの投与が優先される。低ナトリウム同様，急激な補正にならないよう注意していきたい。補正がうまくいかない場合は水欠乏が継続して進行していないか評価を行う必要がある。

カリウム異常に対する有効で安全な薬物療法（トレーニングポイント4）

　低カリウム血症の治療は，アルカレミアなど細胞内へのカリウム移動の過剰がないかを確認し，カリウムの補充，または原因となっている薬剤への介入を行う（図3）。症状を伴わない軽症の場合は，食事からのカリウム摂取量を増やすことから検討し，改善しない場合は内服薬によるカリウム補充を考慮する。100mEq/day以内を目安にカリウム補充を行い，血清カリウム値をモニタリングしていく。静脈投与による補正は前述したとおりで，緊急時の対応となり，リスク管理を十分に行う必要がある。

　高カリウム血症の治療は軽症の場合，食事からの摂取状況の見直しを行う。そして，原因薬剤がある場合，継続の必要性を検討する。ペニシリンGなど製剤にカリウムを多く含むものは把握しておきたい。心不全やCKDに対して有効なエビデンスを持つレニン-アンジオテンシン-アルドステロン系（RAAS）阻害薬も生命の危機にある高カリウム血症の際には中止せざるをえない。どうしても中止が難しい場合は，陽イオン交換樹脂の併用を考慮し，排便コントロールや脱水などの急性腎障害を予防する患者指導を十分に行う必要がある。

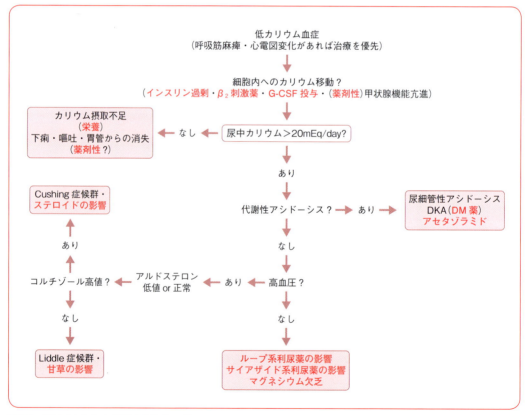

図3　低カリウム血症のアプローチ

専門薬剤師としての考え方

薬学的介入とその後の経過

> 　緊急搬送時，すでに収縮期血圧の数値より心拍数が上回るバイタルの逆転が起こっていて緊急を要する症例だとわかる。呼吸回数，体温ともに上昇している。脈拍が早いこと，尿量が乏しいこと，口腔内と腋窩の状態から脱水を示唆する。AKIだとするとeGFRは参考程度で正確な値ではない。常用薬を確認するとRAAS阻害薬とNSAIDsという腎前性AKIを誘発しやすい薬剤が使用されている。血液・尿検査結果では，高ナトリウム血症がある。やはり脱水か。セオリーでは5％ブドウ糖の経静脈投与だが循環動態が悪い。まずは酢酸リンゲル液を提案してみよう。高カリウム血症もある。RAAS阻害薬服用下であったこと，CKの上昇があることから熱中症による横紋筋融解症もあるかもしれない。利尿薬は服用していないのでFE$_{Na}$を計算すると1％未満でやはり腎前性AKIか。農業を営む高齢者であり，夏の炎天下で今後も脱水によるAKIを起こす可能性はある。ARBはカルシウム拮抗薬への変更を提案してみよう。NSAIDsは腰痛症の程度を確認してアセトアミノフェンへの変更を提案してみよう。今回の介入は継続した患者への説明・指導が必要なので，一般病棟薬剤師やかかりつけ薬剤師と情報共有できるように準備しておこう。

　本患者は熱中症と腎前性AKI，高ナトリウム血症，高カリウム血症の診断であった。

　医師との協議によりロキソプロフェンとカンデサルタンは中止され，酢酸リンゲル液，ポリスチレンスルホン酸カルシウムの投与でバイタル，AKI，電解質異常は改善し，入院前の検査値まで回復した。降圧薬はアムロジピンへ，鎮痛薬はアセトアミノフェンへ変更となり，自宅軽快退院となった。

本症例におけるサマリー記載例

　日本腎臓病薬物療法学会における腎臓病薬物療法認定薬剤師の申請に必要な自験例の記載例を示す。

症例の通し番号	1	患者年齢	70歳代	患者性別	女性
症例タイトル		熱中症を伴うAKI・電解質異常に対する介入			
自ら関与した期間および回数 （開始年月日〜終了年月日・回数）		期間			
		回数			

【要約】

　農作業に出て帰りが遅かったため，家族が見に行くと炎天下にうずくまっているのを発見し，救急外来へ搬送となった症例。主訴は意識障害，吐き気であった。フィジカルアセスメントから口腔内と腋窩の乾燥があり，生理食塩液が投与されていたが，高ナトリウム血症があったこと，熱中症であったこと，バイタルの逆転が生じていたことから冷却した酢酸リンゲル液の投与を提案した。診断名は熱中症と腎前性AKIであった。eGFRは28.85mL/min/1.73m^{2}であったがAKIであったため参考値とした。持参薬を確認したところ，腰痛に対してNSAIDs，高血圧に対してARBが使用されていた。共にAKIのリスクが高い薬剤であり，高齢でもあることから，アセトアミノフェンとアムロジピンへの変更を提案した。その後，熱中症とそれに伴うAKIは改善し，血圧・疼痛共に安定したのを確認し，自宅退院となった。お薬手帳にてかかりつけ薬局へ今回のイベントと薬剤の変更理由について情報提供を行った。

📖 引用文献 ───────

1) Hawkins RC：Age and gender as risk factors for hyponatremia and hypernatremia. Clin Chim Acta, 337 (1-2)：169-172, 2003

2) Adrogué HJ, et al：The challenge of hyponatremia. J Am Soc Nephrol, 23 (7)：1140-1148, 2012

3) Whang R, et al：Magnesium depletion as a cause of refractory potassium repletion. Arch Intern Med, 145 (9)：1686-1689, 1985

4) McGee S, et al：The rational clinical examination. Is this patient hypovolemic?. JAMA, 281 (11)：1022-1029, 1999

5) Avila M：The Clinical Practice Guideline on diagnosis and treatment of hyponatraemia. Eur J Endocrinol, 171 (1)：L1-3, 2014

（柴田啓智）

● memo ●

第17章 ネフローゼ症候群発症後のNSTによる栄養管理

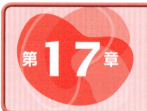

この章のゴール

- 栄養療法の種類を列挙し,その違いについて説明できる
- 栄養状態の評価方法について説明できる
- 保存期と維持透析期患者のエネルギー・蛋白摂取について説明できる
- 腎機能低下患者の電解質摂取制限について説明できる

Keyword

NST,栄養管理,経腸栄養,静脈栄養,主観的包括的評価(SGA),非蛋白熱量/窒素比(NPC/N),カリウム,リン

症　例

患者情報

- **患者**：73歳,男性,身長165cm,体重57kg(通常時)
- **既往歴**：特発性肺線維症,高血圧
- **家族歴**：特筆すべき事項なし
- **嗜好**：喫煙歴50年,機会飲酒
- **職業**：無職
- **OTC・健康食品服用歴**：健康のためドクダミ茶を毎日コップ1杯飲んでいる

現病歴

ピレスパ®錠(ピルフェニドン)にて特発性肺線維症加療中,急速な体重増加と浮腫がみられたため入院(入院時の体重69kg)。検査の結果,蛋白尿があり,ネフローゼ症候群と認められた。その後,ステロイドなどで入院治療を継続しているが,明らかな食欲低下状態が継続し,入院1か月で体重が53kgまで低下したためNST紹介となった。

薬歴(NST紹介時)

- ピレスパ®錠(200mg)　　　　1回1錠　1日3回　毎食後
- プレドニゾロン錠(5mg)　　　1回2錠　1日2回　朝・夕食後
- ロサルタンカリウム錠(25mg)　1回1錠　1日2回　朝・夕食後
- フロセミド錠(40mg)　　　　　1回1錠　1日2回　朝・昼食後
- レバミピド錠(100mg)　　　　 1回1錠　1日3回　毎食後

臨床検査所見(NST紹介時)

【生化学】

Hb	14.6mg/dL	ALB	1.8g/dL	BUN	79mg/dL
Cr	2.1mg/dL	Na	135mEq/L	K	5.4mEq/L
Cl	107mEq/L	Ca	7.2mEq/L	HbA1c (NGSP)	5.1%
TG	172mg/dL	CRP	0.86mg/L	尿蛋白	3.0g/day

身体所見

体重変化	入院時69kg(BMI 25.3) ⇒ 1か月後53kg(BMI 19.5)		
筋肉の喪失	中程度の減少	握力の低下	高度の低下
活動量	歩行可能であるがほぼベッド上		

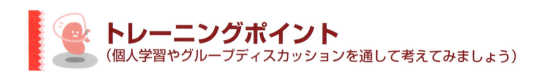

トレーニングポイント
（個人学習やグループディスカッションを通して考えてみましょう）

1. 栄養状態を評価する方法にはどのようなものがあるだろうか？

2. 経腸栄養と静脈栄養の投与方法の選択について考えてみよう。

3. 腎機能低下時（急性期・保存期）の栄養療法で考慮すべきポイントは何だろうか？また，サプリメントの摂取について知っておくことは何だろうか？

4. 透析に移行したときに栄養管理上，何に考慮するべきだろうか？

専門薬剤師としての薬学的介入

トレーニングポイントなどを踏まえながら，まずは保存期の栄養管理についてどのような提案ができるか考えてみよう。また，医薬品として不適切なものがないか，サプリメントなどの摂取状況についても確認し，栄養評価と患者背景から，栄養摂取の手段，蛋白・電解質の制限についてもどのような提案ができるか，さらに透析に移行した場合，どのような管理が必要かについても考えてみよう。

● 第17章　ネフローゼ症候群発症後のNSTによる栄養管理

解　説

栄養状態の評価（トレーニングポイント❶）

　患者の栄養状態を評価するために最も簡便なのは，体重と食事量の変化である．一般には，1か月で5％，3か月で7.5％，6か月で10％以上の体重減少があったとき，有意に減少したと判断してNSTの介入を考える．また，体重減少が有意でなくても減少が継続している場合は，栄養管理が不十分であることを示している．ただし，この症例のように浮腫のみられる場合や腹水のある場合には，経過に伴い体重は大きく変化する．したがって，このような場合は発症する以前の通常時体重（UBW）を基本として体重変化を考える必要がある．一方，食事量の変化として，1週間以上元気なときに比べて明らかに食事摂取量が減少している，あるいはほとんど摂取できない状態が1週間以上継続している場合には，NSTの介入を考える[1]．この症例の場合，浮腫による一時的な体重増加がみられているが，入院後は57kg（UBW）よりも1か月で4kg（約7％）減少しており，また，明らかな食欲低下がみられることから高度な栄養不良であることがわかる．

　以上の評価に加え，悪心・嘔吐などの消化器症状，皮下脂肪・筋肉の喪失，握力の変化，くるぶしの浮腫などの状況について，医師をはじめとする医療従事者が主観的に判断する評価法を主観的包括的評価（SGA）と呼び，比較的簡便でかつ適切なアセスメントであるとされる[2]．評価はA～Cで段階的に表記される（図1）．一方，臨床検査項目（血色素，血清蛋白，電解質，CRPなど）を

A　病歴
1. 体重の変化
   過去6カ月間における体重喪失：＿＿＿＿kg（喪失率％）＿＿＿％
   過去2週間における変化：増加＿＿＿　無変化＿＿＿　減少＿＿＿
2. 食物摂取における変化（平常時との比較）
   無変化＿＿＿
   変化：（期間）＿＿＿週＿＿＿カ月
   タイプ：不十分な固形食＿＿＿　完全液体食＿＿＿　低エネルギー液体食＿＿＿　絶食＿＿＿
3. 消化器症状（2週間の持続）
   なし＿＿＿　悪心＿＿＿　嘔吐＿＿＿　下痢＿＿＿　食欲不振＿＿＿
4. 身体機能性
   機能不全なし＿＿＿
   機能不全：（期間）＿＿＿週＿＿＿カ月
   タイプ：制限つき労働＿＿＿　歩行可能＿＿＿　寝たきり＿＿＿
5. 疾患と栄養必要量との関係
   初期診断：
   代謝亢進に伴う必要量／ストレス：なし＿＿＿　軽度＿＿＿　中等度＿＿＿　高度＿＿＿

B　身体状況（スコアで表示：0＝正常，1＋＝軽度，2＋＝中等度，3＋＝高度）
皮下脂肪の喪失（三頭筋，胸部）＿＿＿　筋肉喪失（四頭筋，三角筋）＿＿＿
くるぶし部浮腫＿＿＿　仙骨浮腫＿＿＿　腹水＿＿＿

C　主観的包括的評価
●栄養状態良好　A＿＿＿　　●中等度の栄養不良　B＿＿＿　　●高度の栄養不良　C＿＿＿

図1　主観的包括的評価（SGA）
〔TNTプロジェクト実行委員会・編：Total Nutritional Therapyマスターワークブック．日本静脈経腸栄養学会，S2.1-S2.9，2000より引用〕

217

中心として，身体計測値，免疫機能検査などの客観的データにより評価する方法を客観的データ評価（ODA）と呼ぶ。ODAでは栄養不良のタイプや程度，不足している栄養素などを詳細に判断する。まずはSGAでスクリーニングを行い，ODAで総合的評価を行うのが一般的である。この症例の場合，血清クレアチニン値が2.1mg/dLと高く，推算糸球体濾過量（eGFR）が25mL/min/1.73m^{2}であることからステージG4のCKDと考えられるが，栄養状態が悪く筋肉量が減少しているため実際の腎機能はさらに悪い可能性がある。いずれにしても，腎機能低下患者に対するNST介入を進める必要がある。

投与方法の選択（トレーニングポイント❷）

栄養の投与方法は大きく分けて経腸栄養（EN）と静脈栄養（PN）があり，ENの方法として経口摂取と経管栄養（嚥下困難などで経口摂取ができない場合）に分けることができる。一方，PNには末梢静脈栄養（PPN）と中心静脈栄養（TPN）があり，前者は比較的低カロリーの輸液を，後者は高カロリーの輸液を投与する方法である。基本的に消化管に閉塞などの問題がなく使用可能であればENを考える。それができないときにPNを考えるが，2週間程度でENが可能である場合はPPNを，長期にわたってENが不可能と考えられる場合はTPNによる栄養摂取を考える。これは，長期間にわたり絶食が続くと小腸繊毛上皮が退縮し，それによって細菌の体内への侵入（bacterial translocation）が起こり，重篤な感染症を引き起こす危険があるためである。

この症例の場合，消化管に問題がないためENによる栄養投与を行う。嚥下機能に問題がないため経口摂取とするが，嘔気などが強い場合は経管栄養も考える。経過によってPPNまたはTPNへ移行する可能性も考慮しておく。

腎機能低下時のエネルギーと蛋白摂取[3]（トレーニングポイント❸）

腎機能が低下している場合，蛋白・アミノ酸代謝異常が生じ異化亢進が著しい状態となる。したがって，筋肉量低下を防ぐため適切な蛋白摂取が必要となる。しかし，蛋白の過剰な摂取は尿素窒素やクレアチニンの増加につながり，腎臓に負担を与えるため，腎機能低下時の経口摂取では蛋白量をある程度制限（0.6〜0.8g/kg/day）注）して，その代わりにエネルギーはやや高め（25〜35kcal/kg/day）注）にして筋肉量を保持する。非蛋白熱量／窒素比（NPC/N）注）は300以上が適当とされる。

経腸栄養食品を利用する場合は，リーナレン®やレナウェル®など低蛋白高エネルギーでリンやカリウムを制限したものが市販されている（**表1**）。一方，急性腎障害でPNを行う場合は，特にエネルギーとして利用されやすいBCAA（分岐鎖アミノ酸：バリン・ロイシン・イソロイシン）を強化したキドミン®やネオアミユー®などをアミノ酸補給源として使用する（**表2**）。しかしながら，これら製剤のみではエネルギーが不足するため，PPNの場合はフィジオ®35（200kcal/500mL）などの維持液を加える（ただし，著しい高カリウム，高リン血症の場合は使用できない）。さらにエネルギーが必要な場合はイントラリポス®10%を加える（維持液を増やすとカリウムが多くなるため，高エネルギーの脂肪乳剤が適している）。

注）基本的に標準体重（IBW：ideal body weight ＝身長（m）^{2}×22）を使用する。

第17章　ネフローゼ症候群発症後の NST による栄養管理

表1 腎機能低下時に利用される経腸栄養食品

		リーナレン®LP	リーナレン®MP	レナウェル®A	レナウェル®3
容量	mL	125	125	125	125
エネルギー	kcal	200	200	200	200
蛋白質	g	2.0	7.0	0.75	3.0
脂質	g	5.6	5.6	8.9	8.9
糖質	g	35.0	30.0	29.3	27.0
食物繊維	g	2.0	2.0	3.0	3.0
灰分	g	0.50	0.62	0.23*	0.23*
水分	g	94.8	93.6	94	94
NPC/N		600	154	1,642	392
ビタミンA	μgRE	120	120	30	30
ビタミンD	μg	0.26	0.26	0.125	0.125
ビタミンE	mg	2.0	2.0	6	6
ビタミンK	μg	4.2*	2.8*	9.6*	9.6*
ビタミンB$_1$	mg	0.24	0.24	0.5	0.5
ビタミンB$_2$	mg	0.26	0.26	0.68	0.68
ナイアシン	mg	3.2	3.2	8.0	8.0
ビタミンB$_6$	mg	2.0	2.0	1.0	1.0
ビタミンB$_{12}$	μg	0.48	0.48	2.5	2.5
葉酸	μg	126	126	100	100
ビオチン	μg	6.0	6.0	—	—
パントテン酸	mg	1.00	1.00	3.6	3.6
ビタミンC	mg	18.0	18.0	30	30
ナトリウム	mg	60	120	60	60
（食塩換算量）	g	0.15	0.30	0.15	0.15
カリウム	mg	60	60	20	20
カルシウム	mg	60	60	10	10
マグネシウム	mg	30	30	3	3
リン	mg	40	70	20	20
鉄	mg	3.0	3.0	2.5	2.5
亜鉛	mg	3.0	3.0	0.05*	0.06*
銅	mg	0.150	0.150	0.002*	0.004*
マンガン	mg	0.46	0.46	0.011*	0.011*
クロム	μg	6.0	6.0	—	—
モリブデン	μg	5.0**	5.0**	—	—
セレン	μg	18.0	18.0	—	—
ヨウ素	μg	30	30	—	—
塩素	mg	15.0	20.0	15	15

＊分析値，＊＊参考値

表2 腎機能低下時の静脈栄養で利用されるアミノ酸製剤

成分（200mL中，g）	キドミン®	ネオアミユー®
L-アラニン	0.50	0.600
L-システイン	0.20	0.050**
L-アスパラギン酸	0.20	0.050
L-グルタミン酸	0.20	0.050
L-フェニルアラニン	1.00	1.000
グリシン	—	0.300
L-ヒスチジン	0.70	0.500
L-イソロイシン*	1.80	1.500
L-リシン酢酸塩	1.42	1.400
L-ロイシン*	2.80	2.000
L-メチオニン	0.60	1.000
L-プロリン	0.60	0.400
L-アルギニン	0.90	0.600
L-セリン	0.60	0.200
L-トレオニン	0.70	0.500
L-バリン*	2.00	1.500
L-トリプトファン	0.50	0.500
L-チロシン	0.10	0.100
必須アミノ酸／非必須アミノ酸	2.6	3.21
分岐鎖アミノ酸含有率（w/w%）	45.8	41.0
ナトリウムイオン（mEq）	約0.4	約0.4
酢酸イオン（mEq）	約9.0	約9.4

＊分岐鎖アミノ酸
＊＊添加物として配合

　TPNを施行する場合は，エネルギー源として腎不全用のハイカリック®RF（1,000kcal/500mL）を利用するとよい。ただし，ハイカリック®RFにはビタミンや微量元素が含まれていないため，必ずネオラミン・マルチV®などの総合ビタミン剤とミネラリン®などのミネラル製剤を加える[4]。いずれの場合も糖尿病や耐糖能異常がある場合は，インスリンでコントロールする。なお，今回の症例でみられるネフローゼ症候群では蛋白の流出が著しいため，高蛋白食が推奨されてきたが，単に尿中蛋白排泄量を助長するだけの可能性が高く，むしろ蛋白は制限するほうがよいと考えられている[5]。

第 17 章　ネフローゼ症候群発症後の NST による栄養管理

---

memo: 非蛋白熱量／窒素比（non-protein calorie/nitrogen：NPC/N）

　摂取した蛋白・アミノ酸が筋肉などを作る原料として利用される度合いの指標で，「蛋白節約効果」とも呼ばれ，以下の式で算出できる。

$$\text{NPC/N} = \frac{[\text{総エネルギー量}] - [\text{蛋白質・アミノ酸のエネルギー量}]}{[\text{蛋白・アミノ酸量 (g)}] \times 0.16}$$

　蛋白質は体内で一度アミノ酸となり再び蛋白質に合成されて，筋肉やその他さまざまな構成要素として利用される。しかし，炭水化物，脂質量の摂取が少ないと，全体のエネルギー不足を補うためにアミノ酸はエネルギーとして利用される。NPC/N は蛋白・アミノ酸以外から摂取したエネルギーと摂取した窒素量との比で表されている（分母の係数0.16は蛋白・アミノ酸に含まれる平均の窒素量が質量の16%であることを示している）。食事中の蛋白質・アミノ酸量が増えると分子は小さくなり，分母が大きくなるため NPC/N は低くなることがわかる。一般的な高カロリー輸液の場合は200前後となるように調整される。一方，腎機能低下時は蛋白量を抑えてその代わりにエネルギーを増やす必要があるため，300以上が望ましいとされる。逆に，重度の熱傷や外傷がある場合などは多くのアミノ酸を必要とするため，NPC/N は100以下に設定して栄養管理を行う。

電解質の摂取制限 [2]（トレーニングポイント❸）

　腎機能低下によりカリウムの排泄能が低下するため，患者は高カリウム血症になりやすい。したがって，食事から栄養を摂取する場合はカリウムの多い食材を減らし1.5～2.0g/day以下にする（ステージG4以上のCKDの場合は1.5g/day以下に制限）。コントロールが難しい場合は，検査値（5.5mEq/L以上）を考慮しながら必要であればポリスチレンスルホン酸ナトリウムなどのカリウム吸着薬を投与する。また，サプリメントや民間薬の中にはカリウムを多く含む製品があり注意が必要である。本症例のように，ドクダミ茶をはじめとする健康茶にはカリウムを多く含むものがあるため，服用は慎重にする必要がある。

　一方，腎機能低下により血中のリン濃度も上昇する。リンは血中カルシウムと結合して長期的には血管の石灰化などを引き起こすと同時に，低カルシウム血症の原因となる。食事中のリンを制限するのはやや困難であるため，高リン血症がみられる場合は沈降炭酸カルシウム，炭酸ランタン水和物，リオナ®（クエン酸第二鉄水和物）などのリン吸着薬を投与する。ただし，リンは蛋白摂取量と関係があり，極度のリン摂取制限は蛋白制限につながることから保存期でのリン摂取基準量は定められていない。なお，一般には食品添加物にリンが多く含有されていることから，これらの多いファストフードや加工品の摂取は控える必要がある。塩分については3g/day以上6g/day以下に制限する。これは，保存期における食塩摂取量の増加が腎機能の悪化，末期腎不全へのリスクを高めることがわかっているためである。ただし，ステージG2までであれば，高血圧などのリスクがない限り制限緩和が可能とされている。

　市販の流動食には腎臓病用にカリウムやリンを制限しているものがあり（**表1**），利用しやすくなっている。また，PNとしては**表2**のようなカリウム，リンを含まないアミノ酸製剤を利用するとよい。PPNでは脂肪乳剤を利用すると水分を抑えたエネルギー補充が可能であるが，添加物として含まれる卵黄レシチン由来のリン（400mg/L）が含まれているので注意する。ただし，特に保

221

存期においてリンとカリウムの極端な制限は低リン血症，低カリウム血症を引き起こすため，血中濃度を常にモニタリングして，必要に応じてカリウム補正液（KCL補正液など）やリン補正液（リン酸Na補正液など）で補充する必要がある。なお，リン補正液はカルシウムを含む輸液と混合すると沈殿を生じる可能性があるため，別ルートでの投与が望ましい。

維持透析期の栄養管理 [6]（●トレーニングポイント**4**）

血液透析を行う場合と腹膜透析を行う場合で多少管理方法が異なるが，基本的には保存期に比べて蛋白量の制限を緩和して水分量とリンを厳密に管理する。摂取エネルギーは保存期と同様でよいが，水分摂取量を減らす必要がある。血液透析ではできる限り水分摂取を抑える必要があるが，ダイアライザーである程度の除水が可能であるため，保存期末期と比較するとやや制限は緩やかでもよい。

一方，腹膜透析では除水量＋尿量を摂取の標準量としている。したがって，ENやPNによる栄養補給を考える場合は，できる限りエネルギー密度の高い製剤を選ぶ必要がある。また，脂肪乳剤の利用も検討する。蛋白質は保存期より多い0.9〜1.2g/kg/dayとする。これは，ダイアライザーによるアミノ酸損失など蛋白の不足によるリスクを考慮するためである。ただし，摂取蛋白量が増加するとリンの摂取量も増加するため上限を規定している。また，腹膜透析では蛋白も透析液中に流出するため，以前は血液透析に比べて多くの蛋白摂取が推奨されていたが，特にエビデンスはなく，むしろ高リン血症のリスクが問題となると考えられ，やや摂取上限量が抑えられている。リンは蛋白摂取量と関係があるため，蛋白量（g）×15（mg/day）以下に制限している。カリウムは血液透析の場合，保存期と同様2g/day以下と提唱されているが，腹膜透析では，カリウムの損失が大きいため制限はしない（ただし，高カリウムがみられる場合は制限をする）。

食塩の過剰摂取は水分貯留につながるため，血液透析では6g/day未満に制限している。一方，腹膜透析では流出量を考慮して〔腹膜透析による除水量（L）×7.5＋尿量（L）×5〕（g）としている。

専門薬剤師としての考え方

薬学的介入とその後の経過

　症例はすでにステージG4の高度腎機能低下に至っており，体重による栄養アセスメントから栄養コントロール不良であるため，蛋白，カリウム，塩分摂取量を考慮した栄養補給方法を提案した。標準体重（$1.65^2 × 22 = 60$ kg）から計算すると，必要エネルギー量は1,500〜2,100 kcalであり，蛋白は36〜48 gである。

　経口摂取が可能であることから，栄養士から低蛋白・低塩の献立を提案してもらったが，ややエネルギーが不足していたためリーナレン®LPの摂取を提案した。主治医には継続的なカリウム・リン値のモニタリングを依頼するとともに，浮腫の発現を見逃さないよう重点的な観察を看護師に依頼した。カリウム・リンの血中濃度に大きな変化がみられた場合には，必要に応じてカリウム吸着薬または補充薬，リン吸着薬または補充薬の投与を提案することを念頭に置いていたが，その後の血液検査でカリウム値がやや高くなったため，主治医にポリスチレンスルホン酸ナトリウムによるコントロールを提案した。

　また，服薬中の治療薬については特に腎機能に悪影響を与えるものはなかったものの，習慣として服用しているドクダミ茶はカリウム値に影響のあることを患者に説明し，服用を中止するよう指導した。NST介入後は体重のゆるやかな増加がみられ，また，カリウム値の上昇などはみられていない。

　NSTは異なる職種が意見を出し合い，最良の栄養管理法を提案していくチームである。特に特殊な病態での栄養管理では各職種が専門的知識を活かしながら互いにサポートする体制が必要である。そのためにも薬剤師は医薬品の観点からだけではなく，ある程度の栄養学的知識を身につけて，医師，栄養士，看護師への提案・サポートを積極的に行うことも重要である。

本症例におけるサマリー記載例

日本腎臓病薬物療法学会における腎臓病薬物療法認定薬剤師の申請に必要な自験例の記載例を示す。

症例の通し番号	1	患者年齢	73歳	患者性別	男性
症例タイトル		ネフローゼ症候群発症後のNSTによる栄養管理			
自ら関与した期間および回数 （開始年月日～終了年月日・回数）		期間			
		回数			

【要約】

特発性肺線維症加療中に浮腫を認めネフローゼ症候群と診断。入院加療を続けるものの1か月で約7%の体重減少を認め，SGAスコアもCで高度栄養不良となっていることからNSTへ紹介された。検査の結果，血清クレアチニン値が2.1mg/dL，eGFRが25mL/min/1.73m^{2}で高度腎機能低下（G4）と認められたため保存期での栄養療法を提案した。標準体重より適正摂取エネルギーを1,500～2,100kcalとし，摂取蛋白量を36～48gとした。経口摂取が可能であったことから，医師からは栄養士に低塩，低蛋白，高エネルギーの食事が指示されたが，ややエネルギー不足であったためリーナレン®LPの摂取を提案。患者は習慣としてドクダミ茶を毎日飲んでいたが，カリウム過剰になる可能性があることを説明して飲用を控えてもらった。その後の血液検査でカリウム値がやや高かったため主治医にはポリスチレンスルホン酸ナトリウムによるコントロールを提案。また，継続的なカリウム，リンのモニタリングもあわせて依頼した。ネフローゼ症候群は改善傾向にあるものの，低栄養による浮腫などが確認される可能性があるため，看護師には浮腫の観察を重点的に行うよう依頼した。NST介入後は体重のゆるやかな増加がみられ，また，カリウム値の上昇などはみられていない。今回の症例では血清クレアチニン値での腎機能評価を行ったが，栄養状態が悪く筋肉量が低下していると考えられるため，今後はシスタチンCでの腎機能評価も考慮する必要がある。

引用文献

1）日本病態栄養学会：認定NSTガイドブック2011改訂第3版．メディカルレビュー社，pp14-15，2011
2）濱田康弘，他：これでOK！静脈栄養のレシピ．じほう，pp6-14，2015
3）日本腎臓学会：慢性腎臓病に対する食事療法基準2014年版．東京医学社，pp1-13，2014
4）濱田康弘，他：これでOK！静脈栄養のレシピ．じほう，pp86-99，2015
5）日本腎臓学会：腎疾患患者の生活指導・食事療法に関するガイドライン．日腎会誌，39：1-37，1997
6）日本透析医学会：2009年版「腹膜透析ガイドライン」．透析会誌，42：285-315，2009

（川添和義）

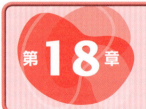

第18章 巣状分節性糸球体硬化症患者に対するLDLアフェレシス施行時の関わり

この章のゴール

- ネフローゼ症候群の症状・診断基準について説明できる
- 巣状分節性糸球体硬化症（FSGS）の治療法について説明できる
- LDLアフェレシス施行前に中止すべき薬剤および理由を説明できる

Keyword

ネフローゼ症候群の診断基準，巣状分節性糸球体硬化症（FSGS），ステロイド，免疫抑制薬，LDLアフェレシス，ACE阻害薬

症例

患者情報

- **患者**：45歳，女性，身長158cm，体重55kg（普段46kgくらい）
- **主訴**：浮腫
- **副作用・アレルギー歴**：なし
- **家族歴**：特記すべき事項なし
- **嗜好**：喫煙なし，飲酒なし
- **OTC・健康食品服用歴**：なし
- **入院時診断**：FSGS再発

現病歴

5年前に腎生検を施行し，巣状分節性糸球体硬化症（FSGS）と診断。ステロイド療法（プレドニゾロン50mg/day）を開始。尿蛋白が減少しないため，シクロスポリン100mg/dayを併用。尿蛋白が減少し，完全寛解し，以後プレドニゾロンを漸減・中止し，シクロスポリン単剤にて加療していた。

2週間前より，尿蛋白が陽性，プレドニゾロン20mg/dayを再開し経過観察していたが，浮腫を認め，尿蛋白5.5g/gCr，血清総蛋白5.5g/dL，血清アルブミン2.9g/dLとなり，入院となった。

薬歴（入院時持参薬）

- Rp.1　プレドニゾロン錠（5mg）　　　　　　　　　1回4錠　1日1回　朝食後
　　　　イミダプリル塩酸塩錠（5mg）　　　　　　　1回1錠　1日1回　朝食後
　　　　エソメプラゾールカプセル（20mg）　　　　1回1cap　1日1回　朝食後
　　　　フルバスタチン錠（30mg）　　　　　　　　　1回1錠　1日1回　朝食後
- Rp.2　シクロスポリンカプセル（25mg）　　　　　1回4cap　1日1回　朝食前
- Rp.3　アレンドロン酸ナトリウム錠（35mg）　　　1回1錠　週1回　起床時
- Rp.4　スルファメトキサゾール・トリメトプリム錠　1回2錠　週3回　朝食後

臨床検査所見（入院時）

【血算】

WBC	$9.8 \times 10^3/\mu L$	Hb	12.4g/dL	PLT	$24 \times 10^4/\mu L$

【生化学】

BUN	14.1mg/dL	S-Cr	0.92mg/dL	TP	5.5g/dL
ALB	2.9g/dL	Ca	8.1mg/dL	P	2.5mg/dL
AST	34U/L	ALT	30U/L	CK	66U/L
T-CHO	385mg/dL	TG	163mg/dL	LDL-C	257mg/dL
NonHDL-C	298mg/dL	GLU	96mg/dL	Na	137mEq/L
K	4.1mEq/L	Cl	104mEq/L		

【尿検査】

尿蛋白	5.5g/gCr	尿潜血	陰性

バイタルサイン（入院時）

BP	114/68mmHg	HR	80回/min	BT	36.2℃

臨床経過

　入院後，腎生検を施行し，FSGS再発と診断され，プレドニゾロンを50mg/dayに増量，シクロスポリンのC_2（投与後2時間）値を確認し842ng/mLであり，100mg/dayで継続。4週間継続したが，尿蛋白の減少はみられなかった（尿蛋白4.0g/day，血清総蛋白5.3g/dL，血清アルブミン2.6g/dL）。治療抵抗性であり，LDLコレステロール高値であるため，LDLアフェレシスを施行することとなった。

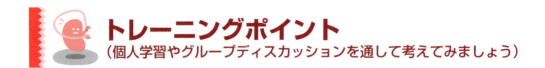
トレーニングポイント
（個人学習やグループディスカッションを通して考えてみましょう）

1. 本症例ではネフローゼ症候群の診断基準にあてはまるか？

2. 本症例の初期治療（5年前）の選択，用量は問題ないか？

3. LDLアフェレシス施行前に薬剤師として注意する事項は何か？

4. 本症例の治療に対してモニタリングすべき事項は何か？

専門薬剤師としての薬学的介入

上記トレーニングポイントを踏まえ，本症例におけるLDLアフェレシス施行前に薬剤師として確認し，医師に提案すべき事項を考えてみよう。

解　説

ネフローゼ症候群の症状および診断基準（トレーニングポイント❶）

　ネフローゼ症候群は，腎糸球体係蹄障害による蛋白透過性亢進に基づく大量の尿蛋白とこれに伴う低蛋白血症を特徴とする症候群であり，尿蛋白量と低アルブミン血症の両所見が基準を満たした場合に診断する（表1）[1]。本症候群では大量の尿蛋白，低アルブミン血症・低蛋白血症に起因する浮腫，腎機能低下，脂質異常症，凝固線溶系異常，免疫異常症などさまざまな症状を伴う。ネフローゼ症候群の治療効果判定基準（表2）と治療反応による分類（表3）を示す[2]。判定には24時間蓄尿にて実施すべきであるが，蓄尿できない場合は随時尿の尿蛋白／尿クレアチニン（g/gCr）を使用してよい。治療開始後4週後は，ステロイドを十分量使用した場合に効果がみられる時期であり，この時点で完全寛解または不完全寛解Ⅰ型になるものはステロイド感受性，達しない場合

表1　成人ネフローゼ症候群の診断基準

1. 蛋白尿：3.5g/day以上が持続する
（随時尿において尿蛋白／尿クレアチニン比が3.5g/gCr以上の場合もこれに準ずる）
2. 低アルブミン血症：血清アルブミン値 3.0g/dL以下．血清総蛋白量 6.0g/dL以下も参考になる
3. 浮腫
4. 脂質異常症（高LDLコレステロール血症）

注：1）上記の尿蛋白量，低アルブミン血症（低蛋白血症）の両所見を認めることが本症候群の診断の必須条件である。
　　2）浮腫は本症候群の必須条件ではないが，重要な所見である。
　　3）脂質異常症は本症候群の必須条件ではない。
　　4）卵円形脂肪体は本症候群の診断の参考となる。

〔厚生労働科学研究費補助金難治性疾患等政策研究事業（難治性疾患政策研究事業）難治性腎疾患に関する調査研究班・編：エビデンスに基づくネフローゼ症候群診療ガイドライン2017より引用〕

表2　ネフローゼ症候群の治療効果判定基準

治療効果の判定は治療開始後1か月，6か月の尿蛋白量定量で行う
- 完全寛解：尿蛋白＜0.3g/day
- 不完全寛解Ⅰ型：0.3g/day≦尿蛋白＜1.0g/day
- 不完全寛解Ⅱ型：1.0g/day≦尿蛋白＜3.5g/day
- 無効：尿蛋白≧3.5g/day

注：1）ネフローゼ症候群の診断・治療効果判定は24時間蓄尿により判断すべきであるが，蓄尿ができない場合には，随時尿の尿蛋白／尿クレアチニン比（g/gCr）を使用してもよい。
　　2）6か月の時点で完全寛解，不完全寛解Ⅰ型の判定には，原則として臨床症状および血清蛋白の改善を含める。
　　3）再発は完全寛解から，尿蛋白1g/day（1g/gCr）以上，または（2＋）以上の尿蛋白が2～3回持続する場合とする。
　　4）欧米においては，部分寛解（partial remission）として尿蛋白の50％以上の減少と定義することもあるが，日本の判定基準には含めない。

〔厚生労働科学研究費補助金難治性疾患等政策研究事業（難治性疾患政策研究事業）難治性腎疾患に関する調査研究班・編：エビデンスに基づくネフローゼ症候群診療ガイドライン2017より引用〕

表3　ネフローゼ症候群の治療反応による分類

1) **ステロイド抵抗性ネフローゼ症候群**：十分量のステロイドのみで治療して1か月後の判定で完全寛解または不完全寛解Ⅰ型に至らない場合とする
2) **難治性ネフローゼ症候群**：ステロイドと免疫抑制薬を含む種々の治療を6か月行っても，完全寛解または不完全寛解Ⅰ型に至らないものとする
3) **ステロイド依存性ネフローゼ症候群**：ステロイドを減量または中止後再発を2回以上繰り返すため，ステロイドを中止できない場合とする
4) **頻回再発型ネフローゼ症候群**：6か月間に2回以上再発する場合とする
5) **長期治療依存型ネフローゼ症候群**：2年間以上継続してステロイド，免疫抑制薬等で治療されている場合とする

〔厚生労働科学研究費補助金難治性疾患等政策研究事業（難治性疾患政策研究事業）
難治性腎疾患に関する調査研究班・編：エビデンスに基づく
ネフローゼ症候群診療ガイドライン2017より引用〕

表4　一次性・二次性ネフローゼ症候群を呈する疾患

1.　一次性ネフローゼ症候群
- A. 微小変化型ネフローゼ症候群
- B. 巣状分節性糸球体硬化症
- C. 膜性腎症
- D. 増殖性糸球体腎炎（メサンギウム増殖性糸球体腎炎（IgA腎症を含む），管内増殖性糸球体腎炎，膜性増殖性糸球体腎炎，半月体形成性（壊死性）糸球体腎炎

2.　二次性ネフローゼ症候群
- A. 自己免疫疾患：ループス腎炎，紫斑病性腎炎，血管炎
- B. 代謝性疾患：糖尿病性腎症，リポ蛋白腎症
- C. パラプロテイン血症：アミロイドーシス，クリオグロブリン，重鎖沈着症，軽鎖沈着症
- D. 感染症：溶連菌，ブドウ球菌感染，B型・C型肝炎ウイルス，ヒト免疫不全ウイルス（HIV），パルボウイルスB19，梅毒，寄生虫（マラリア，シストゾミア）
- E. アレルギー・過敏性疾患：花粉，蜂毒，ブユ刺虫症，ヘビ毒，予防接種
- F. 腫瘍：固形癌，多発性骨髄腫，悪性リンパ腫，白血病
- G. 薬剤：ブシラミン，D-ペニシラミン，金製剤，非ステロイド性消炎鎮痛薬
- H. そのほか：妊娠高血圧腎症，放射線腎症，移植腎（拒絶反応，再発性腎炎），collagenofibrotic glomerulonephropathy
- I. 遺伝性疾患
  Alport症候群，Fabry病，nail-patella症候群，先天性ネフローゼ症候群（Nephrin異常），ステロイド抵抗性家族性ネフローゼ症候群（Podocin，CD2AP，α-ACTN4異常）

〔厚生労働科学研究費補助金難治性疾患等政策研究事業（難治性疾患政策研究事業）
難治性腎疾患に関する調査研究班・編：エビデンスに基づく
ネフローゼ症候群診療ガイドライン2017より引用〕

をステロイド抵抗性に分類する。また病因による分類においては，明らかな原因疾患がないものを原発性（一次性），原因疾患を持つものを二次性に分類する（**表4**）[2]。

本症例では，尿蛋白 5.5g/gCr（3.5g/gCr以上），血清アルブミン 2.9g/dL（3.0g/dL以下）であり，さらに浮腫，高LDLコレステロール血症を認め，ネフローゼ症候群と診断される。原因疾患・薬剤はなく，腎生検にてFSGSと診断された。入院後1か月，十分量のステロイドと免疫抑制薬を投与したものの，尿蛋白が減少せず（尿蛋白4.0g/day（3.5g/day以上），無効であり，ステロイド抵抗性と判断した。

ネフローゼ症候群の疫学

2007年から開始された日本腎生検レジストリー（J-RBR）および非腎生検例を登録する腎臓病総合レジストリー（J-KDR）は，日本国内すべての腎臓病やネフローゼ症候群を網羅するものではないが，2007〜2013年までの累計で23,874例が登録されている。2013年の登録症例（全3,818例）のうち，ネフローゼ症候群は973例（25.5％）であった。そのうち，腎病理所見が明らかな895例を病型別に分類すると，微小変化型ネフローゼ症候群（MCNS）が33.2％，膜性腎症（MN）が23.7％，糖尿病腎症が8.3％，FSGSが6.1％である[3]。

FSGSは寛解率が90％以上であるMCNSと類似の発症様式・臨床像を呈するが，多くはステロイド抵抗性の経過をとる。腎生存率は5年で85.3％，10年で70.9％，15年で60.9％，20年で43.5％である[3]。完全寛解または不完全寛解Ⅰ型（1日尿蛋白量1g/day未満）に至った症例の予後は，不完全寛解Ⅱ型および無効例の予後より良好であった[4]ため，1日尿蛋白量1g/day未満を目標に治療することが重要である。

巣状分節性糸球体硬化症（FSGS）の治療（トレーニングポイント２，３）

1. 免疫抑制療法（ステロイド，免疫抑制薬）

原発性ネフローゼ症候群の中でも治療に難渋する疾患の一つである。2012年のKDIGOガイドライン[5]では，通常初期治療としてプレドニゾロン1mg/kgBW/day相当（最大60mg/day），または隔日2mg/kgBW/day相当（最大120mg/day）を少なくとも4週間投与することを推奨している。ステロイド療法は初回治療において20〜50％台の完全寛解率を示す[6]。腸管浮腫が顕著で腸管からのステロイド吸収障害が懸念される重症例ではメチルプレドニゾロン500〜1,000mg/day，点滴静注3日間連続投与を可能としている。再発例ではプレドニゾロン治療とシクロスポリンの併用を選択する。また頻回再発例，ステロイド依存例，ステロイド抵抗例ではシクロスポリン2.0〜3.0mg/kgBW/dayを副作用がない限り6か月〜1年間使用，あるいはミゾリビン150mg/dayを副作用がない限り2年間使用する，またはシクロホスファミド50〜100mg/dayを副作用がない限り3か月間使用する。

本症例では，5年前，初期治療プレドニゾロン50mg（約1mg/kgBW/day）で治療したが，尿蛋白が減少せず，ステロイド抵抗性と考え，シクロスポリン100mg（約2mg/kgBW/day）を併用し，薬剤選択，用量ともに問題なく，一度は完全寛解に至った。

本症例のように，ステロイド抵抗性のFSGSにおいて，シクロスポリンとステロイドの併用療法が有効であると考えられる。シクロスポリン・低用量ステロイド併用療法群とステロイド単独群のランダム化比較試験[7]において，26週後の寛解率はシクロスポリン併用療法群で70％，ステロイド単独療法群で4％とシクロスポリン併用群で有意に高かった（$p < 0.001$）（図1）。また，約4年の平均観察期間中，クレアチニンクリアランス（Ccr）低下速度はシクロスポリン併用群で-5.5 ± 18mL/min，ステロイド単独群で-23 ± 39mL/minであり，Ccrの50％以上低下患者割合もステロイド単独群の52％に対してシクロスポリン併用群では25％とシクロスポリン併用群のほうが腎機能保持効果に優れていた（図2）。

2. 補助療法

ステロイド抵抗性FSGSの補助療法としては，高血圧時，蛋白減少効果のあるACE阻害薬や

ARB併用を考慮する。

　脂質異常症に対しては，HMG-CoA還元酵素阻害薬（スタチン）などを使用する。脂質異常症はネフローゼ症候群の主たる徴候で，低アルブミン血症により，肝臓におけるリポ蛋白合成が亢進し，LDLコレステロールやリポ蛋白（a）などが上昇する。さらに治療薬であるステロイドやシクロスポリンにより脂質異常が助長される。142例のネフローゼ症候群患者における後ろ向きコホート研究では，心筋梗塞の発症が対象患者群と比較して5.5倍に増加し，死亡リスクも2.8倍に増加していたとの報告がある[8]。しかし，シクロスポリンを使用している場合には，スタチンは併用禁忌

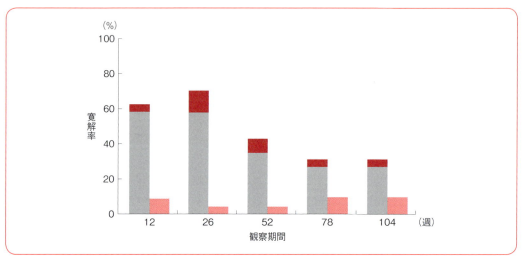

図1 ステロイド抵抗性FSGSに対するシクロスポリン＋ステロイド治療群とプラセボ＋ステロイド治療群の寛解率の比較
シクロスポリン併用群（部分寛解■，完全寛解■），プラセボ併用群（部分寛解■）
〔Cattran DC, et al：Kidney Int, 56：2220-2226, 1999 より引用〕

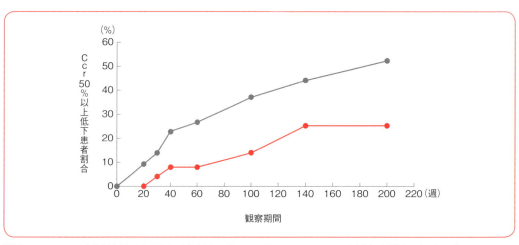

図2 ステロイド抵抗性FSGSに対するシクロスポリン＋ステロイド治療群とプラセボ＋ステロイド治療群のCcr50％以上低下患者割合の比較
シクロスポリン併用群（●），プラセボ併用群（●）
〔Cattran DC, et al：Kidney Int, 56：2220-2226, 1999 より引用〕

もしくは併用注意となっているため，使用の際には注意が必要である。アトルバスタチンなどのスタチン製剤はシクロスポリンとの併用により，スタチンのAUCが上昇することが報告されている（表5）[9]。シトクロムP450（CYP）の代謝の関与がわずかなプラバスタチン，ピタバスタチン，ロスバスタチンにおいてもAUCが上昇する。これは，シクロスポリンの有機アニオントランスポーター（OATP）1B1阻害作用により，スタチンの肝細胞内への取り込みが抑制されるためである。肝細胞への取り込みが抑制され，AUCが上昇し，横紋筋融解症などの筋障害リスクが増大するとともに，スタチンの効果発現臓器である肝臓への取り込みも抑制されるため，効果減弱の可能性もある。スタチンの中で，フルバスタチンはOAT1B1の基質にはなりにくいため，シクロスポリンによる取り込み阻害を受けにくい（図3）[9,10]。

　本症例は，脂質異常症に対してシクロスポリンとの相互作用を考慮し，フルバスタチンが使用されている。他のスタチンよりAUCが上昇しにくいが，フルバスタチン使用でもAUCは上昇し，横紋筋融解症のリスクが高まるため，注意が必要である。

表5 シクロスポリンとスタチン併用によるAUCの変化とスタチンの代謝酵素

	プラバスタチン	シンバスタチン	フルバスタチン	アトルバスタチン	ピタバスタチン*	ロスバスタチン*
AUC上昇	5〜10倍	6〜8倍	2〜4倍	6〜15倍	5倍	5〜10倍
主なCYP	—	3A4	2C9	3A4	—	(2C9)

＊併用禁忌　　〔Neuvonen PJ, et al：Clin Pharmacol Ther, 80：565-581, 2006 より改変〕

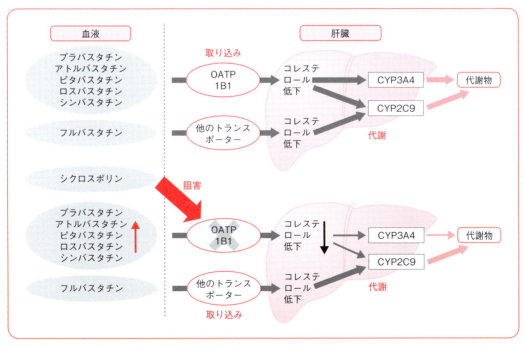

図3 シクロスポリンとスタチンの相互作用

〔Neuvonen PJ, et al：Pharmacol Ther, 80：565-581, 2006
および嶋村弘史：調剤と情報，21：542-546, 2015 より引用〕

3. LDLアフェレシス

　脂質異常症の治療法として，薬物療法の他にLDLアフェレシスがあり，糸球体硬化進行抑制や腎機能保持目的で施行することがある。本邦では難治性ネフローゼ症候群を呈するFSGSで脂質異常症を認める症例に対して，3か月間，12回のLDLアフェレシス施行が保険で認められている。武曾らは，49例の難治性ネフローゼ症候群に対してLDLアフェレシスを施行し，治療終了4週間以内に尿蛋白が低下し，改善が認められた症例は53.1％（FSGS症例では51.9％・非FSGS症例では54.5％）と報告している[11]。ネフローゼ症候群の脂質異常が糸球体に悪影響を及ぼす機序としては，マクロファージの活性化，メサンギウム細胞への浸潤により，メサンギウム細胞増殖，メサンギウム基質が増加し，糸球体硬化が進行し，腎機能低下が進行する（図4）[12]。脂質異常症に対するLDLアフェレシスは，LDL，VLDLなどの低下をもたらし，マクロファージの過剰活性化是正や炎症性サイトカインの抑制，液性蛋白透過性亢進因子の吸着，薬剤抵抗性改善による感受性の回復などの機序により，早期の寛解導入も期待できる[12]。

　本症例は，再発後，ステロイドを初期量に増量しても寛解に至らず，ステロイド抵抗性であり，LDLコレステロールが高値であるために，LDLアフェレシスを施行することとなった。

　LDLアフェレシス施行時に注意すべき相互作用がある。LDLアフェレシスは，陰性荷電を有するデキストラン硫酸固定化セルロースを用いた吸着器を使用するため，LDLアフェレシス施行患者はACE阻害薬が使用禁忌となる。通常，凝固因子XIIは組織のコラーゲンなどの陰性荷電を有する固層表面と接触すると活性型XIIaとなる。XIIaはプレカリクレインをカリクレインに変換させ，それがブラジキニンの遊離を促進する。ブラジキニンはキニナーゼにより不活化される。

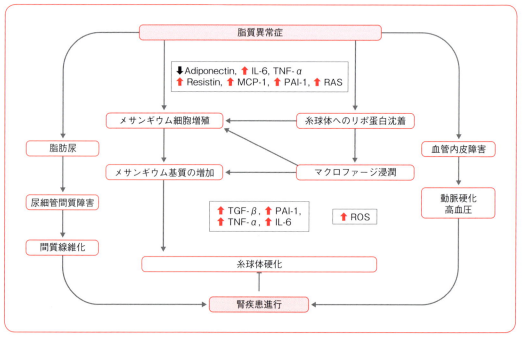

図4　ネフローゼ症候群における脂質異常症による組織障害の機序

〔Eri Muso：Clin Exp Nephrol, 18：286-290, 2014を和訳〕

LDLアフェレシスでは，血液が陰性荷電を有するデキストラン硫酸セルロース膜を通過すると凝固因子XIIが活性化され，ブラジキニンの遊離が促進される。しかしブラジキニンを不活化するキニナーゼをACE阻害薬で抑制することによりブラジキニン濃度がより上昇し，血圧低下，ショック状態に陥る（図5）。

本症例のようにACE阻害薬を服用している患者にLDLアフェレシスを施行する場合には，ACE阻害薬の半減期を考慮し，ACE阻害薬の中止時期を考える必要がある。

ステロイドとシクロスポリン治療時のモニタリング事項（トレーニングポイント4）

本症例のようにプレドニゾロンとシクロスポリン併用例におけるモニタリングすべき事項には，感染症，骨粗鬆症，大腿骨骨頭壊死，精神異常，血糖上昇，シクロスポリン濃度，腎障害，高血圧，脂質異常症などがあげられる。

1．感染症

一般細菌感染のみならず，結核，ウイルス，真菌，原虫などの日和見感染のリスクが上昇する。特にニューモシスチス肺炎予防としてST合剤は有効である可能性があり併用する。本症例においても予防目的でST合剤を併用している。

2．B型肝炎

ステロイドや免疫抑制薬の使用によりB型肝炎が再燃，中には劇症化することもある。ステロイドや免疫抑制薬治療前にHBVキャリアおよび既往感染者をスクリーニング（HBs抗原，HBc抗体，HBs抗体，HBV-DNA定量を測定）し，HBs抗原陽性例は，肝臓専門医に相談することが推奨されている[13]。

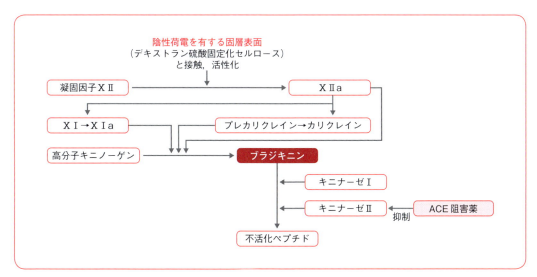

図5　デキストラン硫酸固定化セルロースを用いた吸着器とACE阻害薬の相互作用

3. 骨粗鬆症

ステロイドによる腸管からのカルシウム吸収低下，腎からのカルシウム排泄促進による二次性副甲状腺機能亢進症，骨芽細胞の増殖・機能抑制，破骨細胞の機能亢進などにより，骨粗鬆症が発生しやすくなる。閉経後の女性では特に問題となる。日本骨代謝学会のステロイド性骨粗鬆症の管理と治療ガイドラインでは，経口ステロイドを3か月以上使用または予定する患者を対象に，既存の骨折，年齢，ステロイド投与量，腰椎骨密度を危険因子としてスコア化し，スコア3以上の場合は，第一選択はビスホスホネート製剤，第二選択は活性型ビタミンD_3製剤やテリパラチド使用を推奨している[14]。

本症例ではプレドニゾロンの投与量が7.5mg/day以上で，ビスホスホネートを投与している。

4. 大腿骨骨頭壊死

ステロイドによる血管内皮機能障害が発症機序の一つと考えられ，ステロイドパルス療法により起こりやすい。ステロイド大量投与から発症まで数か月かかることが多く，パルス療法を受けたことのある症例で，急に股関節痛が生じた場合は本症を疑う。

5. 精神異常

不眠，不安，多弁，抑うつなどの軽症から，幻聴，幻視，錯乱，自殺企図などの重症まで幅広い。ステロイドの大量使用（特にプレドニゾロン換算 0.5mg/kgBW/day以上）で発症しやすく，減量とともに症状は軽快消失する。

6. 糖尿病

インスリンの血糖低下作用が阻害されるため糖尿病となりやすく，空腹時血糖は正常で食後に高血糖になるため，食後の血糖測定が勧められる。

7. シクロスポリン濃度

効果の指標となるAUC_{0-4}はトラフ値（C_0）とは相関せず，ピーク値となる服用後1～2時間の血中濃度（$C_1 - C_2$）とAUC_{0-4}が相関する。そのため有効血中濃度の目安として，以前までは服用前のC_0濃度が使用されてきたが，現在ではC_2濃度を測定していることが多い。C_2値の目標値は600～900ng/mLと考えられる[15]。

本症例では，入院後にシクロスポリンが十分量投与されているか確認するためにC_2濃度を測定した。治療目標値600～900ng/mLの範囲内に入っており，シクロスポリン治療抵抗性と判断した。

8. 腎障害

シクロスポリンの有害作用に腎障害がある。長期間（12～18か月）使用する場合は，必要に応じて再腎生検で腎毒性を評価する必要がある。

専門薬剤師としての考え方

薬学的介入とその後の経過

> 本症例はステロイド，シクロスポリン治療抵抗性で，LDLコレステロール高値であるため，LDLアフェレシスを施行することとなった。LDLアフェレシス施行が決定した時点で，服用薬を確認し，デキストラン硫酸固定化セルロース使用時に禁忌であるACE阻害薬（イミダプリル）の中止を提案した（高血圧状態ではないため，代替薬はなし）。その際，イミダプリルの半減期を考慮し，イミダプリル中止2日後にLDLアフェレシスを開始するよう提案した。
>
> イミダプリル中止2日後にLDLアフェレシス施行開始，血圧低下，ショック症状なく経過し，週2回の頻度で全12回施行した。LDLアフェレシス施行終了1か月後，尿蛋白0.8g/day（不完全寛解Ⅰ型），血清総蛋白6.0g/dL，血清アルブミン3.7g/dL，LDL-コレステロール97mg/dLとなり，退院となった。

本症例ではLDLアフェレシス施行が決定した時点でACE阻害薬の中止を提案した。イミダプリルの活性代謝物の半減期が8.2±1.4時間であることを考慮し，体内からイミダプリルが消失する半減期の4〜5倍の時間である2日後にLDLアフェレシス施行開始するよう医師に提案した。ACE阻害薬が体内に残存している状態で，LDLアフェレシスを施行するとブラジキニン濃度が上昇し，血圧低下やショックを引き起こす恐れがあるため，ACE阻害薬の半減期（**表6**）を考慮し，ACE阻害薬中止提案とともにLDLアフェレシス施行開始時期も提案すべきである。ACE阻害薬中止時に高血圧の状況の場合は，蛋白尿減少効果のあるARBへの変更を提案する。

LDLアフェレシス施行1か月後に治療効果判定し，尿蛋白が0.8g/day（＜1.0g/day）（入院時5.5g/gCr）となり，不完全寛解Ⅰ型に至った。LDL-コレステロールは1回目のアフェレシス後19mg/dLまで低下した。全12回施行後1か月後では97mg/dL（入院時257mg/dL）となった。

表6　主なACE阻害薬の半減期

	イミダプリル	エナラプリル	シラザプリル	テモカプリル	トランドプリル	リシノプリル
半減期(hr)	6.8〜9.6（活性代謝物）	35（活性代謝物）	2（α相）50（β相）（活性代謝物）	14.5〜21.5（活性代謝物）	6〜30（活性代謝物）4〜7日（γ相）	7.6

本症例におけるサマリー記載例

日本腎臓病薬物療法学会における腎臓病薬物療法認定薬剤師の申請に必要な自験例の記載例を示す。

症例の通し番号	1	患者年齢	45歳	患者性別	女性
症例タイトル		巣状分節性糸球体硬化症（FSGS）患者に対するLDLアフェレシス（LDL-A）施行時のACE阻害薬（ACE-I）中止提案			
自ら関与した期間および回数（開始年月日〜終了年月日・回数）	期間				
	回数				

【要約】

　5年前に腎生検を施行し，FSGSと診断。プレドニゾロン（PSL）50mg/dayを開始。尿蛋白が減少しないため，シクロスポリン（CyA）100mg/dayを併用。尿蛋白が減少し，完全寛解し，以後PSLを漸減，中止し，CyA単剤にて加療していた。2週間前より，尿蛋白が陽性，PSL 20mg/dayを再開し経過観察していたが浮腫を認め，尿蛋白5.5g/gCr，血清総蛋白5.5g/dL，血清アルブミン2.9g/dL，LDL-コレステロール257mg/dLとなり，入院となった。入院後，腎生検し，FSGS再発と診断され，PSLを50mg/dayに増量，CyA100mg/day（C_2（投与後2時間）値842ng/mL）で併用し4週間継続したが，尿蛋白の減少はみられなかった（尿蛋白4.0g/day，血清総蛋白5.3g/dL，血清アルブミン2.6g/dL）。治療抵抗性であり，LDLコレステロール高値であるため，LDL-Aを施行することとなった。LDL-A施行が決定した時点で服用薬を確認し，デキストラン硫酸固定化セルロース使用時に禁忌であるACE-Iであるイミダプリルの中止を提案した（高血圧状態ではない（113/71mmHg）ため，代替薬はない）。その際，イミダプリルの半減期（8.2±1.4時間）を考慮し，半減期の4〜5倍の時間であるイミダプリル中止2日後にLDL-Aを開始するよう提案した。イミダプリル中止2日後にLDL-A施行開始，血圧低下，ショック症状なく経過し，週2回の頻度で全12回施行した。LDL-A施行1か月後，尿蛋白0.8g/day（不完全寛解I型），血清総蛋白6.0g/dL，血清アルブミン 3.7g/dL，LDL-コレステロール 97mg/dLとなった。

引用文献

1）厚生労働科学研究費補助金難治性疾患等政策研究事業（難治性疾患政策研究事業）難治性腎疾患に関する調査研究班・編：エビデンスに基づくネフローゼ症候群診療ガイドライン 2017．p1，2017

2）厚生労働科学研究費補助金難治性疾患等政策研究事業（難治性疾患政策研究事業）難治性腎疾患に関する調査研究班・編：エビデンスに基づくネフローゼ症候群診療ガイドライン 2017．p2，2017

3）佐藤　博，他：日本におけるネフローゼ症候群の疫学．日腎会誌，56：464-470，2014

4）堺　秀人，他：難治性ネフローゼ症候群（成人例）の診療指針．日腎会誌，44：751-761，2002

5）Kidney Disease；Improving Global Outcomes（KDIGO）Glomerulonephritis Work Group：KDIGO Clinical Practice Guideline for Glomerulonephritis. Kidney Int, Suppl 2：181-185, 2012

6）厚生労働科学研究費補助金難治性疾患等政策研究事業（難治性疾患政策研究事業）難治性腎疾患に関する調査研究班・編：エビデンスに基づくネフローゼ症候群診療ガイドライン 2017．p40，2017

7）Cattran DC, et al：A randomized trial of cyclosporine in patients with steroid-resistant focal segmental glomerulosclerosis. Kidney Int, 56：2220-2226, 1999

8）Ordonez JD, et al：The increased risk of coronary heart disease associated with nephrotic syndrome. Kidney Int, 44：638-642, 1993

9）Neuvonen PJ, et al：Drug interactions with lipid-lowering drugs：mechanisms and clinical relevance. Clin Pharmacol Ther, 80：565-581, 2006

10）嶋村弘史：処方監査に活かす腎機能の評価と薬の使い方．相互作用に留意すべき処方例．調剤と情

報, 21：542-546, 2015

11）武曾惠理，他：難治性ネフローゼ症候群に対するLDLアフェレシスの前向きコホート研究（POLARIS調査）報告—FSGS症例とそれ以外の症例の効果および背景の比較—. Ther Res, 33：211-214, 2012

12）Eri Muso：Beneficial effect of LDL-apheresis in refractory nephrotic syndrome. Clin Exp Nephrol, 18：286-290, 2014

13）日本肝臓学会 肝炎診療ガイドライン作成委員会：B型肝炎治療ガイドライン（第3.1版）. pp77-87, 2019

14）日本骨代謝学会 ステロイド性骨粗鬆症の管理と治療ガイドライン改訂委員会・編：ステロイド性骨粗鬆症の管理と治療ガイドライン2014年改訂版. 大阪大学出版会, 2014

15）Kusaba T, et al：More stable and reliable harmacokinetics with preprandial administration of cyclosporine compared with postprandial administration in patients with refractory nephrotic syndrome. Pharmacotherapy, 25：52-58, 2005

（嶋村弘史）

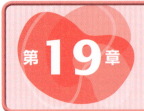

第19章 薬剤師がサポートする ループス腎炎の薬物療法

この章のゴール

- ループス腎炎の症状と検査について説明できる
- ループス腎炎の治療について説明できる
- 市販薬と膠原病のリスクについて説明できる

Keyword

ループス腎炎，全身性エリテマトーデス，ステロイド治療，副作用対策，市販薬

症例

患者情報

- **患者**：19歳，女性，身長165cm，体重55kg
- **主訴**：関節痛，顔面皮疹，下腿のむくみ
- **副作用・アレルギー歴**：なし
- **既往歴**：特記すべき事項なし
- **家族歴**：特記すべき事項なし
- **職業**：大学生
- **OTC・健康食品服用歴**：頭痛，生理痛時にロキソプロフェンナトリウムの使用あり
- **入院時診断名**：ループス腎炎疑い

現病歴

2か月前に関節痛が出現。自宅近くの整形外科医院を受診し，湿布と消炎鎮痛薬を処方された。1週間前から下腿のむくみと顔面に紅斑が出現し，徐々に拡大するために受診となった。

薬歴

- ロキソプロフェンナトリウム錠（60mg）　1回1錠　1日3回　毎食後

臨床検査所見（入院時）※色字は異常値

【血算】

WBC	1.53×10³/μL	Hb	9.5g/dL	Hct	31%
PLT	14.3×10⁴/μL	seg	796/μL	eosi	23/μL
baso	0/μL	Lympho	515/μL	mono	197/μL

【生化学】

TP	7.7g/dL	ALB	3.8g/dL	Na	136mEq/L
K	4.3mEq/L	Cl	104mEq/L	BUN	16.5mg/dL
CRE	0.89mg/dL				

【免疫】

IgG	2,440mg/dL	IgA	239mg/dL	IgM	130mg/dL
C3	37.4mg/dL	C4	1.7mg/dL	CH50	<10CH50U/L
IC (C1q)	20.3μg/mL	抗核抗体(homogenous)	1,280倍	抗DNA抗体(RIA)	300IU/mL
抗Sm抗体	285U/mL	抗カルジオリピン抗体	10未満U/mL		

【尿検査】

PH	6.0	蛋白	(2+)	潜血	(2+)
赤血球	10～19/HPF	糖	(−)	顆粒円柱	(2+)
尿蛋白定量	207mg/dL				

バイタルサイン・身体所見（入院時）

BP	120/78mmHg	HR	60回/min 整	BT	36.5℃
RR	14回/min	意識	清明		

【身体所見】

口腔内	白色小潰瘍3個	皮膚	顔面に蝶型紅斑あり	肩，両肘関節	疼痛あるも明らかな腫脹はなし
項部硬直	なし	両下腿	浮腫あり		

臨床経過

入院後に行われた腎生検の結果，ISN/RPS分類でⅣ-S（A）のループス腎炎と診断された。ステロイドパルス療法を3日間行ったのちにステロイドの内服治療を行った。

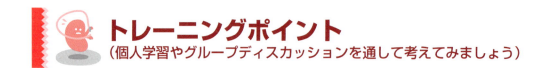

トレーニングポイント
（個人学習やグループディスカッションを通して考えてみましょう）

1 ループス腎炎にはどのような身体所見，検査値異常がみられるだろうか？

2 ループス腎炎にはどのような治療が行われるだろうか？

3 ループス腎炎治療の合併症対策には，どのようなものがあるだろうか？

4 膠原病と市販薬にはどのような関係があるだろうか？

専門薬剤師としての薬学的介入

上記のトレーニングポイントやガイドラインを踏まえ，本症例におけるステロイド治療の薬剤管理指導や退院時指導を考えてみよう。

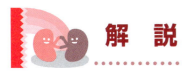

解説

ループス腎炎の疫学と病態

全身性エリテマトーデス（SLE）は，全身性炎症性病変を特徴とする自己免疫疾患である。1991年の調査での発病率は，10万人当たり10〜100人と推定されている。若年女性に好発し，20〜40歳代での発症が多い。一卵性双生児での両者の発症は約25%程度であることから，遺伝的背景に加え後天的な環境因子が発症要因であることが推測されている。腎病変を合併したSLEをループス腎炎と呼び，生命予後に影響する因子となる[1]。

ループス腎炎の診断と治療（トレーニングポイント❶，❷）

表1にSLEの診断基準を示す。11項目中4項目を満たせばSLEと診断される。臨床症状は多彩であり，腎臓だけでなく全身の観察が必要である[2]。また，薬剤によりSLEが誘発されることがあることを念頭に置き，過去の服用薬を確認する。表2に薬剤誘発性SLEを引き起こす可能性のある薬剤をまとめた。

腎機能障害がみられた場合は，腎生検が必要となる。ループス腎炎の組織学的評価は，International Society of Nephrology/Renal Pathology Society（ISN/RPS）分類2003に沿って診断される（表3）。ISN/RPS分類2003のⅠ型からⅥ型の組織型により治療方針が異なるため，薬剤師も腎組織に関する知識が必要となる。細胞性半月体形成，管内増殖性変化など細胞増殖性変化が強い腎炎の所見が得られた場合は，ステロイドや免疫抑制薬を投与することで予後の改善が期待できるが，ISN/RPS分類2003のⅥ型に分類される糸球体硬化病変が90%以上観察された場合は，腎代替療法の準備を行う。

表1　全身性エリテマトーデス診断基準（米国リウマチ学会　1997）

1. 顔面紅斑
2. 円板状皮疹
3. 光線過敏症
4. 口腔内潰瘍（無痛性）
5. 関節炎（2関節以上で非破壊性）
6. 漿膜炎　（胸膜炎　心膜炎）
7. 腎障害（0.5g/day以上または3＋以上の持続性尿蛋白，または細胞性円柱：赤血球，顆粒，尿細管性円柱）
8. 精神神経障害　（痙攣発作や精神障害）
9. 血液学的異常（溶血性貧血，白血球減少4,000/μL未満が2回以上，リンパ球減少1,500/μL未満が2回以上，血小板減少症100,000/μL未満）
10. 免疫学的異常（抗ds-DNA抗体，抗Sm抗体陽性，抗リン脂質抗体陽性（IgGまたはIgM抗カルジオリピン抗体陽性，ループスアンチコアグラント陽性または梅毒反応擬陽性））
11. 抗核抗体陽性

上記4項目以上をみたせばSLEと診断できる
※色字は本症例で該当する項目

表2 SLEを誘発する可能性のある薬剤

Definite	Probable	Possible
プロカインアミド ヒドララジン ミノサイクリン ジルチアゼム ペニシラミン イソニアジド キニジン インフリキシマブ アダリムマブ ゴリムマブ セルトリズマブペゴル エタネルセプト IFN-α製剤 メチルドーパ クロルプロマジン	フェニトイン トリメタジオン エトスクシミド カルバマゼピン チアマゾール プロピルチオウラシル リファンピシン リチウム カプトプリル IFN-γ製剤 ヒドロクロロチアジド スルファサラジン テルビナフィン アミオダロン チクロピジン ドセタキセル	金製剤 ペニシリン テトラサイクリン レセルピン バルプロ酸 アトルバスタチン シンバスタチン ロバスタチン グリセオフルビン ラモトリギン 眼科用チモロール 5-アミノサリチル酸

〔Joseph F：Drug-induced lupus. UpToDate, 2013（http://www.uptodate.com/contents/drug-induced-lupus）より引用〕

表3 International Society of Nephrology/Renal Pathology Society（2003）分類とステロイド治療

ISN/RPS分類		ステロイド投与量（ACRガイドライン）
class I	微小メサンギウムLN	一般的には免疫抑制の必要はない
class II	メサンギウム増殖LN	
class III	巣状LN（糸球体の50％未満） Ⅲ（A）：活動性病変あり Ⅲ（A/C）：活動性病変と慢性病変の混在 Ⅲ（C）：慢性病変	500mgから1,000mgのステロイドパルス3日間。その後0.5mg～1mg/kg/dayの経口ステロイド薬を投与する（細胞性半月体形成腎炎の場合は，1mg/kg/day）。 減量は2，3週間毎にゆっくり減らしていく。
class IV	びまん性（糸球体50％以上）の分節性LNもしくは全節性LN Ⅳ-S（A）：分節性活動性病変あり Ⅳ-G（A）：全節性活動性病変あり Ⅳ-S（A/C）：分節性の活動性病変と慢性病変の混在 Ⅳ-G（A/C）：全節性の活動性病変と慢性病変の混在 Ⅳ-S（C）：分節性慢性病変 Ⅳ-G（C）：全節性慢性病変	
class V	膜性LN	単独V型の場合，0.5mg/kg/dayを6か月投与した後に減量。
class VI	進行した硬化性LN（90％以上の全節性糸球体硬化）	免疫抑制の積極的な治療適応はない。

LN：lupus nephlitis, A：active lesions, C：chronic lesions, ACR：American College of Rheumatology

　ループス腎炎治療の基本はステロイドである。ISN/RPS分類2003のⅢ，Ⅳ型の活動性病変の治療はステロイドパルス療法を3日間行った後，経口プレドニゾロン換算で0.5～1.0mg/kg/day（1日最大60mg）の投与を行う。治療不反応症例にはステロイドと併用してタクロリムス，ミゾリビ

第19章 薬剤師がサポートするループス腎炎の薬物療法

> **memo:**
>
> ### ミコフェノール酸モフェチル（MMF）の公知申請
>
> ミコフェノール酸モフェチルは公知申請によりループス腎炎へ保険診療が認められた薬剤である。通常成人には1回250～1,000mgを1日2回12時間毎に食後投与する。適宜増減するが1日3,000mgが上限となる。原則として投与開始時はステロイドを併用する。催奇形性の報告があることから、妊婦と妊娠の可能性のある女性には特段の注意を要する。
>
> 日本リウマチ学会は「ループス腎炎に対するミコフェノール酸モフェチル使用に関するステートメント第1版」をホームページ上で公表している[9]。治験がされておらず、また日本人での使用経験は少ないため、これらを参考に慎重な投与が望まれる。
>
> ### ループス腎炎の治療とタクロリムス
>
> タクロリムスはループス腎炎に保険適用のある免疫抑制薬である。1日1回夕食後に3mg投与して12時間後の血中濃度を測定して評価する。目標の血中濃度は定められていないが、治験で行われた25症例での8～16時間後の平均血中濃度は、4.35ng/mLであったことが報告されている[10]。また、高橋らは、報告した13症例中、再燃した2症例の血中濃度は1.1ng/mL、1.8ng/mLであったことから、低い血中濃度は予後と関連があるかもしれないことを警告している[11]。

ン、シクロホスファミド、ミコフェノール酸モフェチル（**memo**参照）のいずれかを連日経口投与、もしくはシクロホスファミドを2～4週に1回点滴静注を行う。2012年に米国リウマチ学会が発表したガイドラインは参考にするが、リツキシマブは本邦では適応外使用である[3]（2019年6月現在）。

また、エビデンスに基づく急速進行性腎炎症候群（RPGN）診療ガイドライン2014においては、急速進行性糸球体腎炎を呈するループス腎炎（Ⅳ型とⅢ型の一部）に対する初期治療として、中等量以上の経口または静注ステロイド単独療法は、腎予後および生命予後を改善する。ただし、免疫抑制薬併用がより有効であり、ステロイド単独療法は、免疫抑制薬の併用が好ましくない場合に限り推奨されている[4]。

ループス腎炎治療の合併症対策（トレーニングポイント❸）

ステロイド治療前にリスクファクターを確認する必要がある。

1. 感染症対策

ステロイド治療を行う症例での感染症対策は重要である。ステロイドの薬理作用のほかに尿中漏出する蛋白の中には免疫グロブリンも含まれているため、ネフローゼ合併により易感染性が助長される。B型肝炎ウイルスキャリア、既感染症例のHBV再活性化による劇症肝炎は予後が悪く、特に注意が必要である[5]。感染力の強い麻疹や水痘の感染歴、予防接種の有無を確認するが、母子手帳や母親への聴取でわかることがある。

2. 血栓症のリスク

ステロイド治療に伴う凝固能亢進のため、血栓合併症に注意が必要となる。さらに高度のネフローゼとなっている場合では血清アルブミン低下に伴う血管内脱水、抗凝固因子の減少が生じる。

また，ループス腎炎に抗リン脂質抗体陽性のSLEではさらに血栓症リスクが高まっていることが考えられる。患者に対しては，これらの病態とあわせた薬剤の説明を行う必要がある。

3．ステロイド性骨粗鬆症

3か月以上のステロイド内服治療が行われる患者に対しては，ビスホスホネートの投与が推奨されている[6]。しかし，顎骨壊死や長期服用による大腿骨体近位部の非定型的なストレス骨折（脆弱性骨折）などが報告されていることから，その使用には注意すべきである。

4．高血圧

ステロイド治療中の血圧上昇の要因は，ステロイドのミネラル作用や腎障害の程度とも関係することが考えられる。薬剤選択の際に尿蛋白が陽性ならば，ARB投与を第一選択とする。

5．胃潰瘍

胃粘膜障害予防としてあらかじめ薬物治療を行うことは多く，患者の自覚症状，食事摂取量を確認しながら評価する。胃潰瘍の既往のある患者では，H_2ブロッカーやプロトンポンプ阻害薬が投与されているか確認する。

6．ステロイド精神病

ステロイド誘発精神障害に対しては，睡眠状態や気分の変化を本人に問診するが，お見舞いに来ている家族などから様子の変化を聞くことも重要である。SLEの場合は中枢性ループスの鑑別も必要となる。

7．高血糖

糖代謝障害の有無を確認するためにHbA1cの確認を行い，また高用量のステロイド投与中は食前または食後高血糖になっていないかを確認する。

無菌性髄膜炎と中枢神経（CNS）ループス（トレーニングポイント4）

無菌性髄膜炎は，髄液培養で細菌・真菌が検出されないものをいい，その多くはウイルスによって発症するウイルス性髄膜炎である。薬剤誘発性無菌性髄膜炎を鑑別に入れなければならないが，リスクファクターとしてNSAIDsを服用している自己免疫性疾患患者があげられる[7, 8]。無菌性髄膜炎の発症には高熱，頭痛，悪心・嘔吐の三徴候がみられ，診察時には項部硬直・Kernig徴候などの髄膜刺激症状，意識障害も認められることがある。医療用医薬品だけでなく，第1類医薬品のロキソプロフェンナトリウム，第2類医薬品のイブプロフェンでも報告があることから，医薬品販売に関わる薬剤師が知っておくべき知識である。

専門薬剤師としての考え方

薬学的介入とその後の経過(経験当時)

　本症例では，膠原病患者に無菌性髄膜炎のリスクのあるロキソプロフェンが使用されていたことが判明した。退院後発症を予防するために，自宅にある残薬を使用しないように指導した。また，ステロイド治療に対するリスク評価を行い，医師に情報を提供した。
　治療はステロイドパルス療法を3日間行ったのちにステロイドの内服治療を行った。白血球数，血小板数，補体，DNA抗体，血清クレアチニン値は正常化し，尿蛋白も陰性となった。また感染症などの重篤な副作用もなく80病日に退院した。今後はステロイドの減量とともに，タクロリムスを併用していく方針を主治医に確認した。

持参薬の確認と服薬指導

　患者は整形外科医院からの処方薬は1か月前から服用していなかったが，生理痛や頭痛時に市販のロキソプロフェンナトリウムを服用していることがわかった。入院時，意識障害や頭痛の訴えはない。しかし，SLE，混合性結合組織病などの自己免疫性疾患患者では，薬剤誘発性無菌性髄膜炎の発症リスクとなるために使用を制限するように指導した。原疾患とその合併症に薬剤が関わることを認識したうえで，得られた情報を医師らに伝達することは重要なスキルだと思われる。

治療に関わる患者指導とスタッフ間の情報共有

　ステロイド治療における感染症発症リスクを把握するために，母親からウイルス感染症と予防接種の確認を行った。本症例では麻疹は予防接種済み，水痘は既感染だったことを母親から聴取して，カルテに記載した。
　また，抜歯が必要な齲歯があったために，歯科治療を優先してビスホスホネートの投与は行わなかった。歯科治療が終了した際に外来で主治医に相談することを説明した。

退院後自己管理のための尿試験紙の説明

　退院後に急な体重の増加と下腿浮腫が出現したときは，ループス腎炎の再燃の可能性があることを説明した。また，市販の尿試験紙を使うことで，自覚症状がなくても腎炎の悪化を早期に発見できる可能性があることを説明し，退院時の尿検査値と比較して悪化している場合は早期に受診することを指導した。ループス腎炎活動性の評価には尿蛋白とともに尿潜血のデータも重要であるが，尿潜血検出可能な尿試験紙は体外診断用医薬品であり，薬剤師との対面販売が重要である。
　退院時処方内容を以下に示す。

- プレドニン®錠(5mg)　　　1回4錠　　1日1回　　朝食後
- ワンアルファ®錠(0.5mg)　1回1錠　　1日1回　　朝食後

- フェルム®カプセル（100mg）　　　　1回1cap　1日1回　　朝食後
- プロテカジン®錠（10mg）　　　　　　1回1錠　　1日2回　　朝・夕食後
- ペルサンチン®-Lカプセル（150mg）　1回1cap　1日2回　　朝・夕食後
- イソジン®ガーグル液7%　　　　　　1本　　　　適宜

Up to Date

抗マラリア薬として使用されるヒドロキシクロロキンには免疫調整作用があり，海外では皮膚エリテマトーデス，全身性エリテマトーデスの標準治療薬として位置付けされており，治療の第一選択薬としてあげられている。本邦では2015年8月に薬価収載となり，投与が可能となった。1日平均投与量6.5mg/kg（標準体重）を超えると網膜障害などの眼障害が現れることがあるために，投与前後の眼科検査が重要である。また2017年にはSLEでは初めての分子標的薬，完全ヒト型抗Bリンパ球刺激因子（BLyS）モノクローナル抗体ベリムマブが薬価収載された。SLE患者ではBLySの血中濃度が高く，疾患活動性に重要な役割があると考えられている。既存の治療で効果が不十分な症例の選択肢が増えたことで，ステロイド長期投与による副作用軽減が期待される。

本症例におけるサマリー記載例

　日本腎臓病薬物療法学会における腎臓病薬物療法認定薬剤師の申請に必要な自験例の記載例を示す。

症例の通し番号	1	患者年齢	19歳	患者性別	女性
症例タイトル		薬剤誘発性ループスの否定と無菌性髄膜炎回避のための指導			
自ら関与した期間および回数 （開始年月日～終了年月日・回数）	期間				
	回数				

【要約】
　関節痛で発症し，発疹，下腿浮腫が出現した19歳女性の学生がISN/RPS分類でⅣ-S（A）のループス腎炎と診断された。ステロイドパルス療法を3日間行ったのちにステロイドの内服治療を行った。白血球数，血小板数，補体，DNA抗体，血清クレアチニン値は正常化し，尿所見では蛋白陰性まで回復した。また感染症などの重篤な副作用もなく80病日に退院した。薬剤師のサポートとして，入院時に薬剤誘発性ループスの原因となる薬剤の服用がないこと，また無菌性髄膜炎のリスクとなりえるロキソプロフェンの服用があることを確認して，主治医に報告した。ステロイド治療中はリスクを最小化するためにステロイド治療の効果，予想される副作用とその対応を説明，指導した。易感染性になるために，母親より水痘の感染歴があること，麻疹は予防接種をしていることを確認し，手洗い・うがいの励行を指導した。また，抜歯が必要な齲歯があったために，歯科治療が終了した際には外来で主治医に伝えてほしいこと，その際にビスホスホネートを開始する可能性を説明した。退院時には薬局で購入できる自己検尿テープにより，早期に尿蛋白が検出できることを説明し，また自宅に残っているロキソプロフェンは服用しないことを指導した。

第19章 薬剤師がサポートするループス腎炎の薬物療法

引用文献

1）難病情報センター：全身性エリテマトーデス（http://www.nanbyou.or.jp/entry/215　2019年4月2日閲覧）

2）今井裕一，他・編：腎・尿路系コア・カリキュラムテキスト．文光堂，pp167-171，2008

3）Hahn BH, et al：American College of Rheumatology guidelines for screening, treatment, and management of lupus nephritis. Arthritis Care Res, 64：797-808, 2012

4）松尾清一，他・編：エビデンスに基づく急速進行性腎炎症候群（RPGN）診療ガイドライン2014（http://www.jsn.or.jp/guideline/pdf/RPGN_141023.pdf　2019年4月2日閲覧）

5）日本肝臓学会肝炎診療ガイドライン作成委員会・編：B型肝炎治療ガイドライン第2版．2014（http://www.jsh.or.jp/doc/guidelines/HBV_GL_ver2.201406.pdf　2019年4月2日閲覧）

6）Suzuki Y, et al：Guidelines on the management and treatment of glucocorticoid-induced osteoporosis of the Japanese Society for Bone and Mineral Research：2014 update. J Bone Miner Metab, 32：337-350, 2014

7）厚生労働省：重篤副作用疾患別対応マニュアル「無菌性髄膜炎」．2011

8）嶋崎晴雄，他：無菌性髄膜炎．日本臨床，70（Suppl）：666-670，2012

9）日本リウマチ学会・他：ループス腎炎に対するミコフェノール酸モフェチル使用に関するステートメント．2015（http://www.ryumachi-jp.com/info/news150223.pdf　2019年4月2日閲覧）

10）アステラス製薬株式会社：プログラフカプセル添付文書第34版

11）Takahashi S, et al：Efficacy and safety of tacrolimus for induction therapy in patients with active lupus nephritis. Mod Rheumatol, 21：282-289, 2011

（髙坂　聡）

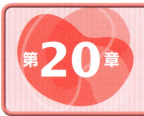

第20章 腎移植症例の免疫抑制療法
―拒絶反応予防のためのカルシニューリン阻害薬のAUTL/AUCに基づく投与設計―

この章のゴール

- 腎移植の免疫抑制療法を説明できる
- カルシニューリン阻害薬のTDMを実践できる
- カルシニューリン阻害薬以外の免疫抑制薬(ミコフェノール酸やエベロリムス)のTDMを実践できる

Keyword

腎移植,免疫抑制療法,カルシニューリン阻害薬,TDM,血中濃度,AUC,トラフ値,AUTL/AUC%,ミコフェノール酸,エベロリムス

症 例

患者情報

- **患者**:30歳,女性,身長156cm,体重50kg,血液型B型(Rh+),透析歴4年
- **原疾患**:IgA腎症
- **入院目的**:生体腎移植
- **既往歴**:特になし
- **ドナー**:父(54歳),身長170cm,体重65kg,血液型O型(Rh+)
  ドナー腎機能:S-Cr 0.63mg/dL,BUN 10mg/dL,実測Ccr 112mL/min,
  　　　　　　eGFR 104mL/min/1.73m^2
  摘出腎:左腎。腎重量(灌流後)180g
  保存条件:温阻血時間3分,冷阻血時間1時間24分,総阻血時間1時間27分
  組織適合性:HLAタイピング:マッチ数3,ミスマッチ3
  Cross match:CDC;Tcell(−),Warm B cell(−),Cold B cell(−),
  　　　　　　FCXM;Tcell(−),Bcell(−)
  ドナー特異的抗体(DSA)陰性

第20章 腎移植症例の免疫抑制療法

現病歴

18歳頃，学校検診で蛋白尿を指摘され，○△病院にて定期的にフォローアップを受けていた。蛋白尿の改善がみられず，20歳のときに腎生検を施行し，IgA腎症と診断された。その後，徐々に腎機能が低下し，26歳のときに血液透析を導入。現在まで週3回×4時間の血液透析を施行していたが，末期腎不全の治療法の選択肢として腎移植があることを知り，3か月前に家族とともに腎移植希望にて外来受診した。その後，ドナー（父）の意思確認および精査，レシピエントの各種検査を終え，今回，腎移植目的で入院となった。

臨床経過

プロトコール（図1）に従って初期免疫抑制薬は4剤併用療法で行われ，移植手術3日目前より，グラセプター®（タクロリムス徐放性製剤），メドロール®（メチルプレドニゾロン），セルセプト®（ミコフェノール酸モフェチル）の3剤の免疫抑制薬の内服を開始した。また，移植手術当日と移植後4日目の計2回，シムレクト®（バシリキシマブ）を1回20mg静注投与した。

移植3日前よりグラセプター®は0.20mg/kg/day（10mg/day）で開始し，移植当日のトラフ値は10.4ng/mLと目標範囲内であったため，術後1日目以降も同投与量とした。セルセプト®は25mg/kg/day（1,500mg/day）で開始した。メドロール®は48mg/dayで開始し，プロトコールに従い漸

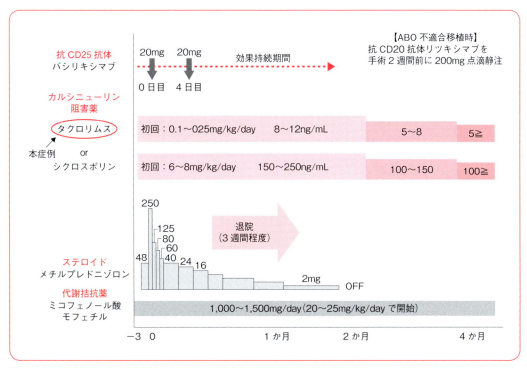

図1 腎移植の免疫抑制療法プロトコール例

〔竹内裕紀：どのような免疫抑制療法を行うのですか？CKDの治療と薬Q&A，平田純生・編，じほう，p173，2010より改変〕

減していき，術後6日目に24mg/dayとなるまでは静注投与をした。

　移植直前はS-Cr7.27mg/dL，BUN61.0mg/dLであったが，移植後は腎機能が順調に発現し，移植後5日目にはS-Cr0.67mg/dL，BUN14.0mg/dLまで低下した。また，移植前はほぼ無尿であったが，移植後は2,000～3,000mL/dayの尿量を維持し，尿蛋白も陰性であった。収縮期/拡張期血圧は140/85mmHgであったため，ARBであるミカルディス®（テルミサルタン）の投与を開始した。

　急性拒絶反応発症の兆候もなく，腎機能も良好にて順調に経過していた。術後2日目のグラセプター®の血中濃度トラフ値（Ct）は12.1ng/mLとほぼ目標範囲内であったため，同投与量で継続した。術後4，5，6日目のCtは10.2，13.1，9.4ng/mLとほぼ目標血中濃度範囲内であった。

　しかし，術後9日目のCtは6.7ng/mLと低下していた。10日目のCtも6.9ng/mLであったため，周術期の消化管機能低下によるバイオアベイラビリティの低下と考え，医師と相談のうえ増量することとなった。6ng/mL台に大きく減少した後のCtを定常状態の値とすると，比例計算で目標血中濃度10ng/mLとするためには15mg/dayの用量が必要であった。しかし，大幅な増量により血中濃度が急激に上昇する可能性もあるため，徐々に増量することとし，投与量を12mg/dayとした。増量後の術後11，12日目のCtは6.6，7.2ng/mLと上昇しなかった。よって，この時点では術前に目標範囲内であったCt値が術後に低下した原因として，周術期の消化管機能低下によるバイオアベイラビリティの減少の可能性を再度，医師に伝えた。

　グラセプター®は，既知製剤のプログラフ®と同等な投与量で同等なAUCおよびCt値が得られるとされ，2008年10月に発売された。しかし，グラセプター®はプログラフ®に比べCtが減少するとの報告[1]や，自験例でプログラフ®からグラセプター®に同量で切り換えを行った安定期腎移植患者で有意にCtが減少した結果も出ていたため[2]，通常は退院前にルーチン検査を行っているフルAUC測定を術後13日目の時点で実施し，投与設計を行うこととした。このとき，同時にミコフェノール酸のAUCもLimited Sampling Strategy（LSS）法で算出した。

トレーニングポイント
（個人学習やグループディスカッションを通して考えてみましょう）

1. 腎移植の免疫抑制療法はどのように行われているだろうか？

2. カルシニューリン阻害薬のTDMを実践するためには，どのような知識が必要だろうか？

3. カルシニューリン阻害薬以外のTDMはどのように行えばよいだろうか？

専門薬剤師としての薬学的介入

上記のトレーニングポイントやガイドラインを踏まえ，トラフ値が低下している本症例に対して，カルシニューリン阻害薬のAUC測定の結果に基づき，医師にどのような用量設定および目標血中濃度を提案していくべきか考えてみよう。またミコフェノール酸についても同様にLSS法によるAUC測定の結果に基づき，どのようなTDMを実施していくべきか考えてみよう。

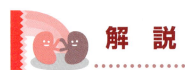

腎移植の免疫抑制療法（トレーニングポイント❶）

　本邦における腎移植の初期免疫抑制療法はカルシニューリン阻害薬，ステロイド薬，代謝拮抗薬，バシリキシマブの4剤併用療法が主流であるが（図1），2011年末にエベロリムスが腎移植で適応となり，さまざまな併用療法の選択肢が増え，実践されてきており，さらに患者個別の併用療法が推進されている。いずれの併用療法にせよ，併用療法全体の免疫抑制効果が重要であり，効果を最大限に，副作用を最小限に抑える薬物療法を実践することで，さらなる長期生着を目指すことが重要である。

　エベロリムスを併用することで，①カルシニューリン阻害薬の減量，中止による腎毒性軽減，②血管内膜肥厚抑制効果による心血管系イベントの軽減，③抗腫瘍作用による悪性腫瘍の予防，④サイトメガロウイルス（CMV）やBKウイルス感染症の軽減などが期待されている。特に低用量カルシニューリン阻害薬との併用による腎機能保護のエビデンスが蓄積されつつある[3]。

　エベロリムスの併用の開始時期も施設によりさまざまであるが，創傷治癒遅延作用があるため，手術直後からの開始は好ましくないことが考えられ，また蛋白尿の原因がエベロリムスによるものかどうかの判断がつかなくなることも考えられる。さらに，CMVに対する効果では好発時期が2週間目以降のため，総合的見地から1～2週間程度で開始するのが好ましいと考えられるが，今後のエビデンスの蓄積が必要である。

　ステロイド離脱については免疫抑制薬の中で最も副作用が危惧される薬剤であるため，ステロイド薬の早期の減量・離脱が実施されている。離脱時期は移植後数日，移植後2週間，2～3か月，あるいは半年から1年など施設によりさまざまで，維持量を継続する施設もある。ただし，ステロイドを再開しなければならない患者も多い。よって，ステロイドの離脱は免疫学的リスクなどを考慮して，個々の患者でステロイドの減量，離脱に対応していく必要がある[4]。

　腎移植の免疫抑制療法の詳細は，『腎臓病薬物療法専門・認定薬剤師テキスト』（じほう）および『腎機能低下患者における薬剤業務マニュアル』（じほう）を参照されたい。

カルシニューリン阻害薬のTDM（トレーニングポイント❷）

1. カルシニューリン阻害薬の薬剤選択

　臨床的な効果はほぼ同等と考えられ，シクロスポリンとタクロリムスのどちらを使用するかは施設により異なる。しかし，タクロリムスのほうが若干ではあるが臨床成績に優れ，血中濃度管理や服用のしやすさなどから，現在の腎移植症例ではタクロリムスが使用される割合がおおよそ9割程度となっている。また，耐糖能異常症例にはタクロリムスの使用を避けるなど，副作用の面を踏まえた選択がなされる場合もあるが，現在ではタクロリムスの目標血中濃度が低値になってきたため，必ずしも副作用回避のための選択法にはならなくなってきている。

2. カルシニューリン阻害薬の製剤

　タクロリムスの内服薬には現在，従来の1日2回服用するプログラフ®と，コンプライアンスの

改善を期待して登場した1日1回服用の徐放性製剤であるグラセプター®の2つがある。

シクロスポリンの内服薬は，初期製剤であるサンディミュン®と，吸収を安定・改善させたマイクロエマルジョン製剤のネオーラル®があるが，現在ではネオーラル®が使用されている。

3. カルシニューリン阻害薬の副作用

両剤は，その効果や副作用，および相互作用などはほとんど共通している。腎移植患者で比較的多い副作用または重大な副作用と考えられるものは，高血糖，高カリウム血症，高尿酸血症，腎毒性，肝機能障害（AST，ALTの軽度の上昇），精神神経症状（振戦，浮遊感など），リンパ腫（移植後リンパ腫），脂質異常症，白質脳症，高血圧症などがある。両薬剤の副作用の違いとして，タクロリムスは耐糖能異常や消化器症状が起きやすく，シクロスポリンでは多毛や歯肉肥厚が特徴的である。

4. カルシニューリン阻害薬の目標血中濃度

図1に示したように，移植後時間経過とともに目標血中濃度を下げていく。目標血中濃度は施設間や併用薬剤やその用量により異なる。エベロリムスの登場でさまざまな併用療法が行われると考えられ，各併用療法にあわせた目標濃度の設定が今後必要になってくる。

5. カルシニューリン阻害薬の TDM のポイント

両剤とも AUC が最も臨床効果と関係する体内動態パラメータと考えられているが，日常診療では頻回測定が困難なため，AUC を最も反映できるパラメータを測定する必要がある。

シクロスポリンは，初期からでも Ct 値でのコントロールが可能であるが，AUTL/AUC%（血中濃度下面積に占める血中トラフ下面積の割合）が41.9%であり，血中濃度ピーク（Cp）値のほうが AUC に大きく寄与していることから（図2），移植初期では C_2，あるいはより厳密な管理のために定期的に（1週間に1回程度）AUC_{0-4}を測定するのもよい。ただし，外来などでは業務上の煩雑さのデメリットを考慮し，安定後は Ct 値にするのが現実的であると考えられる。また，血中濃度が不安定であった場合なども同様に，AUC_{0-4}や Ct と C_2 の両値，あるいはフル AUC を測定し，確認してみるのもよい。

タクロリムス（プログラフ®）では AUTL/AUC% が73.4%であり，AUC は Ct に依存する割合が高く（図2），AUC と AUTL との相関性も高いことから，タクロリムスは Ct を測定することが適切である[5]。また，発売前までのデータから，グラセプター®の Cp 値はプログラフ®より低く，Ct と AUC は同等（すなわち AUTL/AUC% は大きくなる）であることが示されていた[6]。しかし，実際は移植後初期には本症例のような場合があり，AUTL/AUC% はプログラフよりも低い（自験例の平均値 AUTL/AUC：65%）。

6. タクロリムスのピーク値について

タクロリムスは，すでに臨床治験時の1日2回間欠的静脈投与時に腎障害や神経症状などの副作用が多く出現したことから，添付文書においても24時間持続投与になっており，持続静注法が適切であることがわかっている。これは，内服では AUTL/AUC% が大きく，高い Cp は作らないが，点滴速度が速い1日2回投与静脈注射では Cp が高くなったことが原因と考えられる。よってタク

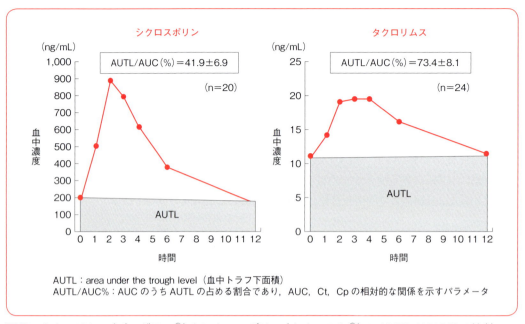

図2 タクロリムス(プログラフ®)とシクロスポリン(ネオーラル®)のAUTL/AUC%の比較
〔Takeuchi H, et al：Biol Pharm Bull, 31 (1)：90-94, 2008より引用〕

ロリムスでは，Cpを高くすると副作用発現の可能性が大きくなると考えられる。

7．周術期の消化管機能低下による吸収の低下，血中濃度の不安定さ

　手術時の麻酔薬の影響などにより，一般に周術期は消化管機能低下による薬物の吸収の低下が起こり，移植ではカルシニューリン阻害薬の血中濃度は不安定になることが知られている。しかし，グラセプター®ではバイオアベイラビリティがプログラフ®と同様に低下することはあるが，1日1回朝の服用であり，服用後24時間後のCt値を測定するので，いわゆるAUCとCt値の逆転現象[7]（夕の服用で起こりやすく，AUCは低下するが，吸収遅延のため，逆にCt値は上昇する現象）によるCt値のバラツキはプログラフ®やネオーラル®（1日2回服用で服用後12時間後のCt値測定）とは異なり，吸収遅延時でもほとんどないと考えられている。

ミコフェノール酸のTDM（トレーニングポイント3）

1．体内動態

　ミコフェノール酸モフェチル（MMF）は消化管内からほぼ100％で吸収された後，体内でカルボキシルエステラーゼにより加水分解され，ミコフェノール酸（MPA）となる。MPAはほとんどグルクロン酸抱合体（MPAG）に代謝され，腎臓または胆汁より排泄される。そのため，腸管内のβ-グルクロニターゼによって脱抱合され，腸肝循環を受ける。腎機能正常者では主に腎臓で排泄されるが，片腎である腎移植患者ではMPAGの尿中排泄が低下し，代償的に胆汁排泄が高まり，MPAの腸肝循環する割合が高くなり，血中濃度が上昇する。

第20章　腎移植症例の免疫抑制療法

---

memo:

AUTL/AUC%

　経口投与におけるAUCのうち，AUTL（血中トラフ値下面積）の占める割合であり，AUCとCtの関係を示すパラメータであり，AUCに対するCtの寄与率を評価することができる（**図2**）。各製剤のAUTL/AUC%の平均値（SD）は**図2**に示すようにネオーラル®では41.9±6.9%，プログラフ®では73.4±8.1%である。グラセプター®のAUTL/AUC%は自験データより65±13%であり，プログラフ®よりCt値の関与は低いと考えられる。

トラフ値とAUCの逆転現象

　カルシニューリン阻害薬は夕服用によるT_{max}の延長やC_{max}の低下があり，それに伴いAUCも低下する傾向にある。しかし。反対に吸収遅延のため夕服用を反映する朝採血のトラフ値は上昇する場合があるがその現象をいう[7]。トラフ値の変動が大きな症例やときどき急激にトラフ値が上昇するような症例は，多くの場合はこのトラフ値とAUCの逆転現象が存在している。異常な高値の場合を除き，トラフ値上昇の要因がない場合で上昇したときには急いで投与量を減量させるのではなく，血中濃度の推移を常に観察し，トラフ値のベースラインが高くなっているか否かの確認が必要である。またトラフ値とAUCの逆転現象の簡便な確認法は朝夕でCtとC_2を測定して評価し，明らかな朝服用Ct＜夕服用Ct，朝服用C_2＞夕服用C_2の関係があることで確認ができる。

---

2. 測定ポイントと目標血中濃度

　AUCが最も臨床効果に関係しているが，AUTL/AUC%は36～48%程度（シクロスポリン併用の場合）とシクロスポリンと近い値であり，また腸肝循環によるCt値への影響（タクロリムス併用に比べ，シクロスポリン併用では影響は少ない）もあり，Ct値はAUC_{0-12}と良好な相関性を認めないため，AUCを測定することが好ましい。移植後1年までは，AUC_{0-12}は30～60μg・hr/mLを指標とする，ただし，実際にはAUC_{0-12}を頻繁に算出することは難しいため，AUCを予測できるLimited Sampling Strategy（LSS）法などを利用するとよい[8]。併用カルシニューリン阻害薬でLSSは異なり，タクロリムスとの併用では腸肝循環を考慮した式を用いるが，シクロスポリンとの併用では腸肝循環が阻害されるため，C_9値などの二相性の値を考慮しない式を用いる。また移植後1年以降は，Ct値の測定で十分と考えられ，1～3μg/mL程度を指標に定期的に血中濃度測定を実施する。必要に応じてAUCで評価を行う。

ミコフェノール酸（MPA）のLimited Sampling Strategy（LSS）法の一例

タクロリムス併用　　：MPA $AUC_{0-12} = 1.77C_2 + 2.34C_4 + 4.76C_9 + 15.94$[8]

シクロスポリン併用：MPA $AUC_{0-12} = 1.47C_{oh} + 1.06C_{40min} + 1.65C_{2h} + 10.43$[9]

---

3. 測定頻度

　免疫抑制薬TDM標準化ガイドライン2018（日本TDM学会／日本移植学会）では移植後1か月までは1週間毎に，1～3か月は1か月毎に，維持期（移植後3か月～1年）は3か月毎，維持期1年以降では1年毎に，測定を実施することが望ましいとされているが，診療報酬では，特定治療薬剤管理料の「臓器移植後（拒否反応の抑制）」としてカルシニューリン阻害薬，エベロリムスと包括化算

257

定となっているため，他の薬剤の測定頻度も考慮し，施設に応じた測定頻度で実施する。

4. 測定法による目標血中濃度の違い

EMIT法やACMIA法では代謝物と交差反応するため，HPLC-UV法に比べ，測定値が7〜19%ほど高値を示す。そのためEMIT法やACMIA法を用いる場合は，AUC_{0-12}は37〜70μg・hr/mL，Ct値は1.3〜4.5μg/mL以上を指標とする。

5. シクロスポリン併用時とタクロリムス併用時の AUC の違い

シクロスポリン併用時はOATP1B1の阻害により，MPAの腸肝循環が低下するため，タクロリムス併用時（シクロスポリン非併用時）の60%程度のAUCとなる。

エベロリムスの TDM （🧠トレーニングポイント**3**）

1. 体内動態

エベロリムスは主にCYP3A4で代謝される肝代謝性薬剤であり，腎機能低下に応じた用量調節は必要ない。半減期（25〜38時間）が長いため，定常状態に達するまでの時間が長く，開始または用量変更後4〜5日以上経過した，1週間以内に測定することが望ましい。

2. 測定ポイントと目標血中濃度

エベロリムスにおいてもAUCが最も臨床効果に関係していると考えられている。AUTL/AUCは70%とタクロリムスに近い値であり，Ct値とAUCの相関性は高く，採血ポイントはCt値で行う。目標血中濃度は3〜8ng/mLである。移植後の経過時期，併用療法等で目標範囲内のどの程度とするか考慮する。

3. 測定頻度

免疫抑制薬TDM標準化ガイドライン2018には，測定頻度が示されているが，ミコフェノール酸と同様に特定薬剤管理料では他の免疫抑制薬と包括化算定のため，他の薬剤の測定頻度も考慮し，施設に応じた測定頻度で実施する。血中濃度は比較的安定する場合が多く，カルシニューリン阻害薬のような頻回の測定は必要ないと考えられる。

4. タクロリムス併用時とシクロスポリン併用時のバイオアベイラビリティの違い

シクロスポリンはCYAP3A4の競合的拮抗およびP糖蛋白阻害作用により，エベロリムスのバイオアベイラビリティを増加させるため，シクロスポリンの血中濃度が低下すると，エベロリムスの血中濃度が低下する。一方，タクロリムスとの薬物動態学的な相互作用はないため，シクロスポリン併用時と同様の初期投与量とした場合，エベロリムスの血中濃度が目標血中濃度には上がらない場合があるので注意が必要である。同じAUCにするにはタクロリムス併用時のエベロリムス投与量はシクロスポリン併用時の1.5〜2倍必要との報告がされている[10]。よって，初期投与量はシクロスポリン併用時と同量とし，血中濃度を確認後に増量を考慮するか，またはシクロスポリン併用時の1.5倍程度の用量で投与開始する。

専門薬剤師としての考え方

薬学的介入とその後の経過

図3に示すように，本症例のフルAUC測定の結果はC_0が6.4ng/mL，C_{24}が7.1ng/mLとCtは低値にかかわらずCp値が36.9ng/mLと非常に高く，AUTL/AUC%が50%とCp値が高い血中濃度曲線を示していた。これはネオーラル®（シクロスポリンマイクロエマルジョン製剤）と近い値であった。このため，Ctは低値にもかかわらず，反対にAUCは326ng・hr/mLと高い値を示し，目標範囲（250〜300ng・hr/mL）を若干超えていた。Ct値は低値であったため，本来は投与量を増量するところであったが，AUTL/AUC%が低値の体内動態であったため，実際のAUCは十分保たれており，投与量は維持または多少減量する程度でよいという結果であった。よって，本症例の場合，計算上は10mg/dayに戻してもよかったが，12mg/dayの投与量は変更せず，Ctはこの6〜7ng/mL程度を目標範囲とすることで様子をみることとした。

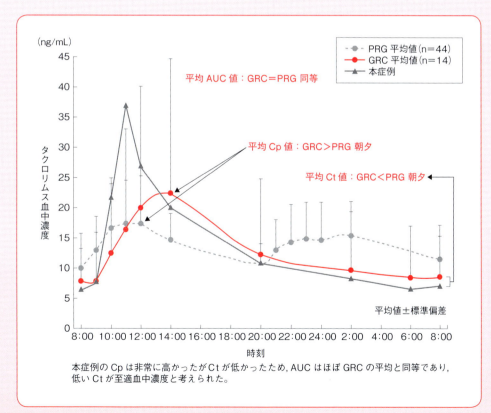

本症例のCpは非常に高かったがCtが低かったため，AUCはほぼGRCの平均と同等であり，低いCtが至適血中濃度と考えられた。

図3 本症例とグラセプター®（GRC）服用患者とプログラフ®（PRG）服用患者の平均血中濃度曲線の比較

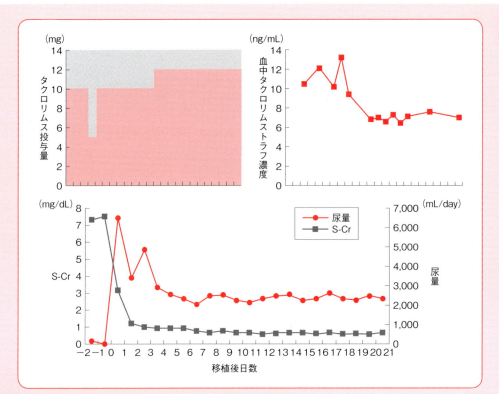

図4 本症例のタクロリムス投与量（上左），血中トラフ濃度（上右），腎機能の推移（下）

　ミコフェノール酸のAUCはC$_2$，C$_4$，C$_9$の3点の採血ポイントで実施し，式：AUC$_{0-12}$＝1.77C$_2$＋2.34C$_4$＋4.76C$_9$＋15.94により，AUC$_{0-12}$を推定した結果[8]，AUCは46.5μg・hr/mLと目標範囲内であり，そのときのCt値は2.1μg/mLであった．今後はこのCt値とAUC値の関係を用い，比例計算でAUC値を推定しCt値だけでモニタリングしていくこととした（ただし，腸肝循環によるCt値の変動があることは常に考慮しておくべき）．

　図4に示すように，その後，21日目の退院までグラセプター®のCtは安定し，また臨床経過は急性拒絶反応もなく，S-Cr0.58mg/dL，BUN13.3mg/dL，実測Ccr95mL/min，eGFR98mL/minと腎機能良好で退院となった．

退院時処方内容

- グラセプター®カプセル（5mg）　　1回2cap　　1日1回　朝食後
- グラセプター®カプセル（1mg）　　1回2cap　　1日1回　朝食後
- メドロール®錠（4mg）　　　　　　1回2錠　　1日1回　朝食後
- セルセプト®錠（250mg）　　　　　1回3錠　　1日2回　朝・夕食後
- ミカルディス®錠（40mg）　　　　　1回1錠　　1日1回　夕食後

- ミヤBM®錠（20mg）　　　　1回1錠　　1日3回　毎食後

このような症例がグラセプター®使用開始初期にあったため，その後の症例のフルAUCモニタリング結果を解析した[11,12]。治験時のデータでは，グラセプター®のCp値はプログラフ®より低く，副作用軽減も期待されていたが[6]，本結果では，グラセプター®服用患者では移植後周術期には体重当たりの投与量に対するAUC/(D/BW)が低い，すなわちバイオアベイラビリティの低い患者が存在し，それらの患者は投与量が多くなっていた。そして，これに加えグラセプター®の1回服用量はプログラフ®の2倍であるため，消化管により多くのグラセプター®が存在することになる。これらの原因により消化管内に多量に存在するグラセプター®が，何らかの影響で徐放性が崩れ，吸収速度が速まった場合に急激な吸収が起こり，プログラフ®に比べCp/Ctの上昇，AUTL/AUCの低下が起こりやすくなると考えられた（図5）。このような現象が起こると血中濃度が不安定になり，用量調節が難しくなるばかりでなく，Cp値の上昇のため副作用も起こしやすくなる可能性がある。さらにCp値が上昇した分，AUCを同等にするためには，本症例のように目標Ctを低く設定しないと過剰投与になる可能性も考えられる。

カルシニューリン阻害薬は吸収率の低い薬剤であり，通常（相互作用薬の併用や肝機能低下などがない場合）では，血中濃度の変動はバイオアベイラビリティ（吸収過程）の寄与が大きく，1日2回服用のプログラフ®やシクロスポリン製剤では，吸収低下・遅延によるAUCとCtの逆転現象な

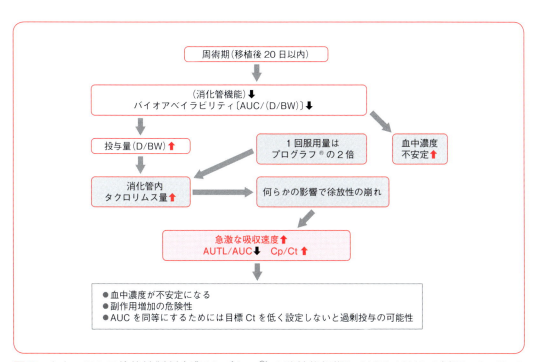

図5 タクロリムス徐放性製剤（グラセプター®）の移植後初期にAUTL/AUCの低下，Cp/Ctの上昇が起こるメカニズムの推定

〔竹内裕紀，他：タクロリムス徐放性製剤の移植初期における体内動態の個人差の要因解析：AUTL/AUC減少の要因．腎移植症例集2011，日本臨床腎移植学会・監，高橋公太，他・編，日本医学館，2011より改変〕

どもある[5]。そのため，例えれば，森の中の1本の木（Ct）を見ているだけでは，森全体（AUC）がどのようになっているのかを誤って見てしまう場合もある。1日1回服用のグラセプター®であっても，本症例のようにCtだけでは推定できない場合もある。本症例は，血中濃度低下による拒絶反応もなく，Cp上昇による副作用なども認められなかったが，移植初期にはグラセプター®でもこのような症例があるので注意が必要であり，少数の採血ポイントによるLSSやフルAUCを測定するなどの対応がときには必要であると考える。

おわりに

　末期腎不全の治療法として，透析療法とともに腎移植があるが，腎移植は成功すれば慢性腎不全の根治治療・最良の治療法であり，患者QOLの面から積極的に推進すべき治療法である。その移植腎の生着で最も重要なものとして適切な免疫抑制療法があり，特にカルシニューリン阻害薬の血中濃度管理は重要であり，CKD分野においては，腎移植だけでなく，自己免疫疾患が原因となるネフローゼ症候群などの腎疾患でも使用されるため，その使用法やTDMに精通していく必要がある。

本症例におけるサマリー記載例

　日本腎臓病薬物療法学会における腎臓病薬物療法認定薬剤師の申請に必要な自験例の記載例を示す。

症例の通し番号	1	患者年齢	30歳	患者性別	女性
症例タイトル		腎移植患者におけるカルシニューリン阻害薬のAUTL/AUCに基づく投与設計			
自ら関与した期間および回数（開始年月日～終了年月日・回数）	期間				
	回数				

【要約】

　生体腎移植施行後，タクロリムス徐放性製剤（GRC）を0.20mg/kg/day（10mg/day）で開始。移植後5日目にはS-Cr 0.67mg/dLまで低下し，尿蛋白も陰性で順調に経過していた。術後GRCの血中トラフ値（Ct）は10ng/mL前後で，ほぼ目標血中濃度範囲内であったが9，10日目のCtは6.7ng/mL，6.9ng/mLと低下していたため，周術期の消化管機能低下によるバイオアベイラビリティの低下と考え，増量を提案した。目標Ctを10ng/mLとするためには比例計算で15mg/dayが必要であった。しかし，大幅な増量によりCtが急激に上昇する可能性もあるため，12mg/dayとした。増量後11，12目のCtは6.6ng/mL，7.2ng/mLと上昇しなかった。そこで13日目でAUC測定を提案し，投与設計を行った。結果はAUTL/AUC%は50%と低値で，Ctは6.4ng/mL，7.1ng/mLと低値にもかかわらず，反対にAUCは326ng・hr/mLと目標範囲（250～300ng・hr/mL）を若干超えていた。Ct値だけでは投与量を増量するところであったが，実際のAUCは十分保たれており，投与量は変更せず，Ctは現在の6～7ng/mL程度を目標範囲とすることを提案した。その後。退院までCtは安定し，急性拒絶反応および副作用もなく，S-Cr 0.58mg/dLと腎機能良好で退院となった。

📖 引用文献 ────

1) Gallego-Valcarce E, et al：Conversiontotacrolimus extended-release formulation：short-term clinical results. Transplant Proc, 41：2326-2327, 2009

2) Nakamura Y, et al：Safety and efficacy of conversion from twice-daily tacrolimus (Prograf) to once-daily prolonged release tacrolimus (Graceptor) in stable kidney transplant recipients. Transplant Proc, 44 (1)：124-127, 2012

3) Peddi VR, et al：Review of combination therapy with mTOR inhibitors and tacrolimus minimization after transplantation. Transplant Rev, 27 (4)：97-107, 2013

4) 竹内裕紀, 他：腎移植免疫抑制療法における経口副腎皮質ステロイド薬の適正使用. Organ Biology, 22 (1)：7-22, 2015

5) Takeuchi H, et al：Evidence of different relationship among AUC, peak, and trough levels between cyclosporine and tacrolimus in renal transplant recipients by new pharmacokinetic parameter-Why cyclosporine is monitored by C2 level and tacrolimus by trough level-. Bio Pharm Bull, 31 (1)：90-94, 2008

6) アステラス製薬株式会社：グラセプターインタビューフォーム（第11版, 2012年6月改訂）

7) 竹内裕紀, 他：シクロスポリンMEPCの朝夕服用における体内動態の違い：夕服用の吸収低下・吸収遅延について. 移植, 38：74-82, 2003

8) Miura M, et al：Early phase limited sampling strategy characterizing tacrolimus and mycophenolic acid pharmacokinetics adapted to the maintenance phase of renal transplant patients. Ther Drug Monit, 31 (4)：467-474, 2009

9) Figurski MJ, et al：Development of a predictive limited sampling strategy for estimation of mycophenolic acid area under the concentration time curve in patients receiving concomitant sirolimus or cyclosporine. Ther Drug Monit, 30 (4)：445-455, 2008

10) Lionel Rostaing L, et al：The Pharmacokinetics of Everolimus in *De Novo* Kidney Transplant Patients Receiving Tacrolimus：An Analysis from the Randomized ASSET Study. Ann Transplant, 19：337-345, 2014

11) 竹内裕紀, 他：タクロリムス徐放性製剤の移植初期における体内動態の個人差の要因解析；AUTL/AUC減少の要因. 腎移植症例集2011（日本臨床腎移植学会・監, 高橋公太, 他・編）, 日本医学館, pp133-135, 2011

12) Nakamura Y, et al：Factorial Analysis on Individual Variability of Tacrolimus Extended-Release Formulation Pharmacokinetics in the Early Period after Renal Transplantation-Factors for AUTL/AUC Decrease. J Kidney, 2：112, 2016

📖 参考文献 ────

a) 日本TDM学会・日本移植学会・編：免疫抑制薬TDM標準化ガイドライン［臓器移植編］2018. 金原出版, 2018

b) 日本腎臓病薬物療法学会・編：腎臓病薬物療法専門・認定薬剤師テキスト. じほう, 2013

c) 日本病院薬剤師会・監：腎機能低下患者における薬剤業務マニュアル. じほう, 2014

（竹内裕紀）

索 引

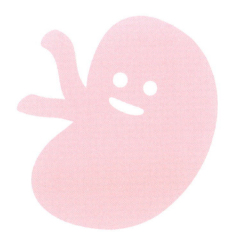

用 語

和 文

ア 行

アシクロビル中毒	143
アシクロビル脳症	156
維持透析療法	198
異所性石灰化	46
一次性ネフローゼ症候群	230
ウイルス性脳症	143
悪心・嘔吐	21

カ 行

過敏性反応	21
カリウム	221
カルシニューリン阻害薬の目標血中濃度	253
カルシウム	31
カルシウム・リン積	46
カルシニューリン阻害薬の副作用	255
間質性腎炎	112
客観的データ評価	218
急性血液浄化療法	198
急性腎障害	108
急性腎不全	82
筋萎縮性側索硬化症	71
筋ジストロフィー症	71
経管栄養	218
経腸栄養	218
経腸栄養食品	218

血圧管理	96
血液透析	194
血清カルシウム値	47
血清リン値	47
血糖管理	94
健康茶	221
高カリウム血症	206, 207, 210
高ナトリウム血症	206, 209
抗利尿ホルモン不適合分泌症候群	207
高齢者糖尿病	95

サ 行

糸球体濾過量	19
糸球体濾過量推算式	6
シクロスポリンとの相互作用	233
シクロスポリン濃度	236
脂質異常症	232
シスタチンC	20, 71
持続血液濾過透析	194
持続血液濾過透析実施条件	197
シックデイ	86
シトクロムP450	29
主観的包括的評価	217
手術後感染症	179
静脈栄養	218
食塩	222
食事療法	98
腎機能の推定	6
腎後性急性腎不全	82

266

索 引

腎後性腎障害 ……………………… 108

腎性急性腎不全 …………………… 82

腎性腎障害 ………………………… 108

腎前性急性腎不全 ………………… 82

腎前性腎障害 ……………………… 108

巣状分節性糸球体硬化症 ………… 231

ステロイド依存例 ………………… 231

ステロイド抵抗例 ………………… 231

ステロイドパルス療法 …………… 244

成人ネフローゼ症候群の診断基準 ………… 229

線維芽細胞増殖因子 ……………… 45

全身性エリテマトーデス ………… 243

側底膜 ……………………………… 112

タ 行

帯状疱疹 …………………………… 152

体表面積未補正 eGFR …………… 19

脱水 ………………………………… 72

蛋白・アミノ酸代謝異常 ………… 218

蛋白節約効果 ……………………… 221

中心静脈栄養 ……………………… 218

腸肝循環 …………………………… 257

長期臥床患者 ……………………… 71

ツルゴール ………………………… 110

低カリウム血症 …………… 206, 210

低カリウム血症の補正 …………… 206

低血糖 ……………………………… 72

低ナトリウム血症 ………… 205, 207

デキストラン硫酸固定化セルロース … 234, 235

電解質異常 ………………………… 205

糖尿病性腎症 ……………………… 93

糖尿病性腎臓病 …………………… 93

トラフ値と AUC の逆転現象 …… 257

ナ 行

二次性ネフローゼ症候群 ………… 230

二次性副甲状腺機能亢進症 ……… 43

尿試験紙 …………………………… 247

尿毒症 ……………………………… 61

尿路感染症 ………………………… 179

ネフローゼ症候群 ………………… 229

ネフローゼ症候群の治療効果判定基準 ……… 229

ハ 行

汎血球減少症 ……………………… 21

非蛋白熱量 / 窒素比 ……… 218, 221

標準体重 …………………………… 218

頻回再発例 ………………………… 231

腹膜透析 …………………………… 143

腹膜透析クリアランス …… 143, 144

分画ナトリウム尿中排泄率 ……… 83

分画尿素窒素尿中排泄率 ………… 83

分岐鎖アミノ酸 …………………… 218

ヘルペスウイルス脳症 …………… 141

膀胱がん …………………………… 19

保険薬局 …………………………… 74

マ 行

末梢静脈栄養 ……………………… 218

慢性腎臓病に伴う骨ミネラル代謝異常 ……… 45

民間薬 ……………………………… 221

無菌性髄膜炎 ……………………… 246

無形性骨 …………………………… 43

ヤ 行

薬剤性腎障害	108
薬剤性汎血球減少症	8
薬剤誘発性SLE	243
薬物相互作用の評価	30
薬物相互作用のメカニズム	29
薬物の透析性	143
薬局薬剤師	74
有機アニオントランスポーター	233

ラ 行

卵黄レシチン	221
リン	31, 221
リン制限の是非	49
ループス腎炎	243
連続携行式腹膜透析	180
連続携行式腹膜透析腹膜炎	179

欧 文

A

AKI	108
AUTL/AUC%	257

B

BCAA	218
BMG	110

C

Calvert式	20
CAPD	180
CAPD腹膜炎	179
CHDF	194
CHDF実施条件	197
CKDシール	74
CKD-MBD	45
Cockcroft-Gault式	19

D・E

DKD	93
EN	218

F

FE_{Na}	83, 110
FE_{UN}	83
Fe_{urea}	110
FGF-23	45
FSGS	231

G

GFR	19
GFRcys推算式	20
GFR推算式	6

H

H^+/有機カチオンアンチポーターMATE2-K	112
HD	194

J・L

Japan Coma Scale ······················· 150

LDL アフェレシス ························· 234

Limited Sampling Strategy（LSS）法 ··········· 257

N

NAG ································· 110

NPC/N ···························· 218, 221

NST ····························· 217, 223

N-アセチル *β*-D-グルコサミニダーゼ ·········· 110

O

OCT2 ······························· 112

ODA ································ 218

P

PISCS ································· 31

PK/PD理論 ···························· 182

PN ································· 218

PPN ································ 218

S・T

SGA ································· 217

SIADH ······························ 207

SLE ································· 243

TPN ································ 218

α・*β*

*α*₁-ミクログロブリン ······················ 110

*β*₂-ミクログロブリン ······················ 110

薬　剤

ア 行

アシクロビル	112, 113, 114, 140, 153
アセトアミノフェン	124, 127
アミノグリコシド系抗菌薬	110, 111
アムホテリシンB	110
アルベカシン	168
胃酸分泌抑制薬	52
インジナビル	112, 113
インターフェロン	112
イントラリポス®	218
エテルカルセチド塩酸塩	36
エトポシド	19
エボカルセト	36
オキサリプラチン	112
オキシコドン	129
オルケディア®	36

カ 行

カルシニューリン阻害薬	108, 254
カルタン®	48
カルボプラチン	20
ガンシクロビル	112
キックリン®	48
キドミン®	218, 220
球形吸着炭	61
金製剤	112
クエン酸第二鉄水和物	48, 221
グラセプター®	251
グリメピリド	84
クレメジン®	61

抗MRSA薬 ── 165
抗TNF-α製剤 ── 112
コデイン ── 124, 129

サ 行

サンディミュン®	253
シクロスポリン	231
ジゴキシン	114
シスプラチン	110, 112
シナカルセト	31
シベンゾリン	72
シムレクト®	251
スクロオキシ水酸化鉄	48
スルホニル尿素薬	83
セベラマー塩酸塩	48
セルセプト®	251
造影剤	108, 110
ゾレドロン酸	110

タ 行

タクロリムス	7
タクロリムス徐放性製剤	251
ダプトマイシン	168
タペンタドール	130
タモキシフェン	34
炭酸ランタン	48, 221
チオプロニン	112
沈降炭酸カルシウム	48, 221
テイコプラニン	167
テノホビル	112
トラゼンタ®	64

ナ 行

トラマドール	129
ネオアミユー®	218, 220
ネオーラル®	253
ノルバデックス®	34

ハ 行

パーサビブ®	36
ハイカリック®RF	220
バシリキシマブ	251
バラシクロビル	113, 141
バンコマイシン	111, 166
ピートル®	48
ビキサロマー	48
ヒドロキシクロロキン	248
ヒドロモルフォン	130
ファムシクロビル	141
フェンタニル	128, 129
フォスブロック®	48
ブシラミン	112
ブプレノルフィン	129
プレガバリン	153
プレドニゾロン	231
ベムリマブ	248
ペンタゾシン	129
ホスカルネット	112
ホスレノール®	48
ポリスチレンスルホン酸ナトリウム	221

マ 行

ミコフェノール酸モフェチル	251
メサドン	130
メチルプレドニゾロン	251
メトトレキサート	112
メドロール®	251

モルヒネ	129

ラ 行

ラベプラゾール	7
リーナレン®	218
リオナ®	48, 221
リチウム	112
利尿薬	108
リネゾリド	168
リン吸着薬	47
レグパラ®	31
レナウェル®	218
レナジェル®	48

ワ 行

ワルファリン	50

アルファベット

ABK	168
ACE 阻害薬	96
ARB	96
CYP 阻害薬	7
CYP 誘導薬	7
DAP	168
DPP-4 阻害薬	63
D-ペニシラミン	112
LZD	168
NSAIDs	108, 112, 124, 125, 126
RAS 阻害薬	108
SGLT2 阻害薬	96, 108, 110
SU 薬	83
TEIC	167
VCM	166

領域別アドバンスト薬剤師シリーズ④
腎臓病薬物療法トレーニングブック 第2版
定価　本体3,800円（税別）

2015年9月30日　初版発行
2019年9月20日　第2版発行

監　修　　平田　純生
　　　　　（ひらた　すみお）

編　集　　日本腎臓病薬物療法学会 学術教育委員会

発行人　　武田　正一郎

発行所　　株式会社 じほう

　　　　　101-8421　東京都千代田区神田猿楽町1-5-15（猿楽町SSビル）
　　　　　電話 編集　03-3233-6361　販売　03-3233-6333
　　　　　振替　00190-0-900481
　　　　　＜大阪支局＞
　　　　　541-0044　大阪市中央区伏見町2-1-1（三井住友銀行高麗橋ビル）
　　　　　電話　06-6231-7061

©2019　　　　　　　組版　クニメディア(株)　　　印刷　(株)日本制作センター
Printed in Japan

本書の複写にかかる複製，上映，譲渡，公衆送信（送信可能化を含む）の各権利は
株式会社じほうが管理の委託を受けています。

JCOPY ＜出版者著作権管理機構 委託出版物＞
本書の無断複製は著作権法上での例外を除き禁じられています。
複製される場合は，そのつど事前に，出版者著作権管理機構（電話 03-5244-5088，
FAX 03-5244-5089，e-mail：info@jcopy.or.jp）の許諾を得てください。

万一落丁，乱丁の場合は，お取替えいたします。
ISBN 978-4-8407-5221-3